Oliver Bertram

Die MEN'S HEALTH Diät

Schlank, gesund und fit dank der Power-Kombi aus Intervallfasten + Training!

südwest

Bildnachweis

Bildredaktion: Anka Hartenstein
Food-Fotografie: Maria Brinkop
Food-Styling: Kai Dönges & Miriam Thuro
Food-Freisteller: Adobe: 95 (Subbotina Anna), 122 (innafoto2017), 148 (Alexey); istock: 78 (posteriori), 86 (Vitalina Rybakova), 89 (Photographer), 90 (AlasdairJames), 99 (RedHelga), 100 (kolesnikovserg), 103 (HONG VO), 107 (LOVE_LIFE), 108 (dianazh), 109 (anna1311), 116 (Barcin), 119 (pamela_d_mcadams), 126 (robynmac), 129 (loops7), 133 (Bozena_Fulawka), 135 (AnnaBreit), 139 (kolesnikovserg), 142 (bergamont), 145 (kaanates).
Übungsfotos: Südwest Verlag/Christina Körte und Südwest Verlag/Kati Jurischka
Model: Moritz Tellmann
Grafiken: Christoph Dirkes, Neuenkirchen · 4cSONS mediendesign · www. 4cSONS.de
Icons Kapitelseiten: AdobeStock_72962502_tulpahn; Icons Rezeptkategorien: AdobeStock_83444008_spiral-media

Impressum

Hinweis

 Die Ratschläge/Informationen in diesem Buch sind vom Autor und Verlag sorgfältig geprüft, dennoch kann eine Garantie nicht übernommen werden. Eine Haftung des Autors bzw. des Verlags und seiner Beauftragten für Personen-, Sach- und Vermögensschäden ist ausgeschlossen. Der Verlag weist ausdrücklich darauf hin, dass im Text enthaltene externe Links vom Verlag nur bis zum Zeitpunkt der Buchveröffentlichung eingesehen werden konnten. Auf spätere Veränderungen hat der Verlag keinerlei Einfluss. Eine Haftung des Verlags ist daher ausgeschlossen.

1. Auflage 2019

Projektleitung: Dr. Harald Kämmerer
Redaktion und Korrektorat: Susanne Schneider
Layout, Satz, DTP: Christoph Dirkes, Neuenkirchen · 4cSONS mediendesign · www.4cSONS.de
Umschlag: Vera Schlachter, veruschkamia, München
Reproduktion Rezeptbilder: Helio Repro, München
Druck und Bindung: Alcione Litotipografia S.r.l., Lavis

Printed in Italy
Verlagsgruppe Random House FSC®-N001967

ISBN 978-3-517-09911-8

MIX
Papier aus verantwortungsvollen Quellen
FSC® C021956
www.fsc.org

südwest

Inhalt

Einleitung

Stellen Sie sich vor, Sie wollen abnehmen und dürfen essen, was Sie wollen! Sie müssen keine Kalorien zählen. Und dürfen Carbs verspeisen! Klingt das für Sie nach einer Diät? Wahrscheinlich eher nach einem Märchen – bei den Erfahrungen, die Sie sonst mit Diäten gemacht haben. Zu schön, um wahr zu sein also? Nein: herzlich willkommen zur MEN'S HEALTH Diät!

Gleich zu Beginn wollen wir klarstellen: Die MEN'S HEALTH Diät ist anders als jede andere Diät, die Sie kennen! Diese Diät schreibt Ihnen nicht vor, was Sie essen dürfen und was nicht. Diese Diät hat nichts mit Einschränkungen oder Verzicht zu tun. Im Gegenteil. Was die MEN'S HEALTH Diät ausmacht, haben wir in einer Art Grundgesetz mit drei Artikeln festgehalten:

Artikel 1: Es geht nicht ums Abnehmen – sondern darum, Ihren Körper zu veredeln!

Artikel 2: Nehmen Sie Ihrem Körper nichts weg. Geben Sie ihm etwas Besseres!

Artikel 3: Verlieren Sie Körperfett, nicht Lebensqualität!

Die MEN'S HEALTH Diät vermittelt im ursprünglichen Wortsinn von „Diät" eine dauerhaft gesunde Lebensweise – und kombiniert dabei Elemente des Intervallfastens mit gezielten Trainingseinheiten. Das ist alles: Halten Sie sich einfach an den Plan, und Sie werden gesunden. Und ohne Probleme abnehmen. So einfach ist das!

Alle Vorzüge des Intervallfastens – potenziert!

Die MEN'S HEALTH Diät kombiniert Ernährung und Bewegung:

- **Intervallfasten nach dem 16/8-Prinzip (16 Stunden fasten, 8 Stunden essen/Tag)**
- **Gezielt eingesetzte und regelmäßige, für jeden machbare Trainingseinheiten**

Beide Elemente sind maßgeblich für die Wirkung der Diät und als gleichwertig zu betrachten. Intervallfasten allein hat zwar auch das Potenzial, Sie schlank zu machen; einfach nur mehr Bewegung eventuell auch: Aber die geschickte Kombination aus beidem sorgt für den wirklich maximalen Erfolg! Das eine wirkt auf das andere wie ein Booster, sodass wir für Ihr Abnehmprojekt folgende Erfolgsformel parat haben:

1 (Intervallfasten) + 1 (Trainingseinheiten) = 3 (potenzierter Erfolg)

Sie können diese Erfolgsformel nutzen, um ...

- **schneller zum Abnehmerfolg zu kommen** – denn ein gut platziertes, passendes Training beschleunigt die Effekte des Intervallfastens um ein bis zwei Stunden, oder
- **mit weniger Aufwand zum Abnehmerfolg zu kommen** – denn ein gut platziertes, passendes Training erlaubt eine Verkürzung der Fastenzeit von 16 auf etwa 14 Stunden!

FÜR EILIGE GEISTER: DER SCHNELLE WEG ZUR MEN'S HEALTH DIÄT

Für alle, denen es nicht schnell genug gehen kann mit dem gesunden Abnehmen: Hier ist der Shortcut zum Sofort-Loslegen. (Wir sagen's trotzdem noch mal: Jede Seite dieses Buches ist selbstverständlich absolut lesenswert!)

- Chrono-Typ bestimmen: Sind Sie Eule oder Lerche? Lassen Sie Frühstück oder Abendessen ausfallen? Siehe Kapitel 1 ab Seite 35.
- Passenden Plan auswählen – Kapitel 5 ab Seite 210.
- Den Plan bei Bedarf mit passenden Rezepten füllen – Kapitel 3 ab Seite 76.
- Trainingseinheiten auswählen, mit denen Sie starten wollen – aus jeder der vier Workout-Kategorien eine, siehe Kapitel 4 ab Seite 199.
- Loslegen und wenigstens für zwei, drei Monate einen regelmäßigen Rhythmus einhalten. Mit den Grundzügen einer gesunden Ernährung vertraut machen (siehe die Kapitel 1 und 2, vor allem ab Seite 67) und alle sechs bis acht Wochen die Trainingseinheiten gegen andere austauschen.

Die Wirksamkeit der einzelnen Elemente der MEN'S HEALTH Diät ist wissenschaftlich belegt! Und auch die verstärkende Wirkung aus der Kombination von Intervallfasten und Bewegung – in unserem Programm bereits zielgerichtet für Sie verknüpft.

Wie das alles funktioniert und was die MEN'S HEALTH Diät sonst noch auszeichnet, erfahren Sie in den nachfolgenden Kapiteln, zum Beispiel auf Seite 14 unter „Was passiert beim (Intervall-)Fasten im Körper?" oder auch auf Seite 34 im Abschnitt „So setzen Sie die MEN'S HEALTH Diät um".

Neben dieser entscheidenden Formel gehen wir mit der MEN'S HEALTH Diät ganz grundsätzlich an das Thema Abnehmen heran – auf der Basis der Frage „Was braucht der Körper an Nahrung und wie geht er damit um?". Und schließlich muss die MEN'S HEALTH Diät ohne große Einschränkungen oder aufwendige Zahlenspiele (wie lästiges Kalorien-Zählen oder Nährstoffe-Abwägen) leicht umzusetzen sein. Das Ergebnis ist im Grunde etwas, das MEN'S HEALTH seit Jahrzehnten propagiert: Gibt deinem Körper, was er benötigt, und bewege dich regelmäßig! Mit diesem Vorgehen wird jeder gesund und glücklich – nur leider klingt das viel einfacher, als es umzusetzen ist. Deshalb haben wir das Ganze in ein konkretes Konzept gepackt. Herausgekommen ist die MEN'S HEALTH Diät!

Auf den Punkt: Das haben Sie von der MEN'S HEALTH Diät

Lassen Sie uns nicht lange um den heißen Brei reden: Hier finden Sie im Vorgriff auf die folgenden Kapitel die entscheidenden Vorteile der MEN'S HEALTH Diät zusammengestellt.

Ein ganz neues Leben im Einklang mit Ihrem Körper!

Wie das auf der vorherigen Seite angeführte Grundgesetz deutlich macht, erhalten Sie mit diesem Buch nicht nur eine Ernährungsform, sondern einen ganzheitlichen Ansatz zur Lebensoptimierung. Mit Abnehmgarantie, ohne Jo-Jo-Effekt, ohne irgendwelche Kosten und absolut ohne Nebenwirkungen – endlich gibt es das!

Beschleunigte Fettverbrennung – mit Muskulatur-Schutz!

Fasten und ebenso Bewegung fördern Prozesse der Fettverbrennung, darunter auch die Fähigkeit des Körpers, Fett aus Fettdepots abzubauen und der Energiegewinnung zuzuführen. Studien haben gezeigt, dass Intervallfasten binnen weniger Wochen die Fettverbrennungsrate des Körpers enorm erhöht: Aufgrund des wiederkehrenden Kohlenhydratengpasses lernt er schnell, mehr Energie aus Fett zu generieren. Fett, das aus Ihren Speckrollen kommt. Die in der Erfolgsformel links beschriebene geschickte Kombination aus Training und Fastenzeit beschleunigt diese Fähigkeit. Sie werden so schnell wie nie zuvor gezielt Körperfett loswerden! Ohne Gefahr zu laufen, dass Ihre wertvolle Muskulatur abgebaut wird.

Mehr Vitalität, Leistungsfähigkeit und Zufriedenheit

Die MEN'S HEALTH Diät hilft auch bei der Regulation des Hormonhaushalts – mit den unterschiedlichsten positiven Auswirkungen auf Ihr Leben: Sie fühlen sich fitter, sind leistungsfähiger, schlafen besser, können sich besser konzentrieren, sind besserer Stimmung und grundsätzlich zufriedener! Untersuchungen weisen zudem darauf hin: Wer fastet (auch in Intervallen), hat einen größeren Bewegungsdrang; die Wahrscheinlichkeit, dass Sie aktiver durchs Leben gehen, steigt – gut für Figur und Gesundheit!

Einmalige gesundheitliche Vorteile – inklusive Insulinregulierung!

Nur in der Fastensituation werden genetische und hormonelle Prozesse angestoßen, die den Abbau von Körperfett erleichtern und Ihnen darüber hinaus enormen gesundheitlichen Nutzen schenken. Was in Ihrem Körper alles gesunden kann, sehen Sie auf Seite 18, wo Prof. Michalsen die gesundheitlichen Vorteile des (Intervall-)Fastens noch einmal zusammenfasst! Zudem gilt: Es gibt kaum eine bessere Möglichkeit, den Insulinspiegel in den Griff zu bekommen und Krankheiten wie Diabetes zu vermeiden!

Ein superleichtes Schema ohne Einschränkungen

16 Stunden fasten, 8 Stunden essen – so simpel ist die Ernährungsvorgabe. Auch für Menschen, die im Schichtdienst arbeiten (für diese gibt's spezielle Planungstipps ab Seite 41). Alles, was Sie also brauchen, ist Ihre innere Uhr. Und Geduld. Denn gesundes und nachhaltiges Abnehmen funktioniert nicht mit der Brechstange. Denken Sie an den Grundgesetz-Artikel 1: Es geht um die Veredelung Ihres Körpers. Selbst wenn Sie jede Woche „nur" 200 Gramm abnehmen, haben Sie damit in einem Jahr über zehn Kilo erreicht!

Essen Sie, was Sie wollen

Vergessen Sie Kalorien-Zählen oder Nährstoffe-Abwägen – grundsätzlich können Sie zunächst einmal essen, was Sie wollen! PS: Jetzt kommt ein Aber – was vielmehr ein UND ist! Je nachdem, wie wichtig Ihnen Ihr Abnehmprojekt, aber wie lieb Ihnen auch Ihr Leben ist, ist es enorm förderlich, in Sachen Essen und Trinken gesunden Menschenverstand walten zu lassen: Denn natürlich hat die Frage, was Sie essen und wie viel davon, Einfluss auf Ihren Körper! Essen Sie möglichst gesunde Dinge, die Ihrem Körper guttun und nicht schaden. Das zahlt sich am Ende immer aus – für ein erfolgreiches Abnehmprojekt und ein langes Leben. Infos darüber, was gesund ist, finden Sie in Kapitel 2 unter „Die Basics für eine gesunde Ernährung" ab Seite 67. Außerdem warten viele leckere, eigens für die MEN'S HEALTH Diät kreierten Rezepte auf Sie ab Seite 76.

Durchdachte Trainingseinheiten, maximale Erfolge

Wir haben für Sie vielseitige Trainingseinheiten entwickelt, die jeder bewältigen kann. So können Sie Ihren Körper veredeln, ohne ihn zu kasteien.

FÜR GELASSENE ABNEHMER: DIE GESAMTE MEN'S HEALTH DIÄT IM ÜBERBLICK

Schön, dass Sie sich umfassend Zeit nehmen für dieses Buch, Ihren Wunschkörper und Ihre Gesundheit! Das erwartet Sie:

- Kapitel 1 ist das zentrale Info-Kapitel des Buches! Es klärt auf, was die MEN'S HEALTH Diät ist, aus welchen Elementen sie besteht und wie Sie diese zielführend einsetzen.
- Kapitel 2 ist vertiefender Natur: mit Infos über Ihren Körper und Dinge wie Hormone, Energiehaushalt und Stoffwechsel, über Nährstoffe und welche Rolle diese für das Abnehmen und die Gesundheit spielen. Gegen Ende liefert Kapitel 2 konkrete Tipps für eine gesunde Ernährung – inklusive einer umfassenden Auswahl an guten Lebensmitteln, neudeutsch „Superfood"!
- Kapitel 3 präsentiert eigens für die MEN'S HEALTH Diät entwickelte Rezepte für „normale", vegane, vegetarische und Low-Carb- beziehungsweise Paläo-Ernährung.
- Kapitel 4 enthält eine große Auswahl an Bodyweight-Übungen und sämtliche Workouts der vier Trainingskategorien der MEN'S HEALTH Diät.
- Kapitel 5 schließlich liefert konkrete Pläne für eine sofortige und leichte Umsetzung der MEN'S HEALTH Diät.

Sie bauen allmählich Muskeln auf, während die Fettpolster nach und nach verschwinden – mit der Zeit wird Ihr Körper immer straffer, Sie kommen in die Bestform Ihres Lebens! Denn die MEN'S HEALTH Diät macht Sie ganz nebenbei auch noch leistungsfähiger.

Keine Zwänge, keine unerfüllbaren Anforderungen

Bei allen Ambitionen gilt: Bewahren Sie sich Spaß und Freude am Leben. Mit der MEN'S HEALTH Diät geht das uneingeschränkt! Wenn Sie zum Beispiel am Wochenende oder auch im Urlaub mal Tage in einem anderen Rhythmus (vielleicht auch mal ohne ausgewiesene Fastenzeit) verbringen wollen oder immer wieder mal einen Cheat Day benötigen – es sei Ihnen gegönnt (siehe dazu ab Seite 43).

Verkürzung der Fastenzeit durch das Training

Wer es mit dem Abnehmen nicht ganz so eilig hat und sich vielleicht anfangs schwertut, wirklich 16 Stunden ohne Essen auszukommen, der kann sich das Leben leichter machen: Denn die in der MEN'S HEALTH Diät gezielt eingesetzten Trainingseinheiten sorgen dafür, dass sich die benötigte Fastenzeit verkürzt! So kommen Sie auch in Fastenintervallen von 14 Stunden beispielsweise deutlich leichter in den vollen Genuss der gesundheitlichen Effekte wie der Autophagie (ab Seite 15).

Wieso heißt die MEN'S HEALTH Diät „Diät", obwohl sie so viel mehr ist?

Wir haben uns für den Begriff „Diät" entschieden, weil er in seiner ursprünglichen Bedeutung hervorragend passt. Im Wortursprung aus dem Altgriechischen steckt eigentlich alles, denn da heißt Diät schlicht „Lebensgestaltung" oder „Lebensweise". Später war es dann vor allem im Umfeld des berühmten Arztes Hippokrates (etwa 460–370 v. Chr.) üblich, dass aus „Lebensweise" eher „Ernährungsweise" wurde – Hippokrates erkannte die Bedeutung der Ernährung für die Gesundheit des Menschen. Diese Wortbedeutung hat sich bis heute im englischsprachigen Raum erhalten: „diet" bedeutet „Ernährungsweise" im allgemeinen Sinne, ohne dabei gleich auf das Thema Abnehmen abzuzielen.

Schon Hippokrates war mit einer „Diät" daran gelegen, die Ernährung eines Menschen in den Dienst der Gesundheit zu stellen. In diesem Sinne sollte Diät heute und auch hier verstanden werden: eine optimale, gesundheitsfördernde Lebens- (und Ernährungs-)Weise.

In dem Zusammenhang würde etwa eine „Fast Food"-Diät keinen Sinn ergeben, denn gezielt Ungesundes zu essen, kann keine Diät sein. Und wenn wir ehrlich sind, darf auch keine einseitig einschränkende Kost „Diät" heißen – es sei denn, genau diese Ernährung ist zum Beispiel bei einer bestimmten Krankheit sinnvoll (und damit am Ende auch wieder gesundheitsfördernd).

Verständlich, dass Sie unter „Diät" bislang immer eine strikte Einschränkung des Essens oder eine einseitige Vorgabe, was erlaubt ist und was nicht, also letztlich eine Schlankheitskur, verstanden haben. Schließlich ist der Markt geflutet mit solchen Reduktions-„Diäten", die teilweise irrsinnige und völlig absurde Essenseinschränkungen vorgeben und seit Jahrzehnten in Deutschland die Abnehmlandschaft prägen – und damit auch den Begriff selbst. Wir wollten diese falsche Tradition aber nicht fortführen.

Bestätigung aus der Ernährungs- und Sportwissenschaft

Wir glauben an die positive Wirkung unserer MEN'S HEALTH Diät. Auch deshalb, weil wir es ganz genau wissen wollten und uns mit führenden Wissenschaftlern aus der Forschung ausgetauscht haben.

Für den Ernährungspart und den Bereich des Intervallfastens haben wir mit dem renommierten Fastenexperten Prof. Dr. Andreas Michalsen von der Charité Berlin gesprochen, der seit vielen Jahren in Sachen Fasten forscht. Zahlreiche Antworten aus einem umfangreichen Interview, das wir mit ihm zielgerichtet zum Thema Intervallfasten geführt haben, sind thematisch in diesem Buch verstreut.

Für den Trainingspart haben wir mit Prof. Dr. Stephan Geisler einen ausgewiesenen Experten in der Trainingsforschung für unser Diät-Projekt gewinnen und begeistern können. Auch mit ihm haben wir ein umfangreiches Interview geführt – darüber, welche Arten von Training mit welcher Intensität und zu welchem Zeitpunkt die optimalen Ergebnisse für Ihre Gesundheit und Ihr Abnehmvorhaben erzielen. Antworten aus diesem Interview haben wir ebenfalls thematisch passend innerhalb der Buchkapitel verteilt.

Prof. Geisler richtet sich in einem Vorwort zur MEN'S HEALTH Diät persönlich an Sie. Darin betont er unter anderem die Bedeutung von Bewegung (siehe die gegenüberliegende Seite). Weitere Informationen zu seiner Person finden Sie unter seinem Porträtfoto direkt daneben.

Alles in allem bestätigen uns die Gespräche mit beiden Wissenschaftlern darin, dass wir Ihnen mit der MEN'S HEALTH Diät zum jetzigen Zeitpunkt den neuesten, einfachsten und optimalsten Weg zur Gestaltung Ihres Abnehmprojekts an die Hand geben können – und hin zu einer nachhaltig gesunden Lebensweise geprägt von jeder Menge Vitalität.

Übrigens: Auch immer mehr Leistungssportler kommen dahinter, dass Intervallfasten Prozesse im Körper auslöst, die die Leistungsfähigkeit nachweislich verbessern. Davon können Sie auch profitieren. So oder so wünschen wir Ihnen viel Erfolg bei der MEN'S HEALTH Diät!

Ergänzend zu diesem Buch profitieren Sie von vielen weiteren Informationen, Hilfestellungen und News, die wir hier für Sie zusammengestellt haben und stetig ausbauen: www.menshealth.de/mh-diaet.

Vorwort

Von Prof. Dr. Stephan Geisler

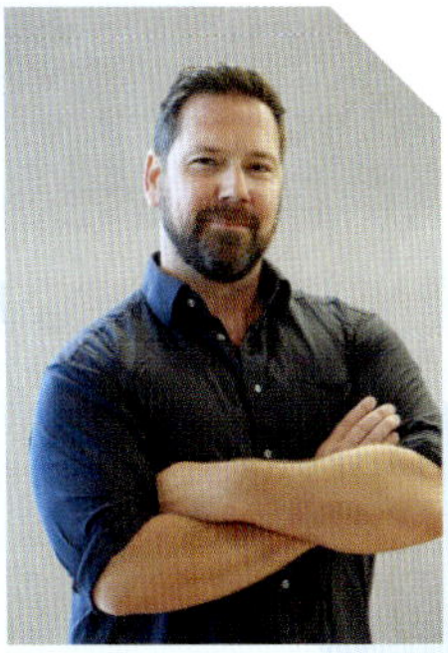

PROF. DR. STEPHAN GEISLER

Prof. Dr. Stephan Geisler ist Dekan des Fachbereichs Fitness und Gesundheit der IST-Hochschule für Management in Düsseldorf. Zudem ist er Dozent für olympisches Gewichtheben an der Deutschen Sporthochschule Köln. Geisler bildet seit über 15 Jahren Fitnesstrainer und Studierende gleichermaßen aus und hat in mehreren Projekten selbst Männer und Frauen beim Abnehmen betreut. Er ist Autor der „Fitnessprofessor"-Lehr-Kanäle auf YouTube und Facebook sowie von Büchern (etwa *Gesunder Rücken: Akuthilfe und präventive Übungen für zu Hause*; Edition Michael Fischer; 160 Seiten, 22 Euro). Seine Onlinepräsenz: www.sportwissenschaft.net.

Lieber Leser der MEN'S HEALTH Diät,

als Wissenschaftler, der die Dinge zuweilen bis ins kleinste Detail zu erklären hat, bin ich überzeugt: Alles hängt mit allem zusammen! Das gilt für so abstrakte Dinge wie das Weltklima ebenso wie für so konkrete Themen wie das Zusammenspiel der Körperzellen. Wenn Sie einen Muskel anspannen, hat das Auswirkungen auf das gesamte System. Wenn Sie jeden Tag nur auf dem Sofa abhängen und sich keinen Deut bewegen, wird auch das Spuren in Ihrem Körper hinterlassen – und zwar langfristig und keine positiven!

Bewegungsmangel könnte ein Grund sein, warum Sie diese Zeilen gerade lesen (Sie würden es nicht tun, wenn Sie sich derzeit in der Bestform Ihres Lebens befänden). Und ein Grund dafür, dass Ihr Körper derzeit alles andere als gesund ist. „Wie jetzt?", werden Sie vielleicht fragen. „Ich bin doch gesund. Ich will nur abnehmen." Meine Antwort: Ein gesunder Körper ist nicht dick. Und schon gar nicht unbewegt. Wenn Ihr Leben von absoluter Bewegungs- und Sportabstinenz geprägt ist, sind Sie nicht gesund! Vielleicht merken Sie es nicht, denn Ihr Körper ist ein Wunder der Anpassung und kann einiges aushalten. Aber er ist nun mal für Bewegung geschaffen, nicht fürs Rumsitzen – das böse Erwachen wird also früher oder später kommen.

Die gute Nachricht: Sie haben es selbst in der Hand! Und eine hervorragende Hilfestellung mit diesem Buch gleich in Händen: Die MEN'S HEALTH Diät ist meiner Meinung nach sehr gut geeignet, um Sie auf eine ganzheitliche Art und Weise von Ihren lästigen Pfunden zu befreien und Ihnen gleichzeitig ein nachhaltig gesundes Leben zu bescheren.

Was mir als Sportwissenschaftler besonders gefällt: Die Trainingseinheiten der MEN'S HEALTH Diät zielen nicht nur auf stupides Kalorienverbrennen ab. Sie sind vielschichtig aufgebaut: Sie helfen beim für die Gesundheit maßgeblich wichtigen Erhalt und Aufbau von Muskulatur; sie fördern kardiovaskuläre Strukturen im Körper und sorgen so für eine optimale Versorgungslage, unterstützen die Bildung neuer Blutgefäße und Mitochondrien. All das ist gut fürs Abnehmen und für Ihre Gesundheit gleichermaßen. Ich sage Ihnen voraus: Kommen Sie in Bewegung, und Sie werden ohne Zweifel eines Tages schlank, wohlproportioniert und vital sein!

Viel Erfolg auf dem Weg in ein bewegtes, gesundes, schlankes Leben!

Ihr Stephan Geisler

Kapitel 1

Alles, was Sie über die MEN'S HEALTH Diät wissen müssen

In der Einleitung haben wir es angerissen: Mit dieser MEN'S HEALTH Diät halten Sie keine herkömmliche, kontraproduktive Reduktions-„Diät" in den Händen, sondern einen Vorschlag von uns an Sie für eine grundsätzlich gesündere Lebensgestaltung, die Sie ohne Risiken, Kosten oder weitere Nebenwirkungen leicht umsetzen können und die Ihnen Abnehmerfolge quasi im Vorbeigehen beschert: das Intervallfasten in Kombination mit gezielten Trainingseinheiten.

Die Wirkung von Fastenphasen stellt klassische Ernährungsvorstellungen infrage!

Bislang wird stets von „Energie", „Energiebilanz", „Energieüberschuss" gesprochen, wenn es ums Abnehmen geht. Und von „Kalorien": Diejenige Energie, die wir in den Mund nehmen, wird in Kalorien, korrekterweise eigentlich Kilokalorien (die Begriffe werden in diesem Buch gleichbedeutend behandelt) gemessen. Die eiserne Regel bei all dem lautet: Wer mehr Energie (Kalorien) zu sich nimmt als verbraucht, nimmt zu. Immer!

Immer? Herrschaften, ein neues Zeitalter bricht an: Es geht scheinbar nicht mehr um Energie (allein). Die Tage des Kalorienzählens könnten gezählt sein, denn möglicherweise stehen wir vor einem Paradigmenwechsel in der Ernährungswissenschaft: Was in den letzten Jahren Studien im Zusammenhang mit zeitgesteuerter Nahrungsaufnahme, also festgelegten Essens- und Fastenphasen, gezeigt haben, lässt aufhorchen.

Bereits im Jahre 2012 hat der indische Chronobiologe Satchidananda Panda vom Salk Institute for Biological Studies in Kalifornien Intervallfasten an Mäusen untersucht, indem er einer Gruppe von ihnen wie beim 16/8-Fasten nur 8 Stunden am Tag Zugang zum Essen gewährte, während eine andere Gruppe von Mäusen sich rund um die Uhr bedienen konnte. Beide Gruppen erhielten fettreiches Essen, und zwar exakt dieselbe Menge – und das erstaunliche Ergebnis dieser Studie: Die Mäuse der Fastengruppe blieben schlanker und wurden deutlich vitaler, während die anderen Mäuse dicker und träger wurden.

Die Ergebnisse einer weiteren Studie desselben Instituts gehen noch einen Schritt weiter: Monatelang wurden rund 400 Mäuse in unterschiedlichsten Situationen der Nahrungsaufnahme ausgesetzt. Nur ein Ausschnitt aus den erstaunlichen Ergebnissen: Schon bei einer Fastenphase von nur bis zu 12 Stunden am Tag blieben Mäuse deutlich schlanker als Artgenossen, die pausenlos essen durften (bei derselben Menge an Futter). Auch verschiedene Szenarien wurden durchgespielt: Hochkalorisches Essen, fettreiches Essen, kohlenhydratreiches Essen – immer blieben die fastenden Mäuse deutlich schlanker! Besonders verblüffend: Übergewichtige Mäuse konnten durch das Fasten in relativ kurzer Zeit 5 Prozent an Gewicht verlieren, während nicht fastende Mäuse in gleicher Zeit zunahmen – obwohl sie dieselbe Menge an Kalorien zu sich nahmen! Übergeordnet konnten die Forscher eine Verbesserung von Diabetes- und Cholesterinwerten bei allen fastenden Mäusen beobachten.

Wohlgemerkt: Diese Untersuchungen sind an Mäusen, nicht an Menschen durchgeführt worden. Aber zumindest sind die Ergebnisse ein Indiz dafür, dass auch für Menschen nicht mehr länger ausschließlich die Energiebilanz-Formel „Wer mehr Kalorien zu sich nimmt als verbraucht, nimmt zu; wer weniger Kalorien zu sich nimmt als verbraucht, nimmt ab" gelten muss. Es sieht so aus, als müsse der Faktor Zeit (also das Timing von Essensphasen) in dieser Formel zukünftig ein Wörtchen mitreden.

Intervallfasten: Essen nach der Uhr

Intervallfasten, auch als intermittierendes Fasten bekannt, ist seit geraumer Zeit in aller Munde. Dabei ist die Aufteilung der Zeit in Phasen des Essens und Phasen des Fastens keineswegs eine Modeerscheinung. Es war schon immer da. Anders gesagt: Zeitweise Hunger zu schieben und nichts zu essen zu bekommen, liegt in der Natur der Natur. Und damit in unseren Genen, denn Fastenzeiten haben den Alltag von 99 Prozent der Menschheitsentwicklung bestimmt. Von der einzelnen Zelle bis zum vollständigen Organ und zu Körpersystemen wie dem Hormonhaushalt: Alles in Ihrem Körper ist darauf ausgerichtet, Essen eigentlich nur zu bestimmten, wenigen Zeitpunkten zugeführt zu bekommen.

Das Überlebensprinzip lautet: minimaler Energieverbrauch.

Deswegen will Ihr Körper grundsätzlich mit möglichst wenig Energie auskommen. Alles, was Energie verbraucht (wie Muskeln, die nicht gefordert werden), wird tendenziell über Bord geworfen – alles was der Energiespeicherung dient (wie die Fettzellen), wird gehegt und gepflegt. Gleichzeitig wird jeder Überschuss an Energie, die Ihr Körper nicht sofort verbraucht, tendenziell aufgespart für schlechte Zeiten.

Das war mal eine überlebenswichtige Strategie in grauer Vorzeit, als es noch nicht an jeder Straßenecke einen Supermarkt gab – geschweige denn Straßenecken. Vor allem in den letzten 100 Jahren nun haben Industrialisierung, Wohlstand und globale Wirtschaftsmechanismen dazu geführt, dass den meisten Menschen in Industrienationen rund um die Uhr ein umfangreiches Lebensmittelangebot zur Verfügung steht. Dass immer mehr Menschen übergewichtig werden, ist eine unmittelbare Folge dieser „unnatürlichen" Veränderung der Versorgungsverhältnisse durch den Menschen. Nicht umsonst wird bei Übergewicht und den damit zusammenhängenden Begleiterscheinungen von „Zivilisations"-Krankheiten gesprochen.

Logisch, dass wir Menschen zu den Dingen greifen, die leicht verfügbar sind und schmecken. Aber niemand zwingt Sie dazu. Niemand zwingt Sie dazu, übergewichtig zu sein. Außer Sie selbst. Und Sie selbst haben es auch in der Hand, diesen Zustand zu ändern.

Intervallfasten tut nicht weh und ist auch nicht gefährlich, sondern bedarf nur einer Umstellung Ihrer Lebensgewohnheiten – ohne dass Sie auf irgendwas verzichten müssten!

WANN GENAU STARTEN DIE PROZESSE, DIE DAS INTERVALLFASTEN ANSTÖSST, UND WORAN ERKENNE ICH DAS?

Prof. Michalsen: Was die Stundenzahlen angeht, so weiß man es (noch) nicht verbindlich. Prozesse wie die Autophagie und die Ketonbildung beginnen etwa nach 14 bis 16 Stunden einzusetzen. Bei Frauen wahrscheinlich früher als bei Männern, bei Sportlern eher als bei Couch-Potatoes. Der beste Indikator, an dem ich mich auch selbst orientiere, ist Hunger. Wenn wirklich richtiger Hunger einsetzt, kein Appetit, sondern echter Hunger, dann ist das ein klares Zeichen, dass man gerade in den Fastenstoffwechsel reinkommt.

Was passiert beim (Intervall-)Fasten im Körper?

Das Intervallfasten nach der 16/8-Methode (auch „time restricted eating", kurz TRE, genannt) ist eine täglich anwendbare Form des ursprünglich-klassischen Fastens – bei Letzterem nimmt man ja über Tage oder sogar Wochen nichts oder nur sehr begrenzt Nahrung zu sich. Egal, welche Fastenmethode Sie anwenden: Die ausbleibende Nährstoffversorgung setzt Prozesse im Körper in Gang, die nach neuesten Erkenntnissen frühestens nach 12 bis 14, sicher ab 16 Stunden des Fastens einsetzen und ihre positive Wirkung entfalten.

In dieser Zeit gehen dem Körper sämtliche Glykogen- und damit ad hoc verfügbaren Energiereserven aus (wie groß diese sind, wie lange also dieses Leerlaufen genau dauert, hängt von vielen Faktoren wie Geschlecht, Körpergröße, Muskelmasse oder Trainingszustand ab). Dann schlägt die Stunde des Fastenstoffwechsels.

Die Bildung von Ketonkörpern: Fasten geht den Fettreserven an den Kragen

Die Speicher der Leber sind die letzten, die nach etwa 14 bis 16 Stunden des Fastens (bei zusätzlichen Sporteinheiten früher) leerlaufen, und der gesunkene Blutzuckerspiegel geht dann nahtlos in den anlaufenden Fastenstoffwechsel über. Dieser ist vor allem dadurch geprägt, dass Fettzellen in Ihrem Körper anfangen, Fettsäuren freizusetzen. Aus diesen stellt die Leber flugs einen Ersatzbrennstoff für den Zucker her: die Ketone, auch Ketonkörper genannt. Jedes Molekül dieses Abbauprozesses (der übrigens auch durch die sogenannte Low-Carb-Ernährung initiiert wird) stammt also direkt aus Ihren körpereigenen Fettreserven!

Das Tolle: Insbesondere das gefährliche viszerale Bauchfett (siehe Seite 49) rückt in den Fokus der Abbauprozesse – ein schlagendes Argument für das Fasten insbesondere für stark Übergewichtige! Und es gibt noch ein weiteres Argument für jedermann: Da Fettzellen auch Giftstoffe im Körper einlagern, ist der regelmäßige Abbau über Ketone eine gute Möglichkeit, die Zellstruktur im Fettgewebe sauber zu halten.

Ketone sind archaische kleine Energiereservespeicher, die die Menschheit schon zu Urzeiten durch wirkliche Hungerphasen geführt haben. Und sie können darüber hinaus noch mehr, als einfach nur molekülgewordene Fettenergie zu sein: Ketone nehmen gezielt auf Nervenzellen Einfluss und können hier Erkrankungen lindern; bei Krebs sollen sie gesunde Zellen davor schützen zu erkranken. Ketone versorgen aber zum Beispiel auch das Gehirn, das sonst recht wählerisch nur zu Kohlenhydraten „Ja" sagen mag. Sie schaffen es dabei sogar, Hirnzellen entstehen zu lassen – das fördert die geistige Leistungsfähigkeit speziell in der Fastenphase! Und da Ketone auch noch Hand in Hand mit einem erhöhten Serotoninspiegel auftreten (zu Hormonen siehe ab Seite 52), fühlen Sie sich dabei auch noch

DER JO-JO-EFFEKT: DARUM SCHEITERN REDUKTIONSDIÄTEN

Was steckt hinter dem ominösen Jo-Jo-Effekt? Ihr Körper ist genetisch bestrebt, möglichst wenig Energie zu verbrauchen. Gleichzeitig liebt er es, möglichst viel Energie abzuspeichern – für schlechte Zeiten, in denen er für Tage oder Wochen nichts zu futtern bekommt. Diese lebensbedrohlichen Umstände sind in unserer Gesellschaft seit einigen Hundert beziehungsweise Tausend Jahren Geschichte. Aber die Funktionsweise Ihres Körpers hat sich seitdem nicht wirklich verändert.

Wenn Sie Ihrem Körper bei einer Schlankheitskur (wie FDH = „Friss die Hälfte") nun massiv Essen vorenthalten, startet das Alarmprogramm: Der Körper schaltet in den Sparmodus und wirft zum Beispiel Muskelmasse über Bord, die ja viel Energie frisst. Die Folge aller Energiesparmaßnahmen: Ihr Grundumsatz sinkt und bleibt niedrig. Wie blöd. Denn wenn Sie irgendwann wieder so essen wie vorher, nehmen Sie sofort zu - das ist der Jo-Jo-Effekt. Verstärkt wird das Ganze durch zahlreiche weitere ungute Prozesse, die Sie aktivieren, wenn Sie Essen dauerhaft reduzieren. Das „Hungerhormon" Ghrelin beispielsweise (siehe Seite 53) wird dann dauerhaft ausgeschüttet, auch, wenn der Körper eigentlich genug zu essen bekommen hat - Sie werden unweigerlich mehr essen.

Die Grundregel, die sich daraus ableiten lässt: Verweigern Sie Ihrem Körper niemals in großem Umfang und über einen längeren Zeitraum das Essen und die Energie, die ihm zusteht und die er benötigt.

gut. Schließlich helfen Ketone außerdem, Entzündungsprozesse im Körper einzudämmen, einschließlich chronischer Beschwerden wie Rheuma oder auch Allergien.

Selbst wenn Sie all diese Vorteile nicht interessieren, dann merken Sie sich unterm Strich: In der Fastenphase wird dank der Ketogenese, also der Bildung von Ketonen, Ihr Körperfett gezielt abgebaut.

Zellreparatur und Schutzschild wertvoller Muskelzellen: Die Autophagie

Entschlackung, Recycling, Selbstverdauung, Verjüngungskur: Viele Attribute passen zum Mechanismus der Wiederaufbereitung zellulärer Schrotthaufen in unseren Körperzellen. Die Autophagie wurde 2016 erstmals umfassend untersucht und beschrieben, wofür der Japaner Yoshinori Ohsumi den Nobelpreis für Medizin erhalten hat.

Tatsächlich gammeln in vielen Zellen des Körpers Zellreste und scheinbar unbrauchbare Bruchstücke zerlegter Proteine vor sich hin. Oft liegen sie im Weg rum, bremsen die Handlungsfähigkeit der Zelle aus und belasten den Organismus mit zunehmendem Lebensalter. Um diesen „Müll" loszuwerden, ist die Autophagie notwendig, die ebenso wie die Ketonkörperbildung erst nach dem Versiegen der Glykogenreserven im Körper (wenn der Insulinspiegel ein niedriges Level erreicht hat), also nach etwa 14 bis 16 Stunden Fasten, einsetzt. Dann treten Enzyme auf den Plan, die sich sozusagen als Entsorgertrupps mit Besen und Abfallsack bewaffnet daranmachen, den zellulären Eiweißmüll einzufangen und aufzubereiten.

In einem Prozess der Selbstverdauung (namensgebend für die Autophagie) schafft es eine Zelle mithilfe dieser Enzyme, die Eiweißreste in den Verdauungskreislauf zu befördern. Direkt vor Ort beginnt dann das Recycling, und der alte Eiweißschrott wird zu neuen, wertvollen Aminosäuren aufbereitet, die der Körper wieder verwerten kann.

Schön und gut, werden Sie denken, aber hat das auch Vorteile fürs Abnehmen? Ja – abgesehen von diesem wertvollen Reinigungsmechanismus des Körpers, den Sie unbedingt (wieder) aktivieren sollten, hilft die Autophagie auch beim Abnehmprojekt: denn die neu gebildeten Aminosäuren versorgen in der Fastenphase die Muskelzellen lokal und verhindern auf diese Weise, dass wertvolle Muskulatur abgebaut wird (vorausgesetzt, Sie trainieren diese auch regelmäßig).

MUSS ICH BEIM INTERVALLFASTEN NICHT AUCH DEN JO-JO-EFFEKT BEFÜRCHTEN?

Prof. Michalsen: Ganz im Gegenteil. Sie werden erfreut sein zu hören, dass sich der Grundumsatz durch Intervallfasten eher erhöht! Der Körper fängt also nicht an, Energie einzusparen – was ja eine Folgewirkung von sinnlosen Reduktionsdiäten ist und ein Grund für den gefürchteten Jo-Jo-Effekt. Warum, weiß tatsächlich noch keiner so genau, aber dieser Effekt kann gemessen werden und ist eine der Überraschungen bei der Untersuchung des Intervallfastens. Höchstwahrscheinlich liegt es an den Anpassungsprozessen der Darmbakterien. Diese können einen Einfluss auf den Grundumsatz haben und haben auch sonst einen maßgeblichen Einfluss darauf, ob Sie eher normal- oder übergewichtig sind.

Fasten verbessert die Hormonlage

Übergewicht führt oft dazu, dass viele Organe gestresst sind von dem Überangebot an Nährstoffen. Sie sind permanent damit beschäftigt, diese abzubauen oder einzulagern. Solche Stoffwechselprozesse steuern Hormone, und so ist es nicht verwunderlich, dass bei Übergewichtigen die Hormonlage im Körper auf ungesunde Weise verschoben ist.

Allen voran ist hier das Insulin zu nennen, das bei Überversorgung permanent ausgeschüttet wird und so die Bauchspeicheldrüse zu Überstunden zwingt. Und genau dieses Insulin ist es, das eine Schlüsselfunktion beim Abbau von Körperfett spielt: Zu viel Insulin verhindert etwa die Bildung der Ketonkörper (siehe oben) und bremst damit massiv den Abbau von Körperfett aus. Permanent zu viel Insulin macht aber auch nachweislich krank (siehe auch Seite 60) – denken Sie nur an Diabetes. Die Lösung: Fastenzeiten. Durch eine wiederholte Unterversorgung auf Zeit fährt die Bauchspeicheldrüse immer wieder runter, der Insulinspiegel sinkt in regelmäßigen Abständen.

Es gibt aber auch noch andere Hormone, die Ihren Stoffwechsel und damit unmittelbar Ihre aktuelle körperliche Erscheinungsform sowie auch die, die Sie durch Abnehmen erreichen wollen, beeinflussen. Ghrelin und Leptin beispielsweise, das „Hungerhormon" und das „Sättigungshormon", die beide als Gegenspieler fungieren sollen und Einfluss auf Ihr Hunger- und Appetitgefühl nehmen: Während Ghrelin Hunger schürt, wirkt Leptin grundsätzlich appetitzügelnd – aber nur, wenn die Menge des Hormons stimmt. Das Paradoxe: Je mehr Körperfett Sie haben, desto mehr Leptin wird ausgeschüttet – ein Zuviel davon aber kann Ihr Gehirn nicht mehr „ernst nehmen", der Körper wird leptinresistent. Mit der Folge, dass Sie immer mehr Hunger verspüren, je dicker Sie werden. Die Fastenintervalle der MEN'S HEALTH Diät sorgen dafür, dass sich der Ghrelinhaushalt normalisiert, ebenso die ungesund-übermäßige Ausschüttung von Leptin – was auch daran liegt, dass die Produktion des Sättigungshormons unmittelbar von der Insulinbildung im Körper abhängt.

Schließlich sorgt Fasten auch dafür, dass vermehrt Endorphine sowie Serotonin ausgeschüttet werden. Diese „Glückshormone" sorgen für gute Stimmung und Ausgeglichenheit – beides kommt nicht nur Ihrem Wohlbefinden zugute, sondern sorgt auch für den nötigen Motivationspush, wenn es mal drauf ankommt, beispielsweise in der Fastenphase bei der Stange zu bleiben.

Weitere Ausführungen zu Hormonen finden Sie ab Seite 52.

Fasten wirkt wie Sport: Ihr Körper wird leistungsfähiger

Erstaunlich, aber Fasten hat ähnliche hormonelle Auswirkungen wie Sport und führt auch zu ebensolchen Anpassungsprozessen: Anstelle einer sportlichen Anstrengung setzt der Rückgang der Glykogenreserven den Körper zunächst unter (positiven) Stress. Beim Sport wie beim Fasten kommt es zur Ausschüttung der Hormone Adrenalin, Noradrenalin und Cortisol. Geschieht dies wiederholt, stellt sich der Körper darauf ein, er reagiert mit Anpassung – mit einem positiven Trainingseffekt, der den Körper leistungsfähiger macht.

So sinken sowohl bei regelmäßigem Sport als auch bei regelmäßigem Fasten Puls und Blutdruck dauerhaft. Und es kommt noch besser: Genauso wie regelmäßige Trainingseinheiten stärkt auch das Fasten die Mitochondrien, also die energieverwertenden Kraftwerke in den Körperzellen, und führt sogar dazu, dass sich neue davon bilden. Studien deuten darauf hin, dass diese leistungssteigernde Reaktion des Körpers umso größer ausfällt, wenn Sie Sport und Fasten kombinieren (ein weiterer Beweis für die 1+1=3-Power-Formel der MEN'S HEALTH Diät) – ein sehr interessanter Aspekt zum Beispiel für Leistungssportler!

FÜR WEN IST DAS INTERVALLFASTEN DER MEN'S HEALTH DIÄT NICHT GEEIGNET?

Prof. Michalsen: Fasten ist grundsätzlich ungeeignet für Kinder und Jugendliche, für Menschen mit Gicht oder Gallensteinen, für Schwangere und für Menschen mit Essstörungen und Untergewicht. Wichtig ist mir zu betonen: Niemand sollte in eine zwanghafte Selbstoptimierung oder eine Orthorexie rutschen, also sich den Zwang auferlegen, sich mit der Ernährung auseinanderzusetzen. Bleiben Sie auch im Rahmen der MEN'S HEALTH Diät entspannt und geduldig.

Fasten aktiviert wertvolle Gene

Auch auf genetischer Ebene hat Fasten erstaunliche Auswirkungen. Untersuchungen haben gezeigt, dass über 1000 Ihrer Gene überhaupt erst im Fastenzustand aktiv werden. Und bei einem Großteil davon handelt es sich um stoffwechselaktive Gene, die Einfluss auf die Nährstoffverteilung im Körper und damit beispielsweise die Fettauslagerung aus den Fettdepots haben.

Das ist kein Zufall, wie ein Forscherteam um den bereits erwähnten Satchidananda Panda (siehe am Anfang von Kapitel 1 auf Seite 12) zeigen konnte: Denn die Wissenschaftler fanden heraus, dass alle Vorgänge im Körper, die mit Stoffwechsel und Energieverwertung beschäftigt sind, letztlich von Genen gesteuert werden, die abhängig vom Tageslicht aktiviert oder abgeschaltet werden. Sie folgen dem sogenannten zirkadianen Rhythmus, also der „inneren Uhr" des Körpers – ebenso wie der Schlaf-wach-Rhythmus beispielsweise.

Das Timing hat also einen entscheidenden Einfluss darauf, wie der Körper mit Nährstoffen umgeht. Zu diesem Timing gehört etwa, dass Sie nachts nichts essen sollten, da der Körper nach der inneren Uhr nichts mit Verdauung zu tun haben will. Zum Timing gehört aber auch, Fastenphasen dafür zu nutzen, um stoffwechselunterstützende Gene überhaupt erst zu aktivieren. Wer weiß, vielleicht ist das der Schlüssel dafür, warum die fastenden Mäuse, von denen wir Ihnen zu Beginn dieses ersten Kapitels berichtet haben, schlanker geblieben sind als diejenigen Mäuse, die nicht der Fastensituation ausgesetzt waren.

Prof. Michalsen: Wo soll ich beginnen? Fasten ist der Schlüssel zu allgemeiner Gesundheit und einem langen Leben, mildert und beseitigt viele Krankheiten! Das Bemerkenswerteste ist meiner Meinung nach, dass nach jetziger Datenlage das Fasten über die Physiologie in die Alterung eingreift und somit durchaus als Jungbrunnen wirken kann.
Die Mehrzahl der relevanten Erkrankungen ist mit bedingt durch das Alter – hier könnte das Fasten konkret verzögernd eingreifen in Erkrankungen wie Krebs, Arthrose, Demenz, Diabetes, Herzinfarkt et cetera. Ich sage bewusst „könnte", denn natürlich ist noch nicht alles final belegt, und bei Krankheiten wie Krebs beispielsweise spielen viele andere Dinge mit rein. Aber klar ist: Es bleibt eigentlich kein für die Gesundheit relevantes System im Körper unberührt vom Fasten! Was wir wissen: Fasten wirkt unter anderem entzündungshemmend, stimmungsaufhellend, Stammzellen bildend und verbessert die meisten Stoffwechselparameter in den Organen und Geweben – mit einem vermutlich lebensverlängernden Effekt, von dem Pharmaunternehmen träumen! Neben seiner positiven Auswirkung auf die auch in der MEN'S HEALTH Diät thematisierten Aspekte wie Gewicht und Fettabbau unterstützt Fasten gesundheitlich das Immunsystem, den Schlaf, die Sexualität beziehungsweise Fruchtbarkeit, hat heilende Wirkung auf das Mikrobiom, stärkt die Psyche und fördert Hirnfunktion und Konzentration. So zeigen sich in Tierexperimenten und auch in ersten klinischen Studien am Menschen sehr gute Wirkungen bei Bluthochdruck, Diabetes, Darmerkrankungen, Allergien und Hauterkrankungen, Demenz und Alzheimer, neurologischen und psychischen Erkrankungen, Migräne und Kopfschmerz, Erkältungen und Infekten, Autoimmunerkrankungen und einigen Erkrankungen mehr. Es gibt Patienten, die unter Epilepsie leiden und berichten, dass die Anfälle durch Fasten verschwinden. Wir haben regelmäßig Fälle, in denen die durch entzündliche Prozesse geschwollenen Gelenke von Rheumatikern nach wenigen Tagen abschwellen. Auch bei Arthrose funktioniert das.
Sie sehen: Eigentlich ist noch gar nicht absehbar, was Fasten alles für heilsame Wirkungen entfalten kann. Dass es das tut, wird aber immer offensichtlicher. Und um zum Thema „Fasten als Jungbrunnen" zurückzukommen: Wir werden zwar auch ohne Fasten statistisch gesehen alle älter. Aber letztlich verlängern wir am Ende eher die Jahre, die wir krank sind. Dabei sollte das Ziel doch sein: Wir werden 90 und haben erst mit 85 Jahren die ersten Zipperlein – nicht wie heute mit 50. Dazu ist Fasten meiner Meinung nach ideal!

WAS BRINGT INTERVALLFASTEN – UND FASTEN ALLGEMEIN – GRUNDSÄTZLICH FÜR GESUNDHEITLICHE VORTEILE?

Training: Die Bedeutung von Bewegung

Neben dem Intervallfasten ist Training der zweite Schlüssel zum Erfolg, um mit der MEN'S HEALTH Diät auf gesunde Weise abzunehmen. Sie erinnern sich an die Formel in der Einleitung, hier nochmals aufgegriffen: Bringen Sie Fasten und Training auf geschickte Weise zusammen, schaffen Sie damit einen Abnehm- und Gesundheits-Booster:

1 (Fasten) + 1 (Training) = 3 (potenzierter Erfolg)

Die durch Fasten und Bewegung angestoßenen Prozesse im Organismus haben zusammengenommen also einen stärkeren Effekt als jeweils alleine! Damit das auch wirklich funktioniert, muss das Training, ebenso wie das Intervallfasten, nach bestimmten Spielregeln ablaufen.

Der Clou: Unterschiedliche Trainingsformen zu unterschiedlichen Zeiten

Hier kommt die Planung des Trainingsbereichs unserer MEN'S HEALTH Diät ins Spiel. Diese unterliegt zwei strategischen bedeutsamen Schritten:

SIND SIE LEBENSMÜDE?

Was die meisten ihrem Körper in der modernen Welt anbieten, ist: sitzen. Beim Frühstück, im Auto, auf der Arbeit, im Auto zurück nach Hause, beim Abendessen, im Kino, im Theater oder beim Fernsehabend auf dem Sofa. Der grassierende Bewegungsmangel ist ein Hauptgrund, warum Menschen immer dicker werden. Und warum sie sterben. Jeder sechste Todesfall in Deutschland betrifft Erkrankungen, die von Bewegungsmangel, Fehlernährung und Übergewicht verursacht worden sind – Todesursache Nummer eins in Deutschland! Sind Sie auch so lebensmüde? Oder wollen Sie den Hintern hochbekommen und sich bewegen? Statistisch gesehen gewinnen Sie allein mit nur einer Viertelstunde Bewegung am Tag drei Jahre Lebenszeit! Das lohnt sich, oder?

▷ Am Anfang stand eine Differenzierung von unterschiedlichen Trainingsformen mit der Frage „Welche Auswirkungen haben diese jeweils auf den Organismus, um den gesunden Abnehmprozess zu unterstützen?". Die MEN'S HEALTH Diät unterscheidet grundsätzlich vier verschiedene Typen an Trainingseinheiten: moderates Ausdauertraining versus intensives Ausdauertraining und moderates Krafttraining versus intensives Krafttraining. Diese Einheiten haben teils gänzlich andere Auswirkungen und verfolgen andere Ziele, die in der Folge beschrieben werden.

▷ Aus der Festlegung der unterschiedlichen Trainingsformen ergab sich mehr oder weniger schon der zweite wichtige Schritt: die optimale Platzierung der Trainingseinheiten im Verhältnis zu den Essens- und Fastenzeiten, damit sie ihre volle Wirkung erzielen können.

Bevor Sie die Trainingsformen näher kennenlernen, wollen wir vorab noch mal ein paar werbende Worte für die tägliche Bewegung im Alltag loswerden.

Bewegung im Alltag – ein echtes Lebenselixier!

Der menschliche Körper ist für Bewegung gemacht. Für viel Bewegung. Auch Ihr Körper unterscheidet sich genetisch und anatomisch kaum von dem Körper eines Menschen, der vor einigen Zehntausend Jahren gelebt hat. Deshalb erwartet er eigentlich immer noch von Ihnen, dass er ein paar Dutzend Kilometer gehen oder laufen darf. Pro Tag! Plus immer wiederkehrende Sprintleistungen und dynamisch-schnellkräftige Bewegungen – für die steinzeitliche Jagd oder Flucht.

Bringen Sie Bewegung in Ihren Alltag: Die Grafik auf der folgenden Seite greift Ihnen dabei unter die Arme. Orientieren Sie sich an dem Pyramidenaufbau, sorgen Sie für tägliche Bewegung (Pyramidenbasis) und schränken Sie das Sitzen (Pyramidenspitze) am Tag wann immer möglich ein. Warum nicht mal im Stehen telefonieren? Sport dürfen Sie so viel wie möglich machen. Und was das Training der MEN'S HEALTH Diät angeht, so folgen Sie einfach den Anweisungen im weiteren Verlauf dieses Kapitels.

FASTEN WIRKT DOCH SCHON LEBENSVERLÄNGERND, WARUM SOLL ICH MICH DANN AUCH NOCH BEWEGEN?

Prof. Geisler: Bewegung ist die Bestimmung Ihres Körpers. Bewegung ist sein Naturell, Bewegung ist lebensnotwendig. Wäre dem nicht so, könnten wir Menschen auch als körperloser intelligenter Klumpen Gehirn existieren. Und diese Bestimmung hat essenziellen Einfluss auf genau Ihr Abnehmziel: Ohne Bewegung kein gesunder Körper und kein athletischer Körper. Jedes Körpersystem, ja jede Zelle Ihres Körpers wird durch Bewegung aktiviert: Muskulatur, Blutgefäße, Atmung, Hormonsystem, Nervenbahnen, Gehirn … die Liste ließe sich beliebig erweitern. Nehmen Sie zum Beispiel den Stoffwechsel, der ja einen entscheidenden Anteil daran hat, ob Sie eher dick oder eher schlank sind. Wenn Sie ein inaktives Dasein fristen, wird sich Ihr Stoffwechsel dafür entscheiden, mit überschüssiger Energie Fettspeicher zu füllen. Wenn Sie dagegen in Bewegung kommen, wird die Energie für andere Dinge eingesetzt, zur Leistungserbringung und auch zum Aufbau von neuem Muskelgewebe (wenn Sie das passende Krafttraining absolvieren). Letzteres kann Ihnen kein Fasten dieser Welt geben.

DIE AKTIVITÄTENPYRAMIDE

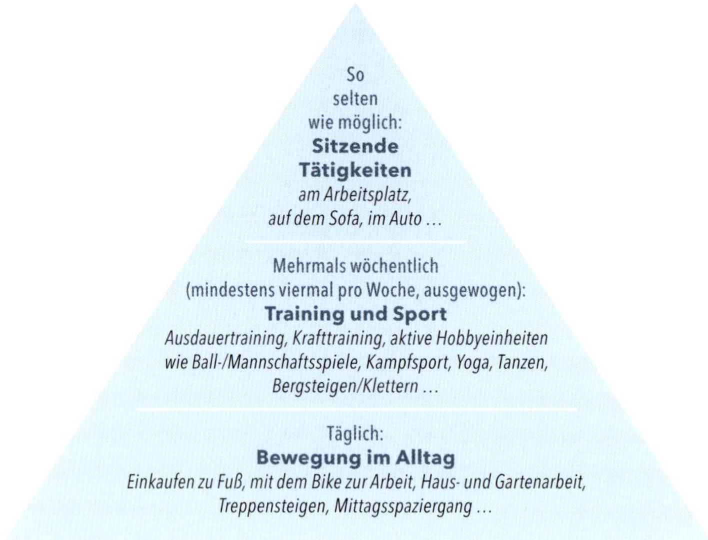

Die Trainingseinheiten der MEN'S HEALTH Diät

Jetzt aber: Willkommen im Kreise der Abnehmathleten! Erfahren Sie auf den folgenden Seiten, was, wie viel, wie oft, wie lange, mit welcher Intensität … Sie trainieren können, um Ihren Speckpanzer zu sprengen. Es gibt viele mögliche Arten zu trainieren. Und auch viele Trainingsansätze zur Gewichtsreduktion. Für die MEN'S HEALTH Diät greifen wir sowohl auf Elemente des Krafttrainings als auch des Ausdauertrainings zurück.

Alles, was Sie brauchen, sind Sie selbst

Für das komplette Training der MEN'S HEALTH Diät benötigen Sie nichts weiter als das beste Trainingsgerät der Welt: Ihren Körper! Und er ist nicht nur als Trainingsgerät perfekt. Er reagiert auch zuverlässig auf alles, was Sie mit ihm machen. Wenn Sie sich gehen lassen und nichts unternehmen (wie bisher), wird er träge und vielleicht immer unförmiger. Wenn Sie hingegen – auch in kleinen Schritten – anfangen zu trainieren, beginnt er schon mit dem ersten Move, sich darauf einzustellen.

Ausdauertraining: Turbo für Stoffwechsel und Fettverbrennung

Richtig dosiert und eingesetzt, ist Ausdauertraining ein verlässlicher Partner für Ihr Abnehmprojekt. Es bringt den Körper anhaltend auf Touren, verbrennt ordentlich Energie und ist vor allem ein sehr guter Hebel, um die Fettverbrennungsfähigkeit Ihres Stoffwechsels zu optimieren. Die entscheidenden Vorteile von Ausdauertraining im Überblick:

▷ Hoher Energieverbrauch mit Nachbrenneffekt

Auch bei einer moderaten Belastung kommen einige Hundert Kalorien pro Stunde zusammen – verbrauchte Energie, die die positiven Effekte der Fastenintervalle verstärkt und beschleunigt. Das Tolle: Auch im Anschluss an eine Trainingseinheit ist der Stoffwechsel noch über Stunden deutlich aktiver. Dieser Nachbrenneffekt fördert alle gesundheitsfördernden und schlank machenden Effekte (das funktioniert übrigens auch mit Krafttraining).

▷ Schulung des Stoffwechsels mit Verbesserung der Fettverbrennung

Der Trick beim Intervallfasten der MEN'S HEALTH Diät ist ja, dass mit jedem Fasten die Kohlenhydratspeicher leer gefahren werden und der Körper gezwungen wird, auf Fettverbrennung auszuweichen (Stichwort: Ketone, siehe Seite 14). Regelmäßiges Intervallfasten schult diesen Prozess – und Ausdauertraining beschleunigt das! Denn: Im Vergleich zu anderen Belastungen schöpft der Körper beim Ausdauersport in moderaten Belastungsbereichen verhältnismäßig viel Energie aus Fetten – spielt also demselben Fettstoffwechsel in die Karten.

▷ Mehr Leistung durch mehr Zellkraftwerke und Blutgefäße

Regelmäßiges Ausdauertraining verbessert die Energiebereitstellung und führt zum Beispiel zur Bildung neuer Zellkraftwerke in den Muskelzellen, den sogenannten Mitochondrien. In diesen findet die Energiegewinnung der Zelle statt. Wer mehr von ihnen hat, kann mehr Energie verfeuern und wird so leistungsfähiger. Das ist auch gut, um Fett loszuwerden. Ausdauerathleten haben bis zu doppelt so viele Mitochondrien im Vergleich zu Untrainierten.

IST AUSDAUERSPORT NICHT SCHÄDLICH, WENN ICH AUCH KRAFTTRAINING ZUM MUSKELAUFBAU MACHE?

Prof. Geisler: Nein, keine Sorge – solange Sie beides sauber voneinander trennen und nicht in eine krasse Unterversorgung geraten, ist alles gut. Ausdauertraining bringt viele gesundheitliche Vorteile mit sich, die auch zum Abnehmen ideal sind. Und die Ihnen übrigens auch beim Krafttraining zugutekommen: Der Konditionsfaktor Ausdauer erhöht insbesondere in seiner Ausgestaltung als Kraftausdauer, die Sie bei der MEN'S HEALTH Diät vor allem in den Kraft-1-Einheiten trainieren, Ihre Leistungsfähigkeit auch beim Muskelaufbau-Training. Und umgekehrt übrigens auch. Das liegt daran, dass Ausdauersport unter anderem Ihre Durchblutung verbessert und den Stoffwechsel aktiviert, bis hin zur Bildung neuer Zellkraftwerke, was alle Organe und Zellen des Körpers besser versorgen hilft. Ihr Puls und auch Ihr Blutdruck sinken langfristig, Ihre Lungenfunktion verbessert sich und auch Ihr Immunsystem erfreut sich allerbester Gesundheit.

Intervallfasten verbessert die Ausdauerleistung!

Jetzt wird es wirklich erstaunlich: Es ist nicht nur so wie gerade beschrieben, dass regelmäßige Ausdauerbelastungen die Wirkungen von Intervallfasten unterstützen. Auch umgekehrt gilt: Intervallfasten verbessert die Ausdauer-Leistungsfähigkeit! Dies konnte der Sportwissenschaftler Prof. Dr. Kuno Hottenrott von der Martin-Luther-Universität Halle-Wittenberg in einer Studie mit über 80 Hobbysportlern zeigen. Alle Teilnehmer führten über zwölf Wochen ein intensives Trainingsprogramm durch. Eine

Gruppe Probanden führte Intervallfasten durch (nach der 5/2-Methode, siehe Seite 40), die andere Gruppe nicht. Das Ergebnis: In allen Belangen hatte die Gruppe der fastenden Probanden größere Fortschritte gemacht, zum Beispiel hinsichtlich der Senkung des Ruhepulses und der Steigerung der maximalen Laufgeschwindigkeit. Und: Die fastende Gruppe hat auch deutlich mehr Gewicht verloren!

Die verschiedenen Ausdauer-Trainingseinheiten der MEN'S HEALTH Diät

Um die Effekte des Intervallfastens maximal zu fördern und Ihnen ganz nebenbei ein möglichst ganzheitliches, alle Gesundheitseffekte einschließendes Training zu ermöglichen, sieht die MEN'S HEALTH Diät schwerpunktmäßig zwei verschiedene Ausdauer-Trainingseinheiten vor:

1. Moderates Ausdauertraining (Ausdauer 1)

Der Klassiker des Ausdauertrainings: Hier erwarten Sie längere moderate Ausdauereinheiten, die vor allem auf den Fettstoffwechsel einzahlen und so die Fasteneffekte pushen – in Ihrer präferierten Sportart: Laufen, Radfahren, Schwimmen. Hauptsache, Sie trainieren über den angegebenen Zeitraum im richtigen Pulsbereich: Dieser sollte moderat ausfallen (klasse, dann wird es nicht so anstrengend!), damit sich die Wirkung auf den Fettstoffwechsel entfalten kann.

Prof. Geisler: Da jeder Puls individuell verschieden ist, kann eigentlich nur ein aufwendiger Belastungstest unter medizinisch-wissenschaftlicher Beobachtung genau sagen, wo Ihr optimaler Pulsbereich liegt. Und dann brauchen Sie fürs Training eine Pulsuhr. Es geht aber auch sehr viel einfacher – und meiner Meinung nach ist das mit der Zielsetzung, abnehmen zu wollen (und nicht etwa den deutschen Rekord über 10.000 Meter brechen zu wollen), vollkommen ausreichend: Der einfachste Gradmesser ist Ihre Atmung. Sie dürfen während des Trainings leicht außer Atem kommen, sollten sich aber grundsätzlich noch mit einem Trainingspartner unterhalten können. Wenn Sie ganze Sätze (auch keuchend) am Stück aussprechen können, ist die Belastung okay. Wenn Sie nur stoßweise einzelne Worte unterbrochen von tiefen Atemzügen rausbekommen, sind Sie zu intensiv unterwegs.

WOHER WEISS ICH, DASS ICH IN EINEM OPTIMALEN BELASTUNGSBEREICH MODERATE AUSDAUER TRAINIERE?

Einheiten des klassischen Ausdauertrainings nennen wir im Buch ab sofort Ausdauer-1-Training – auf Seite 200 finden Sie konkrete Beispiele für Einheiten im Rahmen der MEN'S HEALTH Diät.

2. Intensives Ausdauertraining (Ausdauer 2)

Hier geht's schweißtreibend zur Sache: Kurze, knackige Trainingseinheiten nach dem HIIT- beziehungsweise Tabata-Prinzip, hier ab sofort Ausdauer-2-Einheiten genannt, treiben den Puls nach oben. Die Leistungszentren des Herz-Kreislauf-Systems werden gefördert, der gesamte Bewegungsapparat kommt maximal in Wallung, der Puls ist hoch. Das Ganze bei exzessiver Energieverbrennung und mit einem schön langen Nachbrenneffekt.

BELASTUNGSBEREICH-ERMITTLUNG FÜR FORTGESCHRITTENE

Der optimale Puls lässt sich natürlich trainingswissenschaftlich noch genauer ermitteln. Abgesehen von wirklich aufwendigen Leistungsdiagnostiken können Sie auch selbst Hand anlegen: Dazu benötigen

Sie einen Pulsmesser und sollten wissen, wie hoch Ihr Maximalpuls ist. Für eine erste grobe Einschätzung (bei der Sie mit Ihren genauen Werten aber um einige Dutzend Schläge danebenliegen können) dient diese simple Formel für Männer:

▶ Maximalpuls (HFmax) = 223 - 0,9 × Lebensalter

Für einen 40-Jährigen beispielsweise kommen Sie so auf einen Wert von 223 - 36 = 187 Schläge pro Minute. Von diesem Wert (den Sie im Training nie erreichen werden und bitte auch gar nicht erreichen sollen) ausgehend, gibt es bestimmte Belastungsbereiche, bei denen gilt: Je näher Ihr aktueller Puls am Maximalpuls ist, desto angestrengter sind Sie – logisch. Für die Ausdauer-1-Einheiten der MEN'S HEALTH Diät ist der Belastungsbereich etwa zwischen 65 und 75 Prozent HFmax perfekt. Im obigen Beispiel also irgendwas zwischen 122 und 140 Schlägen pro Minute.

Regelmäßig durchgeführt, sind diese Einheiten stark konditionsverbessernd. Geben Sie also Vollgas, die Einheiten sind auch nicht lang. Versprochen.

HIIT & Tabata: Kürzer und intensiver geht es kaum

Die „gute" Nachricht zu Beginn: Nach maximal 25 Minuten ist Schluss – klasse für alle, deren Terminkalender chronisch dicht ist. Der Name Hochintensitäts-Intervalltraining (kurz: HIIT) deutet es an: In solchen Einheiten, zu denen auch das Tabata-Training gehört, geht es mächtig zur Sache. Im Gegensatz zu den Ausdauer-1-Einheiten treiben die Ausdauer-2-Einheiten den Puls wirklich hoch. Das erklärte Ziel: Sie dürfen danach das Wort „Hochintensitäts-Intervalltraining" nicht mehr in einem Atemzug aussprechen können.

Sehen Sie hier ein paar Beispiel-Abläufe dieser hochintensiven Ausdauer-2-Trainingsvarianten, die Ihr Herz wahrlich höherschlagen lassen (konkrete Workouts finden Sie ab Seite 200 im Kapitel 4: Training – Übungen & Workouts zur MEN'S HEALTH Diät):

▷ 2:1-Intervalle: vier verschiedene Bodyweight-Übungen mit je drei Sätzen à 1 Minute Belastung, dazwischen immer 30 Sekunden Pause (insgesamt 17,5 Minuten Trainingszeit);

▷ Stufen-Sets: vier verschiedene Bodyweight-Übungen nacheinander ohne Pause, Runde 1 je 60 Sekunden, Runde 2 je 50 Sekunden, dann je 40 Sekunden, je 30 Sekunden und in Runde 5 je 20 Sekunden; zwischen den Runden 20 Sekunden Pause (insgesamt knapp 15 Minuten Trainingszeit);

▷ Tabata-Training: vier verschiedene Bodyweight-Übungen mit je acht Sätzen à 20 Sekunden voller Belastung, dazwischen immer 10 Sekunden Pause (insgesamt knapp 16 Minuten Trainingszeit).

Für eine maximale Wirkung – und um den Puls wirklich hoch zu bekommen – bieten sich Übungen an, die viele Muskeln gleichzeitig ansprechen und den Körper maximal bewegen, etwa von der kompletten Horizontalen in die Vertikale und zurück wie bei den Burpees (siehe Seite 162). Aber auch normale Liegestütze, Sprünge oder Kniebeugen sind ideal.

SO KURZ UND HEFTIG – DAS SOLL AUSDAUERTRAINING SEIN?

Prof. Geisler: Jawohl, das ist Ausdauertraining! In den vergangenen Jahrzehnten wurde immer deutlicher, dass es neben klassischen Ausdauerbelastungen vor allem hochintensive kurze Intervalleinheiten sind, die einen teilweise noch größeren kardiovaskulären und damit die Ausdauer steigernden Effekt haben. Diese Trainingsform wird übergeordnet als HIIT (ein englisches Akronym für High-Intensity-Intervall-Training) bezeichnet. Ein bekannter Vertreter der HIIT-Bewegung ist der japanische Sportwissenschaftler Izumi Tabata, der vor über 20 Jahren Forschungsergebnisse zu diesem Thema vorgelegt hat und einer der bekanntesten HIIT-Varianten ihren Namen gibt: dem Tabata-Training. Insbesondere dazu liegen viele wissenschaftliche Studien vor, die die enorme Wirksamkeit des Trainings verdeutlichen und zeigen, dass der Effekt auf die Ausdauerleitungsfähigkeit unter bestimmten Bedingungen größer sein kann als durch klassisches Ausdauertraining der alten Schule. Kurzum: Ausdauertraining ist recht vielschichtig und weit mehr als „einfaches" Laufen oder Radfahren. Es ist gut, dass in der MEN'S HEALTH Diät verschiedene Formen der Ausdauerbelastung vorkommen.

Krafttraining: Muskelmasse als Langfrist-Invest für ein gesundes Schlanksein

Egal, ob Sie abnehmen wollen oder nicht: Krafttraining ist essenziell wichtig – für Sie und jeden anderen Menschen auf diesem Planeten! Es geht um den Erhalt und Ausbau Ihrer Muskulatur, von der Sie schon ab einem Alter von 25 Jahren jedes Jahr ein Stück verlieren, wenn Sie nichts dagegen tun. Warum dieses Gewebe ansonsten so verdammt wichtig für Sie ist und Ihren Abnehmprozess unterstützt, lesen Sie in Kapitel 2 im Abschnitt über die Muskulatur ab Seite 50). Zusätzlich verbessert Krafttraining Ihre Körperhaltung. Sie gehen aufrechter durchs Leben, was Ihnen nicht nur eine schlankere, „männlichere" Statur gibt, sondern noch wichtiger: Sie entlasten mit einer sauberen Körperhaltung Ihre Gelenke, sodass beispielsweise Rückenbeschwerden nachlassen können.

Krafttraining schützt beim Abnehmen vor dem Jo-Jo-Effekt

Ein besonders gewichtiges Argument für Krafttraining insbesondere für diejenigen, die abnehmen wollen: Es schützt davor, den berüchtigten Jo-Jo-Effekt (siehe Seite 14f.) zu spüren zu bekommen! Dies legt eine Studie nahe, die an der amerikanischen Ball State University in Muncie, Indiana, durchgeführt worden ist. Im Rahmen dieser Studie haben Wissenschaftler übergewichtige Männer über zwölf Wochen beim Abnehmen begleitet. Allen Probanden wurde das Essen in gleicher Weise rationalisiert. Ein Drittel der Untersuchten absolvierte zusätzlich Ausdauertraining, ein weiteres Drittel sowohl Ausdauer- als auch Krafttraining. Das letzte Drittel trainierte gar nicht. Im Ergebnis nahmen alle Probanden aus allen drei Gruppen ordentlich ab – im Schnitt etwa neun Kilo.

Das klingt zunächst so, als sei das zusätzliche Training überflüssig gewesen. Aber bei genauerem Hinsehen wurden die Unterschiede klar: Die Probanden, die Ausdauer- und Krafttraining absolvierten, verloren fast ausschließlich Körperfett und bewahrten ihre Muskulatur. Die Gruppe der Ausdauertrainierenden verlor weniger Körperfett, dafür zwei Kilo Muskelmasse. Und den Probanden, die gar nicht trainierten und somit bloß eine klassische Reduktionsdiät absolvierten, fehlten hinterher sogar ganze drei Kilo Muskeln. Das ist nicht nur hochgradig ärgerlich, weil Sie sehr viel Energie investieren müssen, um diese Muskeln wieder anzutrainieren. Es ist auch das Einfallstor für den Jo-Jo-Effekt, denn Muskeln schützen nun mal vorm Zunehmen.

Krafttraining mit Bodyweight-Übungen – für jedermann immer und überall umsetzbar

Um Ihnen den Einstieg zu erleichtern und das Training wirklich für jedermann zugänglich zu machen, verzichten wir bei der MEN'S HEALTH Diät auf Gewichte oder Gerätschaften.

BRAUCHE ICH KEINE SCHWEREN GEWICHTE, UM MUSKELN ZUZULEGEN?

Prof. Geisler: Wie so oft in der Wissenschaft heißt es: Das kommt drauf an. Für die Ziele der MEN'S HEALTH Diät brauchen Sie keine Gewichte. Sie wollen ja abnehmen und einen athletischen Körper entwickeln, nicht für olympisches Gewichtheben trainieren oder Bodybuilding betreiben. Für solche Ziele sind Zusatzgewichte natürlich ein Muss. Und es kann auch sein, dass Sie eines Tages an einen Punkt kommen, an dem Sie sich mit Bodyweight-Training nicht mehr so gefordert fühlen. Das ist aber ein sehr weiter Weg, denn Eigengewichtstraining lässt sich äußerst intensiv durchführen. Schaden können Zusatzgewichte mit Blick auf Muskelaufbau aber natürlich auch nicht (wenn man sie richtig anwendet). Wenn Sie also sowieso trainieren – und lieber mit Gewichten –, dann sind Sie herzlich eingeladen, Ihre eigenen Übungen nach den Prinzipien der MEN'S HEALTH Diät zu nutzen.

Zusätzliche Bestätigung für die Wirksamkeit von Eigengewichtsübungen zum Muskelaufbau liefert eine recht neue Studie von Wissenschaftlern der McMaster University aus Hamilton, Kanada: Diese fanden heraus, dass der Muskelaufbau-Effekt von Krafttraining nicht von der Höhe des verwendeten Trainingsgewichts abhängig ist, sondern letztlich davon, dass Sie Ihren Muskel erschöpfend trainieren.

In der Studie wurden Probanden verglichen, die klassisches Krafttraining mit höherem Gewicht bei weniger Wiederholungen durchführten, mit anderen Probanden, die viele Wiederholungen bei weniger Gewicht absolvierten. Das überraschende Ergebnis: Beide Gruppen hatten fast identische Muskelwachstumsergebnisse. Das unterstreicht, dass Sie auch mit Eigengewichtstraining sehr wohl Muskelmasse aufbauen können – wenn Sie entsprechend viele Wiederholungen machen.

Das Training mit dem eigenen Körpergewicht ist also kein Training zweiter Wahl – und hat auch noch weitere Vorteile: Es ist hochgradig alltagstauglich, da es natürliche Bewegungsabläufe des Körpers schult.

Dabei kann es sogar effektiver sein als Übungen an geführten Geräten mit Gewicht, da zusätzliche Muskelfasern und auch viele kleine Muskeln unterstützend daran beteiligt sind, den Körper sicher frei im Raum zu bewegen. Eigengewichtstraining ist sehr gut für Einsteiger geeignet, birgt weniger Verletzungsrisiken und ist eben immer und überall machbar. Selbstverständlich dürfen Sie aber zu Gewichten greifen – wenn Sie welche zu Hause haben, schon Mitglied in einem Fitnessstudio sind oder werden wollen.

Große Hebel, große Muskeln

Das Bodyweight-Krafttraining der MEN'S HEALTH Diät basiert auf drei Grundprinzipien:

1. Alle Muskelgruppen werden berücksichtigt.

Grundsätzlich sollten Sie beim Training den ganzen Körper fordern. Das sorgt für ein attraktiv-athletisches Erscheinungsbild und verhindert, dass sich irgendwo Schwachstellen oder Disbalancen bilden.

2. Im Fokus stehen dabei vor allem große Muskeln.

Wer abnehmen will, sollte verstärkt auf große Muskelgruppen setzen: Oberschenkel, Gesäß, (oberer) Rücken und die Brust sind die heißesten Kandidaten, die zusammengenommen den Löwenanteil der gesamten Körpermuskulatur ausmachen. Warum die großen Muskeln im Fokus stehen sollten? Erstens bieten sie das größte Wachstumspotenzial – perfekt für die Vermehrung von Muskelmasse. Zweitens verbrauchen große Muskelgruppen deutlich mehr Energie als kleinere, haben also eine größere Wirkung auf die Energiebilanz. Und schließlich sind die beschriebenen großen Muskeln wie Brust, Rücken oder Gesäß maßgeblich Figur gebend – und wirken so auch unabhängig vom Fettabbau an Ihrer attraktiven Erscheinung mit.

3. Wann immer möglich, wird über große Hebel und ganze Muskelketten gearbeitet.

Das ist aus funktionellen Gesichtspunkten wichtig: Ein Muskel darf nicht isoliert betrachtet werden – er funktioniert vielmehr immer nur auch im Einklang mit anderen Muskeln.

Alles hängt mit allem zusammen, Sie erinnern sich (siehe das Vorwort Prof. Dr. Geisler auf Seite 9). Und das ist mit Blick auf eine maximale Wirkung des Trainings auf die Gesundheit Ihres Körpers von Bedeutung. Abgesehen davon: Übungen, die große Muskelketten ansprechen und biomechanisch große Hebel bewegen (wie etwa hohe Tritte aus dem Ausfallschritt oder Strecksprünge), bringen zusätzliche Effektivität ins Training, denn sie fordern das Zusammenspiel vieler Muskeln und verbrauchen auch aus diesem Grund sehr viel Energie.

Die verschiedenen Kraft-Trainingseinheiten der MEN'S HEALTH Diät

Sie sehen: Krafttraining ist ein wichtiger Bestandteil der MEN'S HEALTH Diät. Immer vor Augen: Ihre Muskelmasse. Sie gilt es zu erhalten und zu mehren – mit den von uns gestalteten Workout-Einheiten.

1. Moderates Krafttraining (Kraft 1)

Bei diesen Krafttrainingseinheiten, fortan Kraft-1-Einheiten genannt, geht es vorrangig um die Aktivierung der Muskulatur, ohne diese vollends zu erschöpfen. Das Primärziel dieser Einheiten ist das Anschmeißen Ihres größten Verbrennungsmotors, dem Muskelgewebe, mit entsprechend aktivierender Wirkung auf den Stoffwechsel. Ebenfalls beabsichtigt: der Erhalt Ihrer Muskulatur und der Ausbau aller konditioneller Fähigkeiten inklusive der Grundlagen-Kraftausdauer als Basis für effektive Muskelaufbau-Einheiten (Kraft-2-Einheiten).

Übungen im Zirkeltraining

Im Zentrum stehen auch hier große Muskelgruppen, wobei das Training bewusst den gesamten Körper umfassen soll. Für die Aktivierungsprozesse bietet sich die Trainingsform des Zirkeltrainings an: Sie absolvieren die genannten Übungen alle einmal hintereinander weg, bis Sie eine kleine Pause vor dem nächsten Durchgang haben. Konkrete Zirkeltrainingworkouts für Kraft-1-Einheiten finden Sie am Ende von Kapitel 4 im Abschnitt „Workouts und Trainingseinheiten" ab Seite 203.

Sequenztraining: Wechsel zwischen Laufen und Bodyweight-Übungen

Eine andere, wunderbar vielseitige Möglichkeit, die Muskulatur zu aktivieren und an der Kraftausdauer zu arbeiten, ist diese Mischung aus Kraftbelastung (hier in Form von Bodyweight-Übungen) und Ausdauerbelastung (hier in Form von wiederkehrenden Lauf-Intervallen).

Mit Radfahren oder Schwimmen ginge das Ganze grundsätzlich auch, allerdings ist das für Sie wahrscheinlich eher wenig praktikabel. Dieses Mischtraining durchbricht Trainingsroutinen und macht nicht nur Spaß, sondern fordert den Körper auch schön ganzheitlich. Selbst solche Dinge wie Beweglichkeit oder Koordinationsvermögen werden geschult. Konkrete Einheiten vom Sequenztraining finden Sie ab Seite 203 – hier ein Beispiel für eine solche Einheit:

- 10 Minuten einlaufen
- 1 oder mehrere Sätze von 3 Übungen (zum Beispiel Kniebeugen, Liegestütze, Crunches)
- 10 Minuten laufen
- Dieselbe Einheit mit den 3 vorherigen (oder anderen) Übungen
- 10 Minuten laufen
- Dieselbe Einheit mit den 3 vorherigen (oder anderen) Übungen

2. Intensives Krafttraining (Kraft 2)

Willkommen in der Königsklasse des Abnehmtrainings: Diese intensiven Krafttrainingseinheiten, fortan Kraft-2-Einheiten genannt, haben die äußerst wichtige Aufgabe, Ihre Muskelzellen zum Wachstum anzuregen. Denn ein Mehr an Muskeln führt in den meisten Fällen automatisch zu einem Weniger an Körperfett.

Intensive Übungen, Ausführung bis zur Erschöpfung

Ganz klar stehen auch in den Kraft-2-Einheiten die großen Muskelgruppen wieder im Vordergrund – das Wachstumspotenzial ist bei ihnen ja besonders groß. Bei der Übungsauswahl haben wir darüber hinaus darauf geachtet, dass auch kleinere Muskeln als Hilfsmuskeln aktiviert werden – damit auch sie Wachstumsimpulse erhalten. Das wird deutlich am Beispiel der Klimmzüge: Die grundsätzliche Ausführung ist hier im Untergriff angegeben, denn so wird auch der Bizeps gefordert.

Prof. Geisler: Oh ja – zu dem Thema lassen sich Regalreihen an Büchern füllen. Doch fürs Erste sollen zwei Dinge genügen, die beim Krafttraining der MEN'S HEALTH Diät gezielt berücksichtigt werden: erstens die Zeit, die ein Muskel arbeiten muss (die sogenannte „time under tension", also „Zeit unter Spannung"). Sie haben sicher eben von der Studie der Kollegen an der McMaster University gelesen (siehe Seite 25) – erschöpfend trainieren können Sie Ihren Muskel auch über die Zeit, nicht nur über hohe Gewichtsimpulse: Versuchen Sie mal, 5 Minuten lang Wandsitzen durchzuhalten (wer's schafft, dem geb ich einen aus!). Zweitens gibt es ganz gezielte Intensivierungsmöglichkeiten. Zu solchen kleinen Tricks gehören die Supersätze und vor allem das Ausbrennen – beides findet im Krafttraining der MEN'S HEALTH Diät Anwendung, siehe die Ausführungen dazu gleich hier.

KANN ICH MEIN KRAFTTRAINING NICHT IRGENDWIE INTENSIVER MACHEN, WENN ICH SCHON KEINE GEWICHTE NUTZE?

Damit jedes Workout aus Ihren Muskeln auch wirklich alles rausholen kann, bedienen wir uns noch ein paar zusätzlicher kleiner Tricks:

Supersätze und Vorermüdung

Allein durch die Abfolge von Übungen intensivieren wir das gesamte Training. In sogenannten Supersätzen werden dabei immer zwei Übungen ohne Pause direkt nacheinander ausgeführt. Diese Kombi wird dann nach einer Pause so oft wiederholt, wie es der Plan vorgibt. Auf diese Weise lassen sich auch Muskeln vorermüden: Für sie wird das Training härter, während andere an der Bewegung beteiligte Muskeln die Möglichkeit haben, stärker einzugreifen.

All out: Ausbrennen der Muskulatur

Eine andere Methode der finalen Erschöpfung einer trainierten Muskelgruppe ist das Ausbrennen: Nachdem Sie die erforderlichen Sätze einer Übung absolviert haben, führen Sie am Ende des letzten Satzes noch so viele Wiederholungen aus wie möglich. Das Ausbrennen lässt sich auf die Spitze treiben, wenn Sie dann eine kurze Pause absolvieren und weitere Wiederholungen anschließen – so lange, bis Sie nur noch eine einzige Wiederholung am Stück schaffen.

Zur Workout-Gestaltung des intensiven Krafttrainings bietet sich klassisches Stationstraining an: Hierbei führen Sie mehrere Sätze einer Übung durch, erst dann wechseln Sie zur nächsten Übung. Konkrete Workouts zu den Kraft-2-Einheiten sind für Sie ab Seite 205 zusammengestellt.

Die perfekte Kombi aus Training & Fasten

Wie bauen Sie nun die beschriebenen Trainingseinheiten optimal in Ihren Essens- und Fastenrhythmus ein? Jede Trainingseinheit hat einen idealen Zeitpunkt im Verhältnis zur Essensphase – ersichtlich in den folgenden Charts. Da diese Zeiten natürlich mal mit Ihrer Lebensplanung kollidieren können, finden Sie darüber hinaus auch alternative Zeiten für die jeweilige Trainingsart. Bewegen Sie sich möglichst immer innerhalb dieser Zeiten. Und beachten Sie drei grundsätzliche Regeln für Ihre Trainingszeit-Planung:

▷ Eine Stunde vor und eine Stunde nach einer Mahlzeit sollten Sie möglichst nicht trainieren.

▷ Beginnt Ihr geplantes Training bis zwei Stunden nach einer Mahlzeit, nehmen Sie den trainingsbegleitenden Snack nach der Einheit ein. Beginnt Ihr geplantes Training zwei Stunden oder weniger vor einer Mahlzeit, nehmen Sie den trainingsbegleitenden Snack vor der Einheit ein.

▷ Zwischen einer Zwischenmahlzeit, die der Energieversorgung vor einem intensiven Training dient, und dem Training selbst sollten nicht mehr als 30 Minuten liegen.

DARF ICH NICHT AUCH WÄHREND DER FASTENPHASE INTENSIVER TRAINIEREN?

Prof. Geisler: Meine Empfehlung: Lassen Sie's. Es gibt mehrere Gründe dafür, warum bei der MEN'S HEALTH Diät abgesehen von wirklich moderaten (Ausdauer-1-)Einheiten kaum dazu geraten wird, außerhalb der Essensphase zu trainieren. Ein Grund ist: Nach einem intensiven Muskelaufbau-Training zum Beispiel benötigen Körper und Muskulatur ZEITNAH nach der Belastung Nährstoffe, um die Wachstumsprozesse zu ermöglichen. Da wäre es blöd, wenn Sie nach dem intensivsten Muskeltraining Ihres Lebens 15 Stunden fasten, bevor die erste Kalorie wieder durch Ihren Mund schlüpft. Wenn Sie das nicht gerade immer so machen, wäre das zwar nicht schädlich fürs (kurzfristige) Abnehmen, aber nicht zielführend für den (für ein nachhaltiges Abnehmen wichtigen) Muskelaufbau. Ein anderer Grund: Auch zeitnah VOR intensiven Belastungen ist ausreichend und schnell verfügbare Energie hilfreich, damit Sie wirklich Ihr Bestes im Training geben (und so das bestmögliche Resultat erreichen) können. Auch hier wäre es bei den hochintensiven Ausdauer-2-Einheiten beispielsweise suboptimal, wenn Ihre Glykogenspeicher alle leer gelutscht sind.
Am Ende ist die MEN'S HEALTH Diät darauf ausgelegt, dass Sie langsam, aber stetig Körperfett verlieren und nicht in starke Unterversorgungszustände kommen wie bei herkömmlichen Diäten – was bei häufigem intensiven Training ohne Nährstoffversorgung passieren kann. Wenn Training in der Fastenphase, dann am ehesten kurz vor der Essensphase – so können auch Frühmorgen-Schwimmer weiter ihre Bahnen ziehen, wenn sie alsbald ein Frühstück hinterherschieben.

MODERATES AUSDAUERTRAINING *(AUSDAUER 1)*

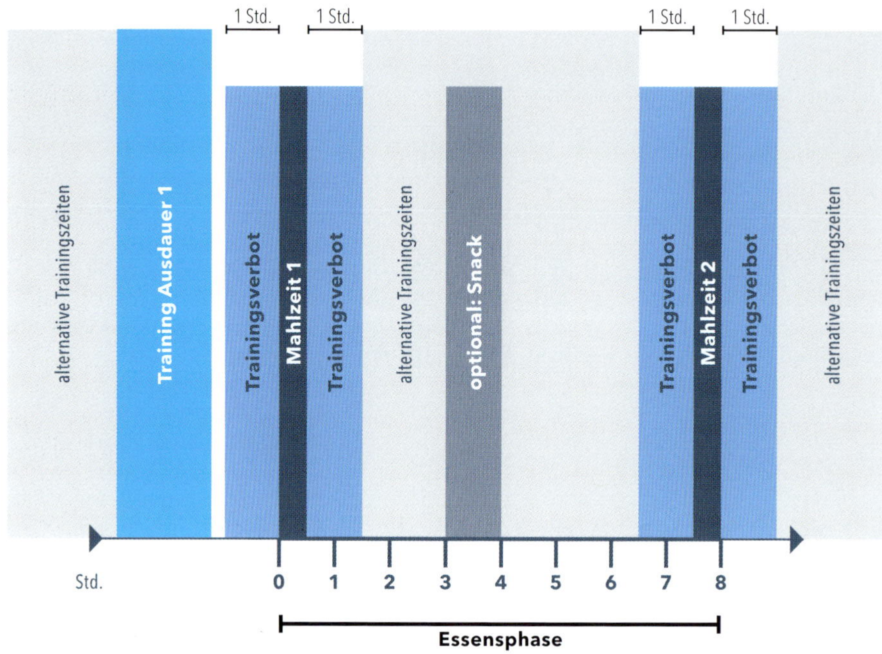

Der optimale Trainingszeitpunkt für Ausdauer-1-Einheiten

Moderates Ausdauertraining (Ausdauer 1) findet am besten zwei Stunden vor dem ersten Essen auf nüchternen Magen statt: Dies ist der perfekte Push für die Zellreinigungs- und Fettabbauprozesse gegen Ende der Fastenphase. Die Glykogenspeicher sind (fast) leer und Ihr Körper ist sowieso gerade dabei, auf den für Ihre Abnehmambitionen wertvollen Fasten-/Fettstoffwechsel umzuschalten und Ketone (siehe Seite 14) zu bilden. Durch die plötzliche Belastung wird die Umstellung enorm beschleunigt – ein wirksamer Schub des Abbaus Ihrer Körperfettreserven und eine zusätzliche Unterstützung der Selbstreinigungsprozesse Ihrer Zellen. Achten Sie darauf, dass Sie wirklich moderat trainieren und im lockeren Belastungsmodus bleiben. Bonus: Die Sporteinheit bremst den Hunger aus, Sie stehen den Rest der Fastenphase leichter durch.

Alternative Zeiten: Neben dem genannten optimalen Slot können Ausdauer-1-Einheiten praktisch rund um die Uhr durchgeführt werden.

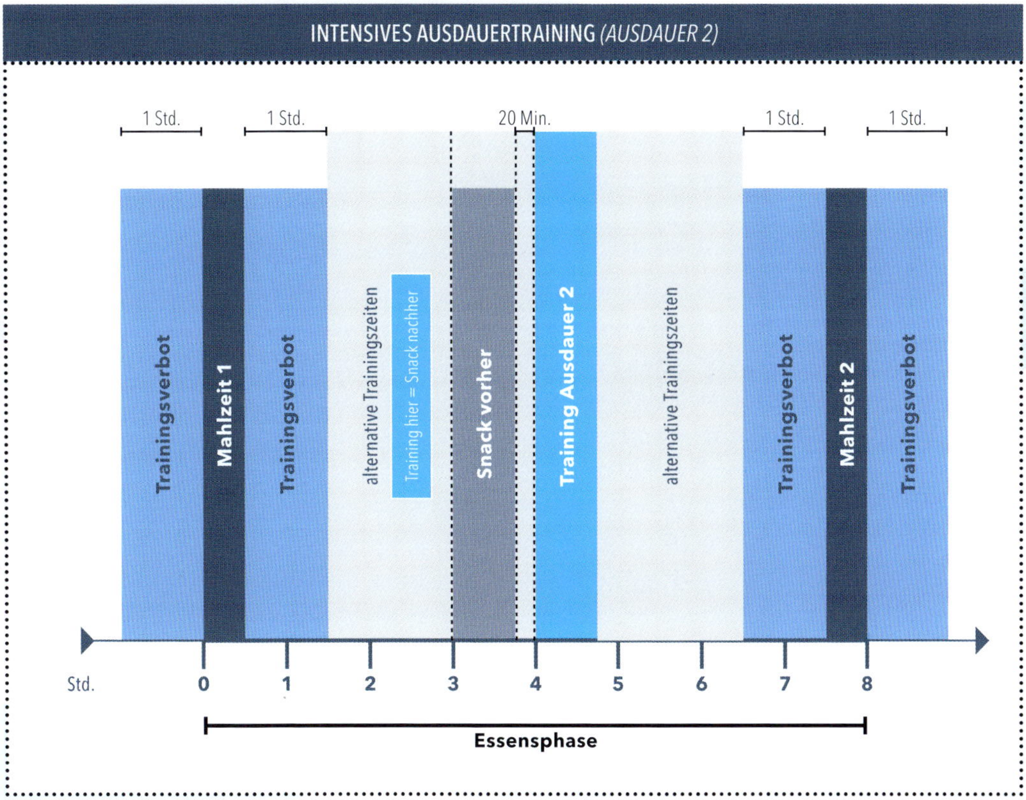

Der optimale Trainingszeitpunkt für Ausdauer-2-Einheiten

Intensives Ausdauertraining (Ausdauer 2) ist gut platziert mitten in der Essensphase, gern mit einem Snack vorweg: Auf diese Weise ist die Nährstoffversorgung für maximale Trainings-Power garantiert. Diese werden Sie brauchen, um die pulstreibenden, kardiovaskulär stark fordernden Ausdauereinheiten, die den Körper maximal in Schwung bringen, maximal viele Kalorien verbrennen und einen langen Nachbrenneffekt erzeugen, bewältigen zu können.

Alternative Zeiten: Die Ausdauer-2-Einheiten können Sie auch zwischen einer Stunde nach der ersten Mahlzeit und bis eine Stunde vor der abschließenden Mahlzeit der Essensphase durchführen – wobei der trainingsfreie Abstand zur Mahlzeit immer eine Stunde beträgt.

MODERATES KRAFTTRAINING *(KRAFT 1)*

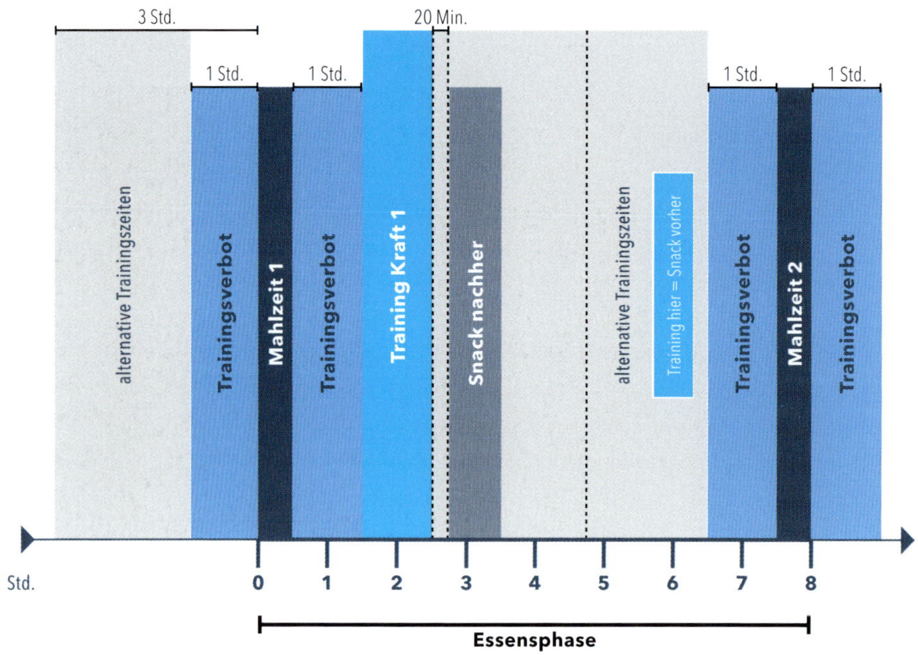

Der optimale Trainingszeitpunkt für Kraft-1-Einheiten

Das moderate Krafttraining gehört in die Essensphase. Ein idealer Zeitpunkt dafür ist rund eine Stunde nach der ersten Mahlzeit, wenn der Körper wieder mit Energie geflutet ist. Mit dieser Einheit aktivieren Sie Ihre gesamte Muskulatur und stoßen dort Stoffwechselprozesse an: Dankbar nimmt Ihr Gewebe benötigte Nährstoffe auf, und der Nachbrenneffekt des Trainings hält den Stoffwechsel aktiv über den nachfolgenden Tag – was Sie grundsätzlich auch ein wenig wacher machen sollte.

Alternative Zeiten: Die Kraft-1-Einheiten dürfen auch zu anderen Zeiten innerhalb der Essensphase stattfinden – beachten Sie aber die jeweils eine Stunde vor und nach einer Mahlzeit, in denen kein Training stattfinden sollte.

INTENSIVES KRAFTTRAINING *(KRAFT 2)*

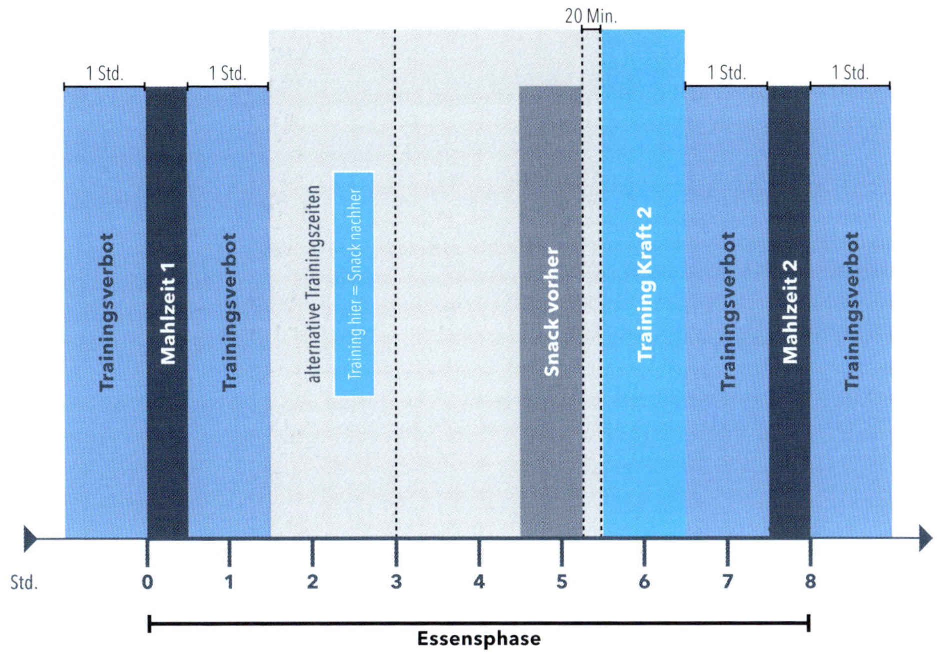

Der optimale Trainingszeitpunkt für Kraft-2-Einheiten

Intensives Krafttraining zum Muskelaufbau braucht eine rundum perfekte Nährstoffversorgung vorher wie nachher: Diese ist nach einem Snack und etwa ein bis eineinhalb Stunden vor der zweiten großen Mahlzeit der Essensphase gegeben. Die Mahlzeit danach hat idealerweise einen relativ hohen Eiweißanteil. Durch die Platzierung des intensiven Trainings im letzten Drittel der Essensphase profitieren Sie zudem noch von einem Nachbrenneffekt weit über das Ende Ihrer Essensphase hinaus.

Alternative Zeiten: Bei den Kraft-2-Einheiten verhält es sich genauso wie bei den Ausdauer-2-Einheiten: Sie gehören unbedingt in die Essensphase und können dort von einer Stunde nach der ersten Mahlzeit (frühester Beginn des Workouts) bis eine Stunde vor der abschließenden Mahlzeit (spätestes Ende des Workouts) umgesetzt werden.

So setzen Sie die MEN'S HEALTH Diät um

Finden Sie auf den folgenden Seiten alle wichtigen konkreten Infos zur Umsetzung des Intervallfastens: Was ist in der Essensphase zu beachten? Was ist in der Fastenphase erlaubt?

Darüber hinaus bekommen Sie Tipps an die Hand, wie Sie mit der sicher zunächst einmal ungewohnten Umstellung Ihrer Lebensgewohnheiten auf das Fastenintervall möglichst schnell klarkommen und wie Sie damit umgehen, wenn Ihnen das Ganze doch nicht so leichtfällt.

Das Konzept des Intervallfastens nach der 16/8-Methode ist der grundlegende, da taktgebende Part der MEN'S HEALTH Diät. Ein Tag mit 24 Stunden wird aufgeteilt in 16 Stunden, in denen Sie keine Makronährstoffe (Kalorien) zu sich nehmen dürfen, und 8 Stunden, in denen Sie zunächst einmal essen dürfen, was Sie wollen. Diese Intervallfasten-Methode ist in ihrer Wirkung am besten untersucht und vor allem im Alltag der meisten Menschen am einfachsten umzusetzen.

Ein Tag der MEN'S HEALTH Diät

Das kleine Schaubild zeigt einen Tag der MEN'S HEALTH Diät für diejenigen, die das Frühstück ausfallen lassen: In diesem Beispiel beginnt die Essensphase (blau) um 12 Uhr mittags und endet um 20 Uhr. In der Zwischenzeit von 20 Uhr bis 12 Uhr des nächsten Tages ist dann Fasten (rot) angesagt. Welcher Rhythmus passt zu Ihnen? Finden Sie es gleich heraus.

24 STUNDEN MEN'S HEALTH DIÄT AM BEISPIEL „BREAKFAST CANCELLING"

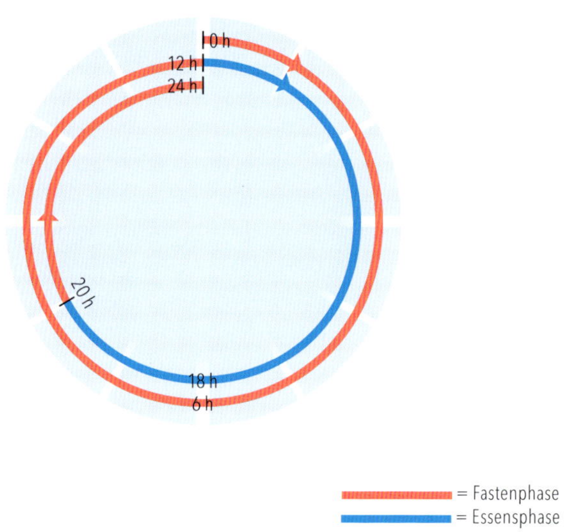

So finden Sie die für Sie passenden Intervallphasen

8 Stunden Zeit zum Essen – das ist mit Sicherheit weniger, als Sie mahlzeitentechnisch gewohnt sind. In der Regel wird die MEN'S HEALTH Diät also darauf hinauslaufen, dass Sie eine Mahlzeit ausfallen lassen müssen. Die Frage ist: lieber das Frühstück oder das Abendessen?

Essens- und Fastenphase sollten zu Ihrem persönlichen Rhythmus passen. Sie werden sich höchstwahrscheinlich intuitiv richtig an die 16-stündige Fastenphase herantasten und dabei automatisch die Mahlzeiten beibehalten, die Ihnen wichtig sind und die vor allem Ausdruck Ihrer inneren (Stoffwechsel-)Uhr sind. Hören Sie also im wahrsten Sinne auf Ihren Bauch: Eine „intuitive" Entscheidung für den für Sie passenden Zeitraum hilft Ihnen beim Abnehmen. Denn im Einklang mit der inneren Uhr sind automatisch alle Abläufe im Körper ideal programmiert. Wer hingegen gegen die innere Uhr fastet, wird sich ungleich schwerer tun und die eigenen Stoffwechselprozesse gegen sich haben.

ICH BIN MIR UNSICHER, WELCHER CHRONO-TYP ICH BIN. KANN ICH DAS NICHT GENAUER HERAUSFINDEN?

Prof. Michalsen: Bei uns in der Berliner Charité gibt es inzwischen auch die Möglichkeit, die Einstellung der inneren „Körperuhr", des individuellen Biorhythmus, messen zu lassen. Auch kann man hierzu präzise Messungen von Hormonen und Signalmolekülen und ihren zeitlichen Aktivierungen vornehmen. Denn die Frage, ob Lerche und Eule, hängt ja stark vom Hormonverlauf ab: Wann senkt sich das Cortisol, wann geht das Melatonin hoch, wie ist der Insulintagesverlauf et cetera? Damit lassen sich sehr präzise Vorgaben und individuelle Ansagen machen, also so was wie: Sie essen besser nicht vor 10 Uhr. Das kann man also messen, allerdings ist dieser Check noch teuer.
Die günstigere Alternative: Machen Sie sich auf den Weg mit dem, was Ihr erstes Gefühl sagt (Sie werden doch wissen, ob Sie morgens gut oder schlecht hochkommen, wie lange Sie brauchen, um wach zu werden oder Hunger zu bekommen, oder wie schwer es Ihnen fällt, abends lange auf zu sein). Sammeln Sie Ihre Erfahrungen, und wenn es sich nicht gut anfühlt oder Sie nicht abnehmen, dann versuchen Sie einen anderen Chrono-Rhythmus oder eine andere Form des Intervallfastens.

Wenn es um die Frage des Fasten-Timings geht, lassen sich grundsätzlich drei Typen unterscheiden:

▷ Der Morgen-Typ (als Chrono-Typ „Lerche" bekannt) ist Frühaufsteher und kann am einfachsten auf ein Abendessen verzichten. Passende Essensphasen für das „Dinner Cancelling": 7 bis 15 Uhr oder 8 bis 16 Uhr.

▷ Der Abend-Typ (Typ „Eule") kommt morgens eher nicht so leicht aus dem Bett und braucht Zeit, bis er überhaupt etwas zu sich nehmen kann. Er kann ohne Probleme das Frühstück ausfallen lassen. Passende Essensphasen für das „Breakfast Cancelling": 11 bis 19 Uhr oder 12 h bis 20 Uhr.

WIE BITTE – DAS FRÜHSTÜCK AUSFALLEN LASSEN? UND WAS IST MIT DEM SPRUCH: FRÜHSTÜCKEN WIE EIN KAISER ...?

Prof. Michalsen: Frühstücken wie ein Kaiser, das lässt sich nicht mehr für alle Menschen ableiten. Ziemlich klar ist: Das Frühstück ist metabolisch im Mittelwert der Menschen die günstigste Mahlzeit für den Verzehr von Kohlenhydraten. Die Insulinfunktion ist im Durchschnitt der Menschen am Morgen besser als am Abend. Sie ist wahrscheinlich am besten mittags um 12 Uhr – und diese Zeit wird ja auch in der MEN'S HEALTH Diät empfohlen.

▷ Der Kompromiss-Typ: Manche Menschen tun sich weder besonders schwer, auch mal früh aufzustehen, noch abends einen Gang kürzer zu schalten und frühzeitig (ohne Essen) ins Bett zu gehen. Ideale Essensphasen: 9 bis 17 Uhr oder 10 bis 18 Uhr.

Wie auch immer Sie sich entscheiden: Führen Sie in jedem Fall einen konsequenten Zyklus zu festen Zeiten ein. Ihr Körper braucht diese Rhythmusvorgabe, damit er sich schneller auf die neuen Umstände einstellen kann.

ALS „KOMPROMISS-TYP" KANN ICH THEORETISCH GANZ NORMAL FRÜHSTÜCKEN, ZU MITTAG UND ZU ABEND ESSEN – DARF ICH DAS?

Prof. Michalsen: Aber natürlich! Ich würde zwar eher zwei größere Mahlzeiten in der Essensphase empfehlen, aber grundsätzlich spricht auch nichts gegen drei. Vermeiden Sie pausenloses Snacken – dann fällt Ihnen auch das Fasten leichter. Wer abnehmen will, sollte darüber hinaus vielleicht noch darauf achten, dass er nicht bei allen drei Mahlzeiten zur Völlerei neigt. Und behalten Sie einen gewissen Grundrhythmus bei – etwa dieselben Essenszeiten und dieselben Mahlzeiten, die Sie ausfallen lassen, nicht jeden Tag eine andere Mahlzeit.

8 Stunden fürs Essen: Die Gestaltung der „Futter"-Phase

Egal, für welchen konkreten Zeitraum Sie sich entscheiden: Sie haben immer 8 Stunden Zeit für Ihre Nahrungsaufnahme. Wie sollten Sie diese gestalten? Einfach permanent durchfuttern oder doch lieber wenige fixe Mahlzeiten einnehmen?

Ideal sind zwei Mahlzeiten

Wer im Rahmen der MEN'S HEALTH Diät auf maximale Abnehmerfolge aus ist und sich möglichst stoffwechselkonform ernähren möchte, für den lautet die Antwort ganz klar: wenige fixe Mahlzeiten einnehmen! Ideal sind zwei größere Mahlzeiten während der Essensphase, eventuell – vor allem an Trainingstagen – ergänzt durch eine weitere kleine Mahlzeit beziehungsweise einen Snack.

Für alle anderen gilt: Machen Sie sich das Leben nicht zu schwer! Heißt: Primäres Ziel ist, die 8 Stunden Essen so zu gestalten, dass Sie die danach folgenden 16 Stunden wieder durchfasten können. Wenn Ihnen dies immer einfacher gelingt, dann gilt auch für Sie: Je weniger Makronährstoff-Impulse (= kalorisches Essen oder Trinken), desto passender für Stoffwechsel und Organe und desto idealer für das Abnehmvorhaben.

DARF ICH IN DEN 8 STUNDEN SO VIEL ESSEN WIE SONST AUCH? UND WÄHREND DER GANZEN 8 STUNDEN ODER LIEBER IN WENIGEN MAHLZEITEN?

Prof. Michalsen: Sie dürfen ganz normal essen wie sonst auch. Studien haben aber gezeigt, dass Menschen beim Fasten nach der 16/8-Methode wie in der MEN'S HEALTH Diät im Schnitt täglich 5 bis 10 Prozent weniger Kalorien zu sich nehmen. Und zwar, ohne es zu merken. Auch das trägt also zur Gewichtsreduktion bei. Wie Sie das Essen einnehmen, ist letztlich egal. Ideal sind zwei kräftige Mahlzeiten ohne Snacken zwischendrin. Und mir ist noch wichtig zu betonen: Fasten ist kein Freifahrtschein dafür, sich nur von Pommes und Currywurst zu ernähren. Intervallfasten ersetzt keine gesunde Ernährung! Auch wenn für Sie als Fastender ein Stück Kuchen mal am Sonntag im wahrsten Sinne weniger ins Gewicht fällt, als wenn Sie keine Fastenphasen umsetzen.

Die eben vorgestellten Typen zeigen: Keine prototypische Essensphase fängt vor 7 Uhr an oder endet nach 20 Uhr. Natürlich dürfen Sie als extremer Frühaufsteher oder extreme Nachteule auch eine Stunde früher anfangen beziehungsweise später aufhören zu essen, aber bedenken Sie: Die meisten Prozesse in Ihrem Körper werden in Abhängigkeit mit dem Tageslicht gesteuert. Der Hypothalamus im Gehirn ist dabei maßgeblich verantwortlich dafür, auf dem Wechsel von Tag und Nacht basierend Ihre innere Uhr zu steuern. Und dabei ist klar: Des Nachts, wenn es dunkel ist, wird gefälligst geschlafen, des Tags darf dann der Stoffwechsel in Schwung kommen.

Wichtige Hauptmahlzeit in der Essensphase: Ein Plädoyer für das Mittagessen (und auch ein wenig gegen ein vorheriges Frühstück)

Ob mit oder ohne „Frühstück": Morgens sollten Sie nach dem Aufwachen für etwa eine Stunde keine Nährstoffe zu sich nehmen. Der Grund ist das Schlafhormon Melatonin. Es behindert die Ausschüttung von Insulin. Nach dieser Stunde ist der Melatoninspiegel spürbar abgesunken (Sie sind dann ja auch spürbar wacher), und das Insulin kann bei einer Nährstoffzufuhr fließen.

An dieser Stelle erfolgt ein Plädoyer für das (frühe) Mittagessen, denn: Wenn Sie sowieso schon eine Stunde nach dem Aufstehen warten, dann nehmen Sie doch gleich das ganze Paket mit und profitieren von allen Vorzügen Ihrer Stoffwechsel-Uhr.

Untersuchungen zufolge verstoffwechselt Ihr Körper Kohlenhydrate und auch Kohlenhydrate in Kombination mit Eiweiß am besten am späten Vormittag bis Mittag. In der Zeit steigt der Blutzuckerspiegel weniger rasant an, und Fett wird nicht so leicht eingelagert im Körper wie zu anderen Tageszeiten.

Wenn Sie es also durchhalten, dann dürfen Sie – am besten nicht später als 12 Uhr oder 12:30 Uhr – richtig zulangen: Das Mittagessen sollte in jedem Fall die nährstoffreichste Mahlzeit des Tages sein! Im Idealfall handelt es sich um eine warme Mahlzeit mit maximal ausgewogenen Nährstoffen (inklusive Eiweißquelle, viel Gemüse und einer Kohlenhydratbeilage).

Empfehlung: Die ideale Essensphase beginnt gegen Mittag

Die Ausführungen zeigen: Wer sich für den Ausfall des Frühstücks entscheidet und das frühe Mittagessen gegen Mittag als erste Mahlzeit der Essensphase zu sich nimmt, scheint ernährungsphysiologisch im Vorteil zu sein. In diesem Zusammenhang präsentieren sich zum Beispiel das englische und auch das spanische Wort für „Frühstück" in ihrer wörtlichen Bedeutung plötzlich erstaunlich eng an unserem Thema, denn „breakfast" und „desayuno" lassen sich übersetzen mit „Fastenbrechen" – wer frühstückt, bricht demnach das Fasten.

Aber bevor jetzt alle Frühstücksjünger aufschreien: Nach wie vor gilt das Grundprinzip „16 Stunden fasten, 8 Stunden essen" ohne weitere

Bedingungen! Wir wollen an dieser Stelle nur auf die Stoffwechselbesonderheiten des Körpers und eine möglicherweise besonders optimale Platzierung der Intervalle aufmerksam machen.

Empfehlung: Abends nicht zu kohlenhydratlastig essen

Eine weitere Empfehlung betrifft die Gestaltung der abendlichen, letzten Mahlzeit, vor allem dann, wenn zwischen Mahlzeit und Zubettgehen weniger als zwei Stunden liegen: Versuchen Sie, diese Mahlzeit mit weniger Kohlenhydraten auszugestalten. Gar nicht mal unbedingt, weil Kohlenhydrate gemeinhin als „böse" gehandelt werden (siehe Kapitel „Die Basics für eine gesunde Ernährung" ab Seite 67). Sondern vor allem deshalb, um den Insulinspiegel vor dem Zubettgehen nicht unnötig nach oben zu treiben. Denn das bremst die nächtliche Fettverbrennung aus.

16 Stunden Einführverbot: „Ernährungs"-Regeln für die Fastenphase

Die gute Nachricht: Nach dem Essen ist vor dem Essen! Dazwischen liegt „nur" die alles entscheidende Fastenphase, die so wunderbare Prozesse wie in Kapitel 1 weiter vorn beschrieben anstößt und Garant für Ihren Abnehmerfolg ist. Ihr Regelwerk ist schnell erzählt: Führen Sie optimalerweise 16 Stunden lang keine Makronährstoffe (also Kalorien) zu sich; mindestens sollten es 12 Stunden sein, besser 14 Stunden. Wer mag, kann übrigens auch länger als 16 Stunden fasten (doch, das machen Menschen tatsächlich freiwillig): Bei 20 Stunden am Tag sollte allerdings Schluss sein.

Prof. Michalsen: Die paar Kalorien spielen stoffwechselmäßig keine Rolle, und die Fasteneffekte (des Intervallfastens) sollten sowohl von Zahnpasta als auch von einer Medikamenteneinnahme unberührt sein – wenn Sie nicht gerade Riesenmengen von alkoholgetränkten Medikamenten zu sich nehmen. Von diesen sollten Sie grundsätzlich wenig einnehmen und, wenn möglich, auch keine Gelatinekapseln schlucken. Achten Sie in jedem Fall darauf, dass Sie kein Medikament in der Fastenzeit zu sich nehmen, welches zu einer Mahlzeit eingenommen werden sollte.

DARF ICH WÄHREND DER FASTENPHASE MEDIKAMENTE EINNEHMEN? ODER MEINE ZAHNPASTA HERUNTERSCHLUCKEN?

Keine Makronährstoffe zuführen heißt: Alles, was keine Kalorien hat, ist auch in der Fastenphase erlaubt!

Hier ist eine Liste von Fastenbegleitern:

▷ Allem voran: Wasser (siehe auch Seite 69)! Trinken Sie davon so viel, wie Sie wollen, rund um die Uhr! Am besten still (aber mit Kohlensäure geht auch – hat ja nichts mit „Kohlenhydrate" zu tun …), am besten aus dem Hahn oder der Glasflasche. Sie dürfen Ihr Wasser auch mit Früchten pimpen: Wenn Sie ein paar Orangen- oder Zitronenscheiben ins Wasser schneiden, fallen keine (nicht nennenswerte) Kalorien an (aber das Obst nicht aufessen!).

▷ Ebenso empfehlenswert wie Wasser ist Tee – und zwar in jeder Ausprägung und Variation auf der Basis von Blättern und ähnlichem pflanzlichen Material. Dieser Zusatz ist wichtig, denn so schlimme zuckerhaltige Dinge wie Eistee etwa sind hiermit NICHT gemeint!

Besonders gesund ist Ingwertee, der zudem auch den Stoffwechsel (leicht) aktiviert. Aber auch grüner Tee oder Matcha-Tee dürfen als gesunde Trinkbegleiter in aller Munde sein. Und dann gehen selbstverständlich auch schwarzer Tee, Früchtetee, Kräutertee, Rooibostee und so weiter. Diese Tees haben selbst keine Kalorien und können alle bedenkenlos warm oder kalt genossen werden. Ohne Zugabe von Zucker, Kandis, Honig oder Milchprodukten (zu ein paar Tropfen Milch siehe den nächsten Punkt: Kaffee) versteht sich – kalorienfreier Süßstoff ist erlaubt.

▷ Schwarzer **Kaffee** beziehungsweise Espresso: hervorragend. Nur zu! Aber schwarz muss er sein. Kein Zucker, keine Milch. Wobei, eine klitzekleine Ausnahme sei gestattet: Wer aus optisch-psychologischen Gründen dem Kaffee einen hellen Impuls geben muss, darf ein paar Tropfen Milch in den Kaffee geben. Aber wirklich nur in Tropfen denken – es darf nicht über etwa 5 bis 10 Milliliter hinausgehen. Na, und wer es braucht, darf auch in Kaffee etwas Süßstoff geben.

▷ Wo wir gerade bei Süßstoff sind: **Zuckerfreie Limonaden** sind grundsätzlich erlaubt. Mal ein Glas Cola light ist okay, aber derartige Süßstoffschleudern sind natürlich keine Empfehlung für eine gesunde Ernährung.

SÜSSSTOFF HAT KEINE KALORIEN UND GEHT ALSO IMMER, ODER?

Prof. Michalsen: Theoretisch ja – sie stoppen nicht die Fastenprozesse. Aber: Süßstoffe verändern das Mikrobiom negativ, und wir wissen, wie wichtig gut arbeitende Darmbakterien für Gesundheit und auch Prozesse wie den Fettabbau sind. Zudem wirken sie noch stark appetitanregend. Wer abnehmen will, für den sind Süßstoffe also eher kontraproduktiv.

▷ Mit **zuckerfreien Kaugummis oder Bonbons** schaden Sie dem Fastenprozess ebenfalls nicht. Aber ebenso wie bei den Limonaden sollten Sie auch hier die Menge an Süßstoffen in Grenzen halten. Zudem kann ein zu hoher Konsum solcher Produkte eine abführende Wirkung haben. Und schließlich schürt das Kauen oder Lutschen bei manchen den Hunger – sollte dies auch für Sie gelten, machen Sie sich damit also unnötig das Leben schwer.

▷ **Nahrungsergänzungsmittel wie Vitaminpräparate** sind während der Fastenphase nur erlaubt, wenn sie kalorienfrei sind.

WAS HALTEN SIE VON DEM MODERNEN ANSATZ, MITTELS EINES BULLETPROOF COFFEES ENERGIE ZUZUFÜHREN, OHNE DEN INSULINSPIEGEL ZU BEEINFLUSSEN?

Prof. Michalsen: Sie sprechen von dem Vorschlag, zum Beispiel morgens einen Kaffee mit Butter anstatt mit Milch zuzubereiten? Ich halte das für Quatsch. Die Frage ist ja immer: Was will man insgesamt erreichen? Natürlich kann man Ketonkörper auch über eine fettlastige Ernährung provozieren oder mit Unmengen an Keto-Drinks, auf die manche Sportler stehen – auch so kann man den Insulinspiegel niedrig halten. Auf der anderen Seite gibt es ein sicheres Mittel, um Labormäuse zu töten: indem man ihnen viele gesättigte Fette verabreicht – davon sind übrigens auch in der Butter einige.
Ich glaube, die Rechnung ist zu einseitig. Deshalb halte ich nichts von diesen vermeintlichen Tricks. Das Fasten ist eine von innen gesteuerte, unglaubliche Umwälzung der körperlichen Prozesse hin zum Guten. Es ist bisher immer gescheitert, diese mittels einfacher Tricks zu imitieren. Und genauso verhält es sich mit gesunder Ernährung – auch hier ist jedes Gemüse zigmal besser als noch die teuerste Nahrungsergänzung.

Andere Zeitmodelle des Intervallfastens im Überblick

Neben der in der MEN'S HEALTH Diät angewendeten 16/8-Methode gibt es noch weitere Zeitmodelle des Fastens, die grundsätzlich dieselben Effekte auf den Organismus hervorrufen und auch zum Abnehmen geeignet sein können. Hier ein kleiner Überblick über Alternativmodelle, die insbesondere für Menschen in Schichtarbeit interessant sind, da sie individuell zeitlich passender sein können. In Kapitel 5 geben wir Ihnen beispielhaft ein paar Pläne auf den Weg, wie Sie mit der 5/2- und der 1/1-Methode vorgehen.

Das 5/2-Fastenmodell

In diesem Modell steht die Woche (5 + 2 = 7 Tage) als Grundmuster im Fokus. Fastenregel: 5 der 7 Tage ernähren Sie sich normal, an 2 von 7 Tagen nehmen Sie maximal 500 bis 600 Kilokalorien (etwa ein Viertel des normalen Energieumsatzes) zu sich. Am besten mit gesunden und sättigenden Dingen (Gemüse, Vollkornprodukte et cetera). Die beiden Fastentage dürfen nicht direkt aufeinander folgen. Und für alle Tage gilt: Sie sollten auch hier möglichst nur wenig (ideal: zwei) Mahlzeiten einnehmen und nicht permanent snacken.

Das Eat-Stop-Eat-Fastenmodell

Eine härtere Variante des 5/2-Fastenmodells ist die Eat-Stop-Eat-Methode, die auch 24/0-Modell oder „One Meal a Day"-Methode genannt wird und bei der Sie wenigstens zweimal (einige propagieren sogar dreimal oder häufiger) pro Woche für knapp 24 Stunden nichts zu sich nehmen. Praktisch läuft das Ganze so ab: Sie nehmen ein Frühstück, ein Mittag- oder ein Abendessen ein – Ihre nächste Mahlzeit ist dann tags drauf erst wieder das nächste Frühstück, das nächste Mittag- oder das nächste Abendessen.

Das 1/1-Fastenmodell

Dieses Modell wird auch 50/50-Modell oder Alternate Day Fasting (ADF) genannt und scheint simpel, ist in der Praxis aber auch relativ hart für diejenigen, die es anwenden: Hier essen Sie einen Tag normal, den nächsten kalorienreduziert wie beim 5/2-Modell (also etwa ein Viertel des normalen Energieumsatzes), danach wieder einen Tag normal, einen Tag reduziert und immer so weiter. Auch hier gilt die Grundregel: möglichst wenig Mahlzeiten an allen Tagen.

KANN ICH ZWISCHEN VERSCHIEDENEN INTERVALLFASTEN-MODELLEN HIN UND HER WECHSELN?

Prof. Michalsen: Wechseln können Sie – Sie sollten nur darauf achten, Ihren Körper nicht aus dem Tritt zu bringen. Er muss sich ja sowieso schon umstellen. Der Körper liebt eine gewisse Rhythmik, und das Essen ist ein Zeitgeber. Wer häufig wechselt, erfährt sozusagen einen Ernährungsjetlag. Denn ein Hin und Her der Fastenphasen hat ebensolche Auswirkungen auf die innere Uhr wie eine Reise über Zeitzonen hinweg. Wenn Sie aber mit einer Methode gar nicht klarkommen oder feststellen, dass sie beim Abnehmen nicht zum Erfolg führt, können Sie zum Beispiel nach drei Monaten gerne eine andere Form des Intervallfastens ausprobieren.

Intervallfasten und Schichtdienst

Sie arbeiten im Schichtdienst? Dann haben Sie zwar leider keinen dauerhaft festen Tagesablauf wie andere, in dem sich die Fastenintervalle so schön einheitlich einfügen, aber auch für Sie gibt es natürlich Möglichkeiten, die MEN'S HEALTH Diät umzusetzen.

In jedem Fall sollten Sie versuchen, die Fastenphase von 16 Stunden nicht zu unterschreiten! Hierzu kann es notwendig sein, die Essensphasen an manchen Tagen zu verkürzen (in der Tabelle unten rot gekennzeichnet), um die Fastenphasen an Ihren Schichtdienst anzupassen. Das ist zwar etwas härter als für „normal" Arbeitende, aber damit profitieren Sie in jedem Fall auch von den Vorzügen der MEN'S HEALTH Diät. Alternativ können Sie es sich etwas leichter machen nach dem Motto „Bei der MEN'S HEALTH Diät soll sich niemand unnötig kasteien" (die Alternativen sind blau gekennzeichnet). Zwei Beispiele mit typischen Schichtmodellen: kurze Schichtwechsel (etwa Frühschicht von 6 bis 14 Uhr, Spätschicht von 14 bis 22 Uhr, Nachtschicht von 22 bis 6 Uhr) und wochenweise wechselnde Schichten.

1. Mehrfach wechselnde Schichten in der Woche

Wechseln Ihre Schichten innerhalb der Woche mehrmals, dann können Sie die Intervalle zum Beispiel so legen:

TAG/SCHICHT	AUFSTEHEN	SCHLAFEN	ESSENSPHASE	FASTENPHASE
Tag 1 Frühschicht 6–14 h	5 h	21–5 h	Essen 10 h (auf der Arbeit) –18 h	18–10 h (16 Std.)
Tag 2 Frühschicht 6–14 h	5 h	23–8 h	Essen 10 h (auf der Arbeit) –18 h	18–10 h (16 Std.)
Tag 3 Spätschicht 14–22 h	8 h	23–8 h	Essen 10 h (auf der Arbeit) –19 h	19–11 h (16 Std.)
Tag 4 Spätschicht 14–22 h	8 h	24–9 h	Essen 11 h (auf der Arbeit) –20 h	20–12 h (16 Std.)
Tag 5 Nachtschicht 22–6 h	9 h	6:30–13 h	Essen 12 h–21 (22) h	21–14 h (17 Std.)
Tag 6 Nachtschicht 22–6 h	13 h	6:30–13 h	Essen 14–22 h	22–13:30 h (15,5 Std.)
Tag 7 frei	13 h	24–9 h	Essen 13:30–21 h Alternativ: Beginn CHEAT DAY (Essen ab 14 h)	21–12 (15 Std.)
Tag 8 frei (weiter siehe Tag 1)	9 h	21–5 h	Essen 12 (11) h–19 h Alternativ: Ende CHEAT DAY (Essen bis 18 h)	19–10 h (15 Std.)

* Verkürzte Essensphasen/verlängerte Fastenphasen
* Verlängerte Essensphasen/verkürzte Fastenphasen/Cheat Day

2. Wochenweise eine andere Schicht

Wenn Sie in jeder Woche eine andere Schicht zu arbeiten und die Wochenenden frei haben, gehen Sie beispielsweise so vor:

WOCHE/SCHICHT	AUFSTEHEN	SCHLAFEN	ESSENSPHASE	FASTENPHASE
Woche 1 Mo–Do Frühschicht 6–14 h	5 h	21–5 h	Essen 9 h (auf der Arbeit) – 17 h	17–9 h (16 Std.)
Woche 1 Fr Frühschicht 6–14 h	5 h	23–8 h	Essen 9 h (auf der Arbeit) – 19 h	19–11 h (16 Std.)
Woche 1 Sa frei	8 h	23–8 h	Essen 11–19 h	19–11 h (16 Std.)
Woche 1 So frei	8 h	24–9 h	Essen 11–20 h	20–12 h (16 Std.)
Woche 2 Mo–Do Spätschicht 14–22 h	9 h	24–9 h	Essen 12–20 h (auf der Arbeit)	20–12 h (16 Std.)
Woche 2 Fr Spätschicht 14–22 h	9 h	1–10 h	Essen 12–21 h	21–13 h (16 Std.)
Woche 2 Sa frei	10 h	2–11 h	Essen 13–22 h	22–14 h (16 Std.)
Woche 2 So frei	11 h	3–12 h	Essen 14–23 h	23–15 h (16 Std.)
Woche 3 Mo–Do Nachtschicht 22–6 h	12 h	7–14 h	Essen 15–23 h (auf der Arbeit)	23–15 h (16 Std.)
Woche 3 Fr Nachtschicht 22–6 h	14 h	7–14 h	Essen 15–23 h (auf der Arbeit)	23–15 h (16 Std.)
Woche 3 Sa frei	14 h	24–9 h	Beginn CHEAT DAY (Essen ab 15 h)	–
Woche 3 So frei	9 h	21–5 h	Ende CHEAT DAY (Essen bis 17 h)	17–9 h (16 Std.)
Woche 4 Mo bis Fr Frühschicht 6–14 h	Siehe Woche 1			

* Verlängerte Essensphasen/verkürzte Fastenphasen/Cheat Day

Kleiner Spielraum für den Notfall

Wenn alle Stricke reißen und Sie merken, dass Sie die Fastenphase aufgrund der Arbeitsbelastung nicht vollends durchhalten können, dann verkürzen Sie im Ausnahmefall die Fastenphase (siehe auch die blauen Erleichterungsmöglichkeiten in den Schichtplan-Beispielen). Versuchen Sie aber in jedem Fall, diese nicht kürzer als 14 Stunden ausfallen zu lassen. Auf diese Weise haben Sie – insbesondere wenn Sie sich erst einmal an die Fastenintervalle gewöhnen müssen – ein bisschen mehr Spielraum. Und diese Lösung ist allemal besser, als die MEN'S HEALTH Diät gleich vollends wieder zu beenden.

Essen in der Nacht vermeiden

Sofern es Ihnen möglich ist, dann vermeiden Sie das Essen zur Nachtzeit (zwischen 23 und 6 Uhr). Grund ist Ihre innere Uhr und deren Auswirkungen auf den Stoffwechsel (siehe Seite 35). Die vorgenannten Beispiel-Wochen berücksichtigen diesen Aspekt so weit es geht (abgesehen von der Nachtschichtwoche ist dies auch problemlos möglich).

WAS TUN BEI SCHWINDELGEFÜHLEN ODER ANDEREN SCHWÄCHEERSCHEINUNGEN?

Prof. Michalsen: Schwindel ist so eine typische Beschwerde von Fasteneinsteigern, die gerade in den ersten Tagen zwischen der 12. und 16. Stunde eintreten. Hier beginnt der Körper diesen metabolischen Switch hin zu Ketonbildung und Fettabbau. Das muss der Körper erst einmal trainieren, aber nach ein paar Tagen sollten diese Gefühle aufhören. Schwindelgefühle sind nichts Dramatisches – Sie sollten nur Ihren Kreislauf im Blick behalten und ein bisschen darauf achten, sich nicht zu schnell zu bewegen, wenn Sie aus der Badewanne steigen oder in der Sauna sind.

So gelingt der Einstieg ins Intervallfasten

Aller Anfang ist leicht: Überfordern Sie sich zu Beginn nicht – mit folgenden leichten Schritten nähern Sie sich dem vollkommenen Intervallfasten an:

▷ Schritt 1: Beginnen Sie, konsequent nur noch Ihre Hauptmahlzeiten zu sich zu nehmen (bei den meisten Menschen sind das Frühstück, Mittag- und Abendessen – wenn Sie von Haus aus schon immer eine davon haben ausfallen lassen, umso besser). Das Ziel ist, nach den Regeln der Fastenphase wirklich nichts mehr zwischen diesen zwei bis drei Mahlzeiten zu sich zu nehmen und jede Art von Snacken komplett einzustellen.

▷ Schritt 2: Hängen Sie an Ihre Schlafphase vorne und hinten jeweils erst eine, dann zwei Stunden Fastenzeit dran. Beispiel: Wenn Sie von 23 Uhr bis 7 Uhr Uhr schlafen, dann essen Sie zunächst von 22 Uhr bis 8 Uhr, im zweiten Schritt dann von 21 Uhr bis 9 Uhr nichts mehr. Damit sind Sie schon bei 12 Stunden.

▷ Schritt 3: Weiten Sie die Zeiten vor und nach dem Schlafen aus, bis Sie bei 16 Stunden Fastenphase angekommen sind. Gut ist die Fastenstruktur „4–8–4“, also 4 Stunden vor dem Schlafengehen nichts mehr essen, 8 Stunden schlafen, 4 Stunden nach dem Aufstehen nichts essen. Doch natürlich muss die Fastenphase zu Ihnen passen: Wenn Ihr Körper partout nicht so lange vor oder nach dem Schlafen ohne Essen auskommt, können Sie die Fastenstunden um den Schlaf herum verschieben. Achten Sie nur abends drauf, vor dem Schlafen wirklich mindestens eine, besser zwei oder mehr Stunden nichts mehr zu essen.

Am härtesten wird der erste Monat sein: Ihr Körper (und auch Ihr Kopf) muss sich auf die neuen Abläufe erst einmal einstellen. Immer wieder müssen Sie sich aktiv an die Zeitabläufe halten, da diese noch nicht zur Gewohnheit geworden sind. An mögliches (ungefährliches, siehe Seite 71) Magengrummeln müssen Sie sich gewöhnen, eventuell auch an kurze Schwindelmomente (die vergehen, siehe die Seite zuvor), und möglicherweise leidet auch Ihre Stimmung in den ersten Tagen ...

Umso wichtiger ist es, dass Sie Ruhe bewahren – und dem neuen Lebensrhythmus mit der MEN'S HEALTH Diät wenigstens sechs bis acht Wochen Zeit geben. Danach sollten Sie deutlich positive Effekte verspüren: Sie haben abgenommen beziehungsweise Ihr körperliches Erscheinungsbild ist straffer geworden, Sie fühlen sich fitter und schlafen besser, die Probleme der letzten Wochen wie Hungergefühle, schlechte Laune et cetera sind verschwunden.

ICH TUE MICH SCHWER, DAS INTERVALLFASTEN IN MEINE WOCHE ZU INTEGRIEREN. DARF ICH DENN NIE MEHR AUSGEHEN ODER ZUM ESSEN EINGELADEN SEIN?

Prof. Michalsen: Um Himmels willen! Ich rate jedem: Lassen Sie die Kirche auch mal im Dorf und kasteien Sie sich nicht zu sehr. Wenn Sie mal zum Brunch eingeladen sind, dann lassen Sie es sich trotz des Intervallfastens bitte gut gehen. Oder wenn Sie im Urlaub in Spanien nun mal erst um 21 Uhr zu Abend essen, dann machen Sie das einfach. Es gibt keine mathematische Regel. Man muss nicht jeden Tag intervallfasten, man kann auch mal einen Cheat Day einbauen oder am Wochenende was anderes machen. Aber natürlich funktioniert Intervallfasten auch nicht, wenn man es nur einmal pro Woche macht. Ich rate Ihnen: Beobachten Sie sich selbst. Wenn Sie abnehmen wollen, aber nach einem Vierteljahr nichts passiert ist, sollten Sie versuchen, Ihr Intervallfasten konsequenter anzugehen: regelmäßiger zu fasten, mehr auf die Fastenzeiten zu achten und sich gesund zu ernähren.

Fasten-Ausnahmen sind – ausnahmsweise – erlaubt

Sollte die Umsetzung eines Fastenintervalls stressig oder unmöglich sein, dann legen Sie einfach einen Cheat Day ein. In diesem Zusammenhang zitieren wir gerne wieder aus einer Mäuse-Studie um den Wissenschaftler Satchidananda Panda (siehe am Beginn des ersten Kapitels auf Seite 12) aus dem Jahr 2014: An rund 400 teilweise normalgewichtigen und teilweise übergewichtigen Mäusen konnte gezeigt werden, dass der positive gesundheitliche und gewichtsreduzierende Effekt des Intervallfastens auch dann bestehen blieb, wenn die Tiere für zwei Tage pro Woche ohne zeitliche Fasteneinschränkung essen konnten. Wenn Sie davon ausgehen, dass die Ergebnisse der Mäuse auf Sie als Mensch übertragen werden könnten (was noch niemand bewiesen oder widerlegt hat), könnten Sie demnach ein fastenfreies Wochenende einlegen. Wir empfehlen Ihnen, das Intervallfasten grundsätzlich zur Regel zu machen und dann Ausnahmen zu genießen.

Erste Hilfe bei Heißhungerattacken

Sie haben das Gefühl, im nächsten Moment elendig einzugehen, zu sterben, zu kollabieren – vor Hunger? Das ist zu Beginn eines Fastenprojekts nicht ungewöhnlich, aber vollkommen unbegründet. Denn eins ist klar: Ihr Körper selbst hat überhaupt keine Probleme damit, 16 Stunden ohne Kalorien auszukommen. Dieses Gefühl ist also stets reine Kopfsache beziehungsweise eine Frage der (plötzlich fehlenden) Gewohnheiten. Damit Sie auch gefühlsmäßig überleben und Ihnen die Fastenintervalle leichter von der Hand gehen, geben wir Ihnen hier ein paar Kniffe mit auf den Weg, wie Sie Hunger und Appetit in den Griff bekommen (siehe auch die zusätzlichen Tipps zum Sattwerden ab Seite 72).

▷ Trinken Sie Wasser oder Tee – das hilft fast immer gegen Hunger.

▷ Gönnen Sie sich Dinge, die Sie beflügeln, Spaß machen und Ihnen ein gutes Gefühl geben – die aber bitte alle keine Kalorien haben. Also: Hobbys nachgehen, mit Freunden treffen, mit Kindern spielen, spazieren gehen, Playstation spielen …

▷ Treiben Sie Sport oder bewegen Sie sich – das wirkt tatsächlich oftmals gegen Hungergefühle.

▷ Nehmen Sie eine kalte Dusche, vor allem morgens: Das bringt Kreislauf und Stoffwechsel in Schwung und hilft bei manchen Menschen ebenfalls gegen Hunger.

▷ Fasten Sie in der Gruppe und halten Sie sich gegenseitig bei der Stange.

HILFE, ICH NEHME NICHT AB – IST DIE MEN'S HEALTH DIÄT NICHTS FÜR MICH?

Prof. Michalsen: Wenn Ihr Gewicht stagniert oder Sie gar zunehmen, dann hat das in vielen Fällen mit der eigenen Wahrnehmung zu tun. Es ist wissenschaftlich belegt, dass sich Menschen immer ein bisschen falsch einschätzen. Im Durchschnitt nehmen wir 20 bis 30 Prozent mehr Kalorien zu uns, als wir es annehmen. Wenn sehr energiedichte Lebensmittel gegessen werden, schlägt sich das kalorientechnisch umso mehr nieder. Achten Sie also mal genauer darauf, was Sie zu sich nehmen. Mein zweiter Rat: Versuchen Sie, konsequenter zu sein – beim Intervallfasten, beim Bewegen und in Sachen gesunder Ernährung. Denn wenn Sie auch nach längerer Zeit keinen Erfolg sehen, dann würde ich davon ausgehen, dass Sie es noch nicht ganz richtig umsetzen: entweder mit zu vielen Ausnahmen, zu viel hochkalorischem Essen oder auch gegen Ihre innere Uhr. Achten Sie auf ein überwiegend pflanzenbasiertes Essen und täglich wenigstens ein bisschen Bewegung – dann glaube ich, dass es nur sehr wenige gibt, die nicht über kurz oder lang abnehmen.

Kapitel 2

Ein Blick hinter die Kulissen: Anatomie, Stoffwechsel & Co.

Dicke Menschen stecken voller Energie. Das klingt erst mal prima. Doch wenn wir ehrlich sind: Die entsprechende Körperform wirkt alles andere als dynamisch. Und häufig empfinden sich dickere Menschen selbst als eher träge(r) als früher, wo sie noch so schön schlank waren, nicht als wahnsinnig energiegeladen. Äußerlich zeugt ihr Körper vom Energieerhaltungssatz: Die sichtbaren Fettdepots sind Ausdruck davon, dass Energie nicht verloren gehen kann.

Wieso funktioniert die MEN'S HEALTH Diät? Wieso helfen Ihnen das Intervallfasten und der gezielte Einsatz von Training beim Abnehmen und machen Sie grundsätzlich gesünder? Antworten darauf liefert die Anatomie Ihres Körpers im Allgemeinen – und im Besonderen die Art und Weise, wie dieser mit Energie umgeht. Denn egal, wie Sie es drehen und wenden: Was Menschen dick, schlank oder stark macht, was überholte herkömmliche Diäten propagieren, aber auch was unsere moderne MEN'S HEALTH Diät mit dem Intervallfasten-Ansatz so erfolgreich macht – im Zentrum steht immer auch Energie (wenn auch scheinbar nun nicht mehr alleine, wie die Studie mit den Mäusen, die wir zu Beginn des ersten Kapitels auf Seite 12 vorgestellt haben, gezeigt hat).

Am Energiehaushalt des Körpers sind verschiedene Systeme beteiligt. Folgende Elemente daraus sind es wert, kurz genauer betrachtet zu werden:

▷ das Fettgewebe (das eigentliche „Feindbild" Ihrer Abnehmambitionen),

▷ der Bewegungsapparat und hier vorrangig das Muskelgewebe,

▷ das Herz-Kreislauf-System,

▷ das Hormonsystem,

▷ das Gehirn,

▷ last, but ganz sicher not least: der Stoffwechsel.

Das ungeliebte Körperfett

Die gemeine Fettzelle: Dieses Gewebe steht im Zentrum Ihrer Abnehmbemühungen. All das, was Sie unnötigerweise an Ballast mit sich herumschleppen, steckt dort drin. Im Energiehaushalt trägt Fettgewebe eigentlich keine wirklich entscheidende Rolle – es ist vorrangig erst einmal nur Speichergewebe. Was heißt hier „nur"? Fettgewebe ist ein Geschenk der Natur.

Und einmal mehr der Grund dafür, dass es Sie und uns gibt – denn mit diesem sagenhaften Energiespeicher haben sich unsere Vorfahren in grauer Vorzeit am Leben halten können, auch in langen Perioden ohne Nahrung. Die Fettdepots sind Batterien, sozusagen solche der ersten Generation. Und das, was sie speichern, ist der beste Energieträger, den wir haben: Fett hat von allen Makronährstoffen den mit Abstand höchsten Energiegehalt, nämlich 9 Kilokalorien pro Gramm (siehe Seite 58). Das lässt sich nicht ganz auf ein Kilo Körperfett hochrechnen, da das speichernde Gewebe selbst auch ein Eigengewicht hat und seinen Platz braucht. Aber immerhin: In einem Kilo Körperfett stecken rund 7000 Kilokalorien.

Da Sie sich fürs Abnehmen interessieren, dürften Sie über einen Körperfettanteil von wenigstens 15 Prozent, wahrscheinlich eher mehr, verfügen. Davon kann und soll nicht alles verschwinden. Denn ohne Körperfett mit seinen wichtigen Eigenschaften könnten Sie nicht leben: Fett bindet beispielsweise die fettlöslichen Vitamine A, D, E und K über die Blutfette

OB SCHLANK ODER FETT: JEDER SCHLEPPT MILLIARDEN FETTZELLEN MIT SICH HERUM

Fettzellen stecken überall im Körper. Übrigens auch in der Muskulatur, wo sich Fettzellen und Muskelzellen gemeinsam die Zeit vertreiben. Besonders erstaunlich ist aber: Zunächst einmal ist die Zahl der Fettzellen im Körper genetisch bedingt und nicht veränderbar – egal, ob Sie fett, athletisch oder spindeldürr sind. Jeder von uns ist Fettzellen-Milliardär – die Angaben dazu schwanken, aber weit über 100 Milliarden kommen sicher zusammen. Und bei Ihnen nun auch leider ein paar mehr: Denn neben den vererbten Fettzellen futtern sich Übergewichtige zusätzliche an. Zu blöd: Während Sie durch Völlerei neue Fettzellen heranzüchten, gibt es keinen Mechanismus, mit dem Sie Fettzellen loswerden (außer dem chirurgischen Eingriff des Fettabsaugens). Da hilft auch die MEN'S HEALTH Diät nicht. Aber es gibt Entwarnung: Denn was dicke Menschen von schlanken unterscheidet, ist nicht die Anzahl ihrer Fettzellen, sondern mit wie viel Fett diese Zellen vollgestopft sind. Eine Fettzelle agiert wie ein Bandwurm: Gibt es was zu futtern, dann nimmt sie es gierig auf. Dabei kann der Nimmersatt Unmengen verschlingen und sich bis zum Vielfachen seiner ursprünglichen Größe aufblähen.

Hier kommt die MEN'S HEALTH Diät wieder ins Spiel: Intervallfasten und Training lassen Ihre Fettzellen wieder auf ihre ursprüngliche, schlanke Größe schrumpfen.

und hilft, diese zu verarbeiten. Fett steht Körperzellen als Baustoff zur Verfügung, und überall im Körper dient es der Polsterung – viele Verletzungen werden so vermieden.

Aber nehmen wir an, dass Sie 10 Prozent überflüssiges Körperfett mit sich herumschleppen. Wenn Sie 100 Kilo wiegen, sind das 10 Kilo mit einem Brennwert von insgesamt 70.000 Kilokalorien. Diese Reserven würden Ihr Überleben für viele Wochen sichern, wenn es keine Nahrung mehr geben würde. Die Zeiten sind für Sie als Mitglied unserer modernen Wohlstandsgesellschaft aber ja vorbei. Es gibt also keinen Grund mehr, dieses Gewebe zu erhalten – im Gegenteil, und hier kommt das große Aber zu diesem „Geschenk der Natur“: Ein Überschuss an Körperfett birgt Risiken und Gefahren!

Nicht nur, dass Fettzellen Entzündungsprozesse im Körper anstoßen können, Lagerstätte für Gifte und Schadstoffe sind und auch in den Hormonhaushalt eingreifen und so zum Beispiel die Libido negativ beeinflussen können: Vor allem bei Menschen mit starkem Übergewicht kann das Körperfett auch lebensgefährlich werden!

Der Bauchumfang als Gradmesser fürs Diabetesrisiko

Verantwortlich dafür ist das sogenannte viszerale Fett. Es lagert in der Körpermitte, dort auch in der Bauchhöhle und zwischen den inneren Organen, wo es seine zerstörerische Wirkung entfaltet. Es provoziert hochgradig Erkrankungen wie Diabetes, Bluthochdruck oder Arteriosklerose – und erhöht damit das Schlaganfall- und Herzinfarktrisiko auf beunruhigende Weise.

Ein Zusammenhang ist nicht von der Hand zu weisen: 80 Prozent aller Diabeteserkrankungen treten bei Menschen auf, die einen Bauchumfang von über 94 Zentimetern haben!

So messen Sie Ihren Bauchumfang

Anhand Ihres Bauchumfangs können Sie also ermitteln, wie gefährdet Sie sind, Krankheiten wie Diabetes, Arteriosklerose oder einen Schlaganfall zu erleiden. Unabhängig von der Körpergröße gilt: Ab 94 Zentimetern Bauchumfang gibt es bereits ein deutliches Risiko, bei über 102 Zentimetern Bauchumfang ist es sehr wahrscheinlich, dass Sie früher oder später daran erkranken. Ihren Bauchumfang ermitteln Sie folgendermaßen: Stellen Sie sich mit freiem Oberkörper gerade auf und schlingen Sie an der dicksten Stelle des Bauches ein Maßband um Ihren Leib. Der Bauchnabel ist keine gute Orientierung, da er je nach der ihn umgebenden Speckschicht höher sitzt oder tiefer hängt. Besser: Suchen Sie die Mitte zwischen dem Rippenbogen (das ist die unterste knöcherne Kante der Rippen) und dem Beckenkamm (das ist die oberste knöcherne Kante des Beckens). Führen Sie die Messung vor dem Frühstück durch und atmen Sie locker aus, während Sie das Maßband ablesen.

Der Bewegungsapparat mit der Muskulatur

Der Name deutet es an: Ihr Bewegungsapparat ermöglicht körperliche Bewegungen und besteht aus einem passiven Part (vor allem den Knochen) sowie einem aktiven Part, den Muskeln. Letztere sind Ihre besten Freunde, auf die Sie beim Schlankwerden immer zählen können (warum, sehen Sie gleich)!

Rund 600 Muskeln stecken in Ihrem Körper. Viele davon können Sie willkürlich bewegen (und trainieren), andere wiederum arbeiten vollkommen selbstgesteuert. Alle Muskeln zusammengenommen bringen im Schnitt rund 40 Prozent des menschlichen Körpergewichts auf die Waage. Hier gibt es naturgemäß größere Unterschiede: Zum einen gibt es Menschen, die ihre Muskelmasse trainieren (und damit erhöhen), andere, die dies nicht tun – entscheidend ist also die Frage, ob und inwieweit jemand seine Muskeln trainiert. Zum anderen spielt auch das Alter eine Rolle: Denn mit zunehmendem Alter nimmt die Muskelmasse ab. Das kann schon ab 25 Jahren (!) losgehen, dann verlieren Sie pro Lebensjahrzehnt etwa drei Kilogramm. Wenn Sie in die Kategorie 30+ fallen, sollte dies allein also schon Grund genug sein, die eine oder andere Trainingseinheit zu absolvieren. Und es gibt noch mehr Gründe dafür, in die Pflege und den Ausbau Ihrer Muskeln zu investieren:

▷ **Muskeln sehen gut aus.** Seien Sie Ihr eigener Maßschneider: Mittels Krafttraining formen Sie die männlichen Kurven – die V-Form, die schlanke Taille oder kräftige Arme und Beine.

▷ **Muskeln wärmen.** Tatsächlich ist Ihr Muskelgewebe das Wärmekraftwerk Ihres Körpers. Muskelgewebe ist aktives Gewebe, in dem eine permanente Spannung aufrechterhalten wird. Somit verbraucht es rund um die Uhr Energie, und dabei fällt auch Wärme ab. Dies ist kein Energieverlust, sondern von der Natur so gewollt: Diese Wärme aus der Muskulatur hält Sie auch bei Kälte warm und am Leben – und dank der Muskulatur ist es möglich, dass Ihr Körper immer mit seiner Wohlfühltemperatur von rund 36 Grad versorgt wird. Wie sehr die Muskelspannung für den Temperaturhaushalt im Körper verantwortlich ist, spüren Sie zum einen, wenn Sie

MUSKELGEWEBE IST SCHWER – WARUM SOLLTE ICH DAVON MEHR HABEN, UM ABZUNEHMEN?

Prof. Geisler: Die Schwere des Gewebes zeugt von Qualität! Die sich auch in Ihrem Spiegelbild bemerkbar macht, wenn Sie Muskeln haben. Wen interessieren da noch Zahlen auf der Waage? Aber im Ernst: Muskelgewebe ist aktives Gewebe. Alle Muskeln Ihres Körpers verbrauchen im Schnitt rund ein Viertel aller Energie, die Ihr Körper insgesamt umsetzt! Das ist weit mehr, als Sie durch ambitioniertes Training zusätzlich verbrauchen können. Aus diesem Grund lohnt es sich sehr für Sie, das energiehungrige Muskelgewebe zu hegen und zu pflegen. Mit jedem zusätzlichen Kilo Muskelmasse verbraucht Ihr Körper gut 50 Kilokalorien pro Tag mehr. Wenn Sie das aufs Jahr hochrechnen, kommen Sie auf knapp 20.000 Kilokalorien Mehrbedarf – diese Energiemenge entspricht beinahe drei Kilogramm Fettgewebe. Ein Kilo Muskeln, drei Kilo Fett – Sie verstehen? Mehr Muskelmasse bedeutet zusammengefasst dreierlei: Sie nehmen schneller ab, halten leichter Ihr Gewicht und können mehr essen, ohne zuzunehmen.

trainieren: Das Schwitzen bei Anstrengung (und damit erhöhter Muskelspannung) ist der spürbare Anstieg der Körpertemperatur. Zum anderen machen sich Ihre Muskeln als „Thermostat" bemerkbar, wenn Sie frieren, Ihre lebenswichtige Körpertemperatur also abzusinken droht. Dann beginnen Sie zu bibbern und zu zittern – und diese Erscheinung ist nichts anderes als arbeitendes Muskelgewebe: Dieses führt schnelle Kontraktionen durch, um Wärme zu erzeugen.

▷ **Muskeln schützen Ihren Körper auf vielfältige Weise.** Das Muskelsystem ist neben dem Knochensystem der wichtigste Part Ihres Bewegungsapparats. Dabei sorgen Muskeln nicht nur für Bewegung, sondern sie schützen auch den knöchernen Part des Bewegungsapparats inklusive der Gelenke. Das Schulterhauptgelenk zum Beispiel kommt fast ohne knöcherne Gelenkführung aus. Hier schützt nur die Kraft der umgebenden Muskulatur beispielsweise vor einem ständigen Auskugeln der Schulter. Und wenn Sie sich vertreten oder mit dem Fuß umknicken, bricht auch nicht jedes Mal das Knie- oder Sprunggelenk – weil die gelenkstabilisierende Muskulatur sofort aktiviert wird und die Gelenke somit schützt. Doch auch Ihre inneren Organe werden durch Muskeln geschützt – so ist die Bauchmuskulatur ein muskulärer Schutzpanzer vor den inneren Organen, wo die Rippenbogen als knöchernes Korsett enden.

▷ **Muskeln machen schlank.** Dies ist doch mit Abstand das wichtigste Argument für Sie, um sich um Muskelmasse zu bemühen: Muskelgewebe ist der weltbeste Fettverbrenner! Dies liegt daran, dass es rund um die Uhr aktiv ist. Egal, ob ein Muskel etwas zu tun hat oder nicht: Er verbraucht permanent Energie, um den stetigen Grundtonus, also die dauerhafte Spannung in der Muskulatur, aufrechtzuerhalten. So ist er immer in Bereitschaft für den Moment, wenn's drauf ankommt. Und dabei gilt die folgende einfache Gleichung: Je mehr Muskelmasse Sie besitzen, desto mehr Energie (Kilokalorien) verbraucht Ihr Körper. Und Sie werden ab Seite 56 noch sehen, wenn es um Energiebilanz und Energiebedarf des Körpers geht: je mehr Energieverbrauch, desto höher ist die Wahrscheinlichkeit, dass Sie abnehmen.

MUSS ICH KEINE ANGST HABEN, DASS ICH MUSKELMASSE VERLIERE, WENN ICH INTERVALLFASTEN DURCHFÜHRE?

Prof. Michalsen: Nein. Das macht das Intervallfasten ja so viel besser als herkömmliche Reduktionsdiäten – bei denen Sie über einen längeren Zeitraum den Körper dann zum Angriff auf Muskeleiweiße zwingen. Ein solcher Effekt tritt nur bei intensivem Heilfasten über mehrere Tage oder Wochen auf. Nicht aber beim Intervallfasten! Hier sind die 16 Stunden ohne Nährstoffe einfach zu kurz, um den Körper dazu zu bringen, die eigene Muskulatur kannibalisierend zu verzehren.

Das Herz-Kreislauf-System

Ein weiteres wichtiges Element im Energiehaushalt des Körpers ist das Herz-Kreislauf-System, das aus dem Herzen, dem Blutkreislauf mit allen Blutgefäßen sowie dem Blut selbst besteht. Dieses System ist die grundlegende Infrastruktur für die Versorgung des Körpers mit lebenswichtigen Stoffen wie Sauerstoff, aber auch energietragenden Dingen wie

Kohlenhydrate und Fette. In die andere Richtung transportiert es ebenso nicht mehr benötigte Dinge wieder ab (die Sie dann beispielsweise ausatmen).

Die spürbarsten Gradmesser des Herz-Kreislauf-Systems sind der Puls sowie der Blutdruck. Sie reagieren bei Belastung sofort, da der Körper dann schneller und mehr Energie benötigt. Doch auch grundsätzlich stellt sich Ihr Herz-Kreislauf-System auf Ihre Lebensweise ein: Wer eher unbewegt lebt und übergewichtig ist, hat mit hohen Blutfett- und Blutzuckerwerten, einem hohen Blutdruck und auch einem höheren (Ruhe-)Puls zu tun. Wer sich hingegen bewegt und nicht übergewichtig ist, lebt eher mit idealen Blutwerten, einem ausgeglichenen Blutdruck und auch einem niedrigeren Ruhepuls.

Vor dem Hintergrund dieser Anpassungsmechanismen ist das Herz-Kreislauf-System ein wichtiger Hebel, um durch Bewegung und Training Gesundungsprozesse im Körper anzustoßen und Ihr Abnehmprojekt massiv zu unterstützen.

Das Hormonsystem

Besonders prägend für Ihr Leben, Ihren Gesundheits-, Gemüts- und überhaupt Allgemeinzustand ist das endokrine System, also das System der Botenstoffe, die Hormone genannt werden. Hormone schicken vielfältige Informationen durch den Körper und beeinflussen dabei alle anderen Körpersysteme mit. Es gibt praktisch keinen Moment, in dem Sie Ihre Hormone nicht spüren: Sind Sie gut drauf und entspannt, schwirren zum Beispiel viele Endorphine (Glückshormone) durch den Körper, während Ihr Cortisolspiegel niedrig ist. Letzterer ist sehr hoch, wenn Sie sich arg gestresst fühlen, denn Cortisol ist ein Stresshormon des Körpers. Für die produktiven ersten Stunden des Arbeitstags ist unter anderem das „Wachhormon“ Serotonin mitverantwortlich, für die natürliche Müdigkeit nach Sonnenuntergang das Schlafhormon Melatonin. Die erotische Lust vor oder beim Sex verdanken Sie einer ordentlichen Portion Testosteron, während Sie Oxytocin nach dem Orgasmus müde und anhänglich werden lässt.

Insgesamt existieren über 30 verschiedene Hormone, die noch weitere wichtige Dinge regulieren, darunter Muskelaufbauprozesse, Fettabbauprozesse, Leistungsfähigkeit, Konzentrationsfähigkeit, Stimmungen und Ängste, Verdauungsprozesse, Immunsystem, Knochenstärke, Atmung, Schutz vor Herzerkrankungen, Hautbild und vieles mehr. Tja, und dann gibt es noch das Insulin. Mit all seinen Auswirkungen auf den Blutzuckerspiegel, die Fetteinlagerung et cetera. Dazu ab Seite 60 mehr.

Auch wenn Sie nicht willentlich in den Hormonhaushalt eingreifen können: Durch Ihr Verhalten, vornehmlich Ernährung und Bewegung, haben Sie sehr wohl Einfluss auf die Hormonlage im Körper – und damit ein hervorragendes Mittel, um Ihr Leben in jeder Hinsicht zu optimieren! Oder zur Hölle zu machen, denn: Bewegungsmangel, eine schlechte

Nährstoffversorgung und die Existenz von jedem zusätzlich eingelagerten Fettpölsterchen im Körper verschlechtern praktisch jede aufgezählte Wirkung von Hormonen massiv.

Abnehmhormone

Das den Blutzuckerspiegel regulierende Insulin ist zweifelsohne bedeutsam für Ihre Figur. Doch es gibt noch weitere „Abnehmhormone". Hier eine kleine Vorstellungsrunde.

Ghrelin – das Hungerhormon

Ghrelin wird auch „das Hungerhormon" genannt – weil es die Energieversorgung beobachtet und dem Gehirn bei Unterversorgung Hungergefühle vermittelt. Dauert diese Unterversorgung (wie bei Reduktionsdiäten) lange an, gerät der Ghrelinspiegel aus den Fugen: Das Hungergefühl bleibt permanent, auch wenn Sie etwas gegessen haben – und schürt damit den Jo-Jo-Effekt zusätzlich. Den Spiegel dieses Hormons können Sie grundsätzlich mit Training und Bewegung senken (siehe den Hinweis auf Seite 30 zu Ausdauereinheiten vor der Essensphase – Sie halten so beim Fasten länger durch). Und auch das Intervallfasten hat sich bei der Regulierung des Hungerhormons bewährt.

Leptin – das Sättigungshormon Nummer 1

Auf der anderen Seite gibt es auch ein Hormon, dass dem Gehirn Sättigungsgefühle übermittelt. Es wird vor allem in den Fettzellen produziert. Je mehr Fett in Ihren Depots schlummert, desto mehr Leptin wird ausgeschüttet. Ja prima, denken Sie. Aber denkste: Ab einem gewissen Punkt an Übergewicht führt die dauerhaft hohe Ausschüttung zu einer Leptinresistenz, das Sättigungsgefühl kommt im Gehirn nicht mehr an. Abgesehen vom Fett-Loswerden helfen auch hier Sport und Bewegung. Und natürlich auch das Intervallfasten!

Cholecystokinin – das Sättigungshormon Nummer 2

So kompliziert wie der Name dieses Hormons ist auch der Sättigungsmechanismus im Körper. Deshalb ist hier stellvertretend auch noch Cholecystokinin erwähnt – es kommt aus dem Darm und wird ausgeschüttet vor allem bei protein- und fettreicher Nahrung. Eine Kombi, die zum Beispiel Nüsse mit sich bringen – vielleicht einer der Gründe, warum Nüsse so sättigend wirken.

Glukagon – der Gegenspieler von Insulin

Während Insulin das Einlagern von Kohlenhydraten umsetzen hilft, baut Glukagon gespeicherte Kohlenhydrate und Fette ab, um diese der Energiegewinnung zuzuführen. Es bremst zudem die Entleerung des Magens, sodass Sie länger satt sind. Glukagon wollen Sie also gerne im Blut haben – die Ausschüttung befördern soll vor allem eiweißreiches und kohlenhydratarmes Essen. Beides wiederum sollten Sie allerdings nicht übertreiben.

Adiponektin – der Fettzellen-Maßstab

Dieses Hormon wird wie Leptin in den Fettzellen hergestellt. Bei prall gefüllten Fettdepots von stark Übergewichtigen ist die Produktion minimal, bei schlanken Menschen mit wenig Fett hoch. Ein niedriger Spiegel hat negativen Einfluss auf die Insulinwirkung, erhöht das Risiko, an Diabetes mellitus zu erkranken, steigert das Hungergefühl und bremst die Abbauprozesse von Körperfett. Das Einzige, was hilft, ist abnehmen. Mit jedem purzelnden Kilo nimmt die Produktion des Hormons zu.

Cortisol – das Stresshormon

Wenn der Körper gestresst ist, fließt Cortisol in Strömen, mit massiven Auswirkungen auf den Stoffwechsel inklusive auf den Blutzuckerspiegel. Wer nun dauerhaft gestresst ist, hat einen dauerhaft erhöhten Cortisolspiegel. Eine der Folgen ist Heißhunger. Eine weitere ein Hormonhaushalt, der insgesamt „verrückt" spielt und viele andere Prozesse im Körper stört – in diesem Zusammenhang ist Cortisol tatsächlich hochgradig ungesund. Versuchen Sie also in jedem Fall, den Stress in Ihrem Leben zu reduzieren.

Serotonin – das Glückshormon in einer Nebenrolle

Der Neurotransmitter Serotonin erfüllt eine Unmenge an Aufgaben im menschlichen Hormonsystem. Eine (eigentlich nur Neben-)Wirkung von Serotonin: Es hemmt Appetit. Diese Funktion machen sich diverse Medikamente zunutze. Die brauchen Sie nicht: Die MEN'S HEALTH Diät sorgt dafür, dass Serotonin vermehrt ausgeschüttet wird – dem Intervallfasten sei Dank!

Das Gehirn: Abnehmen beginnt im Kopf

Die Schaltzentrale für alle Körpersysteme inklusive der Energie- und Versorgungsprozesse liegt im Gehirn – erstaunlicherweise selbst ein enormer Energiefresser: Mit einem Durchschnittsgewicht von gerade einmal 1,5 Kilo zieht es rund ein Fünftel Ihres gesamten Energieumsatzes! Dabei konsumiert es fast ausschließlich Kohlenhydrate, denn Eiweiß und auch Fette können die Blut-Hirn-Schranke nicht überwinden.

Nach dem Low-Carb-Prinzip zu essen hat also in jedem Fall seine Grenzen. Und auch möglicherweise fatale Folgen. Noch vor möglichen Funktionsstörungen schreit Ihr Gehirn nämlich sehr schnell nach Nachschub, wenn es das Gefühl hat, zu kurz zu kommen. Sie bekommen das als Heißhunger oder Fressattacke zu spüren. Und dies insbesondere dann, wenn der Blutzuckerspiegel rasant ansteigt – etwa nach dem Konsum eines dicken Schokoriegels oder einem fetten Stück Torte. Der in der Folge ebenso atemberaubend aufstrebende Insulinspiegel lässt den Blutzuckerspiegel danach ins Bodenlose fallen, und Ihr Gehirn gerät in Panik. Die Folge: Sie schieben gleich wieder was Süßes hinterher.

NACH DREI BIS VIER MONATEN HABEN SIE ES GESCHAFFT!

Gute Vorsätze machen kann jeder. Aber diese durchhalten? Kann auch jeder! Sie müssen nur lange genug bei der Stange bleiben. Untersuchungen zeigen: Wenn Sie mit einem guten Vorsatz starten, zum Beispiel die MEN'S HEALTH Diät umzusetzen, müssen Sie nur drei, besser vier Monate durchhalten – dann hat es bei Ihnen „Klick!" gemacht und die neue Lebenssituation ist keine ungewohnte Pflichtveranstaltung mehr, sondern neuer „Alltag", der Ihnen Lebensenergie spendet und den Sie nie mehr missen möchten.

Vor diesen drei, vier Monaten sind ein paar vorrangig mentale Hürden zu nehmen – Sie kennen das: Nach rund vier Wochen ist die erste Euphorie verflogen, Sie beginnen sich zu fragen: Wofür das Ganze? Alles fühlt sich lästig und schwer an. Schuld ist Ihr Unterbewusstsein: Es braucht so lange, um „Gewohntes" loszulassen.

KATABOLER UND ANABOLER STOFFWECHSEL

Ihr Stoffwechsel kennt zwei Ziele im Umgang mit Energie:

- 1. Energie zu gewinnen und so aufzubereiten, dass Ihr Körper diese verbrennen kann, um am Leben zu bleiben und darüber hinaus alle Aktivitäten Ihres Lebens meistern zu können. Dazu wandelt der Stoffwechsel die Nährstoffe in eine Art Benzin um, mit dem der Motor „Körper" läuft. Dieser Stoffwechselzustand wird kataboler Stoffwechsel, Energiestoffwechsel oder auch Betriebsstoffwechsel genannt. Die Begriffe „katabol" beziehungsweise „Katabolismus" meinen dabei grob gesagt den Abbau von Stoffen, eben etwa zur Energieverbrennung oder auch zur Entgiftung und Entsorgung.
- 2. Energie zu verbrauchen, um Aufbau- sowie Erneuerungsprozesse durchzuführen, zum Beispiel Muskelaufbau oder -erhalt, Knochenstärkung, Fetteinlagerung, Wundheilung, Immunsystemstärkung et cetera. Dieser Stoffwechselzustand, bei der Nährstoffe wie Glykose, Aminosäuren und Fettsäuren eben nicht zur reinen Verfeuerung, sondern simpel gesagt zu Zellbausteinen umgewandelt werden (wobei natürlich auch Energie verbraucht wird), wird anaboler Stoffwechsel oder Baustoffwechsel genannt. Die Begriffe „anabol" und „Anabolismus" meinen also den Aufbau von Stoffen.

Im Gehirn laufen auch sonst alle Fäden zusammen – hier werden Entscheidungen getroffen wie: Braucht ein bestimmter anderer Bereich im Körper mehr Nährstoffe? Wie und wo können diese abgezogen werden? Dann setzt das Gehirn Hormone in Bewegung, justiert das Herz-Kreislauf-System – oder sendet Ihnen ein Hungergefühl, um Sie dazu zu bringen, Energie aufzunehmen, wenn nicht ausreichend Nährstoffe zur Verfügung stehen.

Hungergefühl und Sättigungsgefühl – nur zwei Randbeispiele aus der vielfältigen Einflussnahme des Gehirns in Ihren Energiehaushalt, neben der Steuerung weiterer Hormone. Leider sind beide insbesondere bei Übergewichtigen gestört. Und auch wer pausenlos isst, verstärkt den Drang nach immer mehr und verdrängt die Fähigkeit, richtig satt sein zu können. Die beste Lösung, Hunger und Sättigung wieder ins Lot zu rücken: Intervallfasten wie in der MEN'S HEALTH Diät.

Doch zurück zum Gehirn: Es steuert auch Ihr Verhalten. Nicht nur was Sie denken, auch das, was Sie fühlen, entsteht im Kopf. Und aus Gedanken und Gefühlen werden letztlich Ihre Handlungen. Ein Beispiel: Gewohnheiten. Das Gehirn liebt Gewohnheiten. Diese laufen quasi automatisiert ab und es kann seine Energie auf andere Dinge richten. Vieles von dem, was Sie tun, lässt Ihr Gehirn gewohnheitsmäßig laufen und belohnt das Vorgehen mit einem Gefühl von Sicherheit und Bequemlichkeit: auf dem Sofa abhängen (und keinen Gedanken an Bewegung verschwenden), immer Fahrstuhl und Rolltreppe nehmen, die 100 Meter zum Bäcker mit dem Auto fahren, im Supermarkt immer zu denselben (ungesunden) Lebensmitteln greifen, immer eine Tafel Schokolade komplett auf einmal essen müssen, wenn Sie erst einmal damit angefangen haben ...

Die gute Nachricht lautet: Ihr Gehirn kann Dinge auch anders bewerten – Sie müssen dazu nur einen ersten willentlichen Schritt machen und dann für eine gewisse Zeit standhaft bleiben (siehe die Randbemerkung auf Seite 54). Dann werden Sie eines Tages automatisch in die Laufschuhe statt aufs Sofa steigen, Fahrstühle und Rolltreppen links liegen lassen, ebenso den Wagen für den kurzen Weg zum Bäcker, sich im Supermarkt im Obst- und Gemüsebereich tummeln und gar keine Schokolade mehr vermissen. Na, und an die Fastenintervalle haben Sie sich schon längst gewöhnt.

Der Stoffwechsel

Zum Schluss der kleinen Reise durch Ihren Körper haben wir uns den wohl wichtigsten Part aufgespart: den Stoffwechsel. Seine Aufgabe: Er verwertet die Nährstoffe, die Sie zu sich nehmen. Die Art und Weise, wie er dabei vorgeht, entscheidet über Wohl oder Übel, über Vitalität oder Kraftlosigkeit, über Athletik oder Hüftspeck.

Leider haben Sie darauf nicht in jeder Hinsicht einen direkten Einfluss, denn zu rund einem Viertel bis einem Drittel ist die Funktionsweise Ihres Stoffwechsels genetisch bedingt. Darüber hinaus hängt der Stoffwechsel von weiteren unveränderbaren Faktoren ab, zum Beispiel von Alter und Geschlecht oder der Körpergröße. Dies ist aber kein Grund, sich resigniert wegzudrehen und weiterzufuttern.

Denn der Rest liegt in Ihren Händen – und reicht allemal, Ihre äußere Erscheinungsform so zu gestalten, wie Sie es sich wünschen. So ist Ihr Stoffwechsel in starkem Maße von der Fett- und Muskelgewebeverteilung im Körper sowie der Qualität der Energieverwertung und der Fettspeicherung abhängig. Und diese Faktoren können Sie mit der MEN'S HEALTH Diät wunderbar beeinflussen!

Grundsätzlich ist Ihr Körper immer mit beidem beschäftigt – mit Aufbau und mit Abbau. Beides ist sinnvoll und notwendig. Denn natürlich benötigt Ihr Körper rund um die Uhr Energie. Und immer gibt es auch etwas auszubessern, aufzubauen oder zu erneuern irgendwo in den Milliarden Zellen Ihres Körpers.

Energiebedarf und Energiebilanz des Körpers

Um überhaupt bewerten zu können, welche Auswirkungen eine bestimmte Energiemenge (zum Beispiel von einer Mahlzeit) bei Ihrem Körper hat, ist es theoretisch notwendig und grundsätzlich hilfreich, den Energiebedarf des eigenen Körpers zu kennen. Oha, jetzt werden Sie misstrauisch …

Dies ist der Part, der normalerweise in die Aufforderung mündet, fortan Kalorien zu zählen. Keine Sorge, bei der MEN'S HEALTH Diät werden Sie davon verschont. Wir versprachen es Ihnen schon gleich zu Beginn dieses Buches in der Einleitung: kein Kalorienzählen, keine Verbote (außer wenn es um Regelüberschreitungen beim Fasten geht)! Den Weg zum Energiebedarf wollen wir Ihnen trotzdem in aller Kürze verraten – denn natürlich können Sie, mit dem hier vorgestellten Rüstzeug ausgerüstet, auf eigene Faust an einigen Optimierungsschrauben drehen, um Ihr Abnehmprojekt zu beschleunigen beziehungsweise Ihre gesunde Lebensweise individueller zu gestalten. Wen es nicht interessiert, der überspringt die nächsten Seiten.

Der Energiebedarf

Ihr Körper benötigt Energie rund um die Uhr – für lebenserhaltende Prozesse wie zum Beispiel die Atmung, den Herzschlag, die Hirnfunktionen, die Verdauung et cetera. Das ist der sogenannte Grundumsatz. Hinzu kommen alle Aktivitäten, die Ihren Tag prägen, vom Aufstehen bis zum Schlafengehen. Dieser zusätzliche Energieverbrauch wird Leistungsumsatz genannt.

Wie hoch sind nun Grundumsatz und Leistungsumsatz bei Ihnen? Eine exakte Angabe würde nur eine sehr detaillierte Analyse Ihres Körpers, Ihrer Lebens- und Essgewohnheiten ergeben. Aber das brauchen wir ja wie gesagt gar nicht.

Die grobe Formel **Körpergewicht × 24 (Stunden)** ergibt den ungefähren Wert Ihres Grundumsatzes. Wenn Sie 90 Kilo wiegen, liegt dieser also bei 2160 Kilokalorien pro Tag. Stark Übergewichtige müssen davon zumeist etwas abziehen, weil bei ihnen der Anteil des passiven Fettgewebes größer ist.

Hinzu kommt der Leistungsumsatz für wirklich jede Art zusätzlicher körperlicher Aktivität – vom Gähnen bis zum Langstrecken-Triathlon zählt alles mit. Für die Ermittlung des Leistungsumsatzes werden die Stunden eines Tages zumeist mit einem sogenannten Aktivitätsfaktor (auch PAL-Faktor, PAL für das Englische „physical activity level", übersetzt etwa: „körperliches Aktivitätsniveau") bewertet:

Schlafenszeiten werden mit einem Faktor von 0,95 gezählt; Stunden mit kaum vorhandener Aktivität (etwa sitzende Tätigkeiten) beginnen mit einem Faktor von 1,2; Stunden mit wiederholtem Aufstehen und Hinsetzen, Gehen und Stehen mit einem Faktor ab 1,6; und Stunden mit Sporteinheiten oder ausgiebiger Bewegung ab einem Faktor von 2,0.

Zum obigen Beispiel: Wenn der 90 Kilo schwere Mann 8 Stunden schläft (Faktor 0,95), 12 Stunden sitzt (Faktor 1,2) und 4 Stunden ab und an in leichter Bewegung ist (Faktor 1,6), dann liegt der Tages-Aktivitätsfaktor bei 8 × 0,95 + 12 × 1,2 + 4 × 1,6 = 7,6 + 14,4 + 6,4 = 28,4 : 24 Stunden = 1,18. Dieser Mann hat an dem Tag also einen ungefähren Gesamtumsatz von 2160 * 1,18 = knapp 2550 Kilokalorien.

Wie gesagt, bei der MEN'S HEALTH Diät müssen Sie diese Berechnungen nicht durchführen. Da sich jedoch viele Abnehmwillige mit der Zeit zunehmend mit ihrem Körper auseinandersetzen, sind sie (und dazu zählen ja möglicherweise auch Sie) doch ganz dankbar für solche Basisinformationen, wenn sie es eines Tages genauer wissen wollen oder mit zusätzlichen Mitteln ihren Energiehaushalt optimieren wollen.

Die Energiebilanz

Richtig spannend wird die Berechnung des Energiebedarfs natürlich erst, wenn Sie dagegenhalten, was Sie am Tage zu sich nehmen, also: wie viele Kalorien am Tag durch Ihre Speiseröhre gleiten.

Der Vergleich beider Werte ergibt die Energiebilanz Ihres Körpers. Diese kann:

- vollkommen ausgewogen sein, also Energieverbrauch und Energiezuführung sind genau gleich – ein eher seltenes Ereignis;
- negativ sein, was bedeutet, dass Sie weniger Energie zu sich genommen als verbraucht haben (die negative Energiebilanz kann also – sofern sie nicht über längere Zeit durchgeführt wird und massive Unterversorgung bedeutet – positiv für alle Abnehmwilligen sein, denn ein Minus an Energie erleichtert eher das Abnehmen);
- positiv sein, was bedeutet, dass Sie mehr Energie zu sich genommen als verbraucht haben (die positive Energiebilanz ist damit eher negativ zu bewerten für Ihre Abnehmambitionen, da ein Überschuss an Energie das Abspecken eher erschwert).

So viel zum Thema Energiemenge. Wer sein Abnehmvorhaben beschleunigen möchte, nimmt sich diese Ausführungen gerne zu Herzen und orientiert sich grob daran (in jedem Fall sollten Sie darauf achten, dauerhaft NICHT ZU WENIG Energie zu sich zu nehmen!) – im Kern geht es bei der MEN'S HEALTH Diät darum aber nicht.

Makronährstoffe: Die Energielieferanten unserer Ernährung

In der folgenden Grafik finden Sie eine kurze Übersicht über sämtliche Nährstoffe, die Energie enthalten – inklusive der Angabe ihres sogenannten Brennwerts, also der Menge an Energie, die sie gemessen in Kalorien (beziehungsweise Kilokalorien, abgekürzt: kcal) liefern.

Die Makronährstoffe Eiweiß, Fett und Kohlenhydrate

Außen vor lassen wollen wir Alkohol. Dieser ist aufgrund seiner chemischen Struktur als eigener Nährstoff zu sehen, was ihn aber nicht wertvoller macht: In Ihrem eigenen Interesse sollten Sie ihn möglichst wenig und nur als Genussmittel einsetzen. Denn auch unabhängig von seiner toxischen Wirkung auf den Körper ist Alkohol mit 7 Kilokalorien pro Gramm eine wahre Kalorienschleuder, wie Sie der Grafik entnehmen können.

Während Kohlenhydrate und Fett vorrangig der reinen Energiegewinnung dienen, kommt Eiweiß eher den Aufbauprozessen im Körper zugute.

SO VIELE KILOKALORIEN ENERGIE LIEFERN DIE EINZELNEN MAKRONÄHRSTOFFE

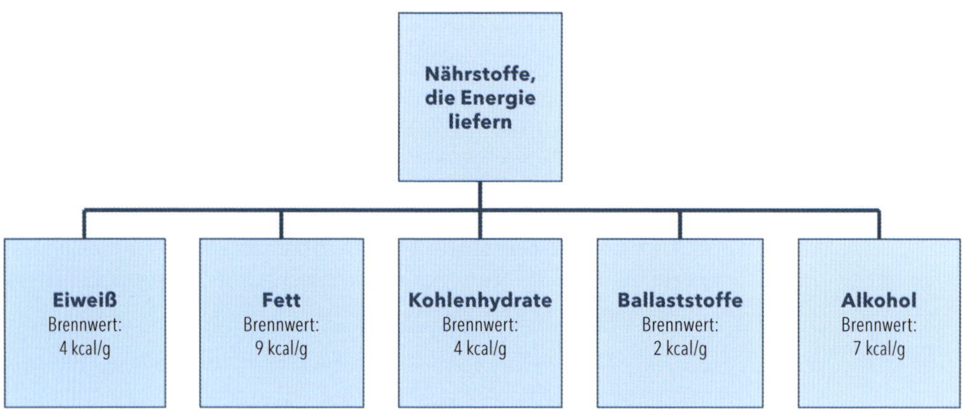

NÄHRWERTE, KALORIEN UND IHRE WIRKUNG AUF IHREN KÖRPER: ALLES IST RELATIV!

Sie brauchen noch Argumente dafür, dass sich Kalorienzählen einfach nicht lohnt? Bitte schön! Hier sind ein paar erstaunliche Fakten, wie unberechenbar letztlich die Futterverwertung Ihres Körpers ist.

KALORIENANGABEN GEHEN VON FALSCHEN BEDINGUNGEN AUS

Insbesondere bei natürlichen Lebensmitteln benötigt Ihr Körper zum einen teils enorme Energie bei der Verarbeitung, zum anderen scheidet er Teile davon ungenutzt einfach wieder aus. Mandeln sind so ein Beispiel: Rund ein Drittel des stolzen Kaloriengehaltes können Sie abziehen, denn die lässt Ihr Darm gen Toilette entschwinden.

DER ZUSTAND DES LEBENSMITTELS IST ENTSCHEIDEND

Zum Beispiel verändert sich die Wirkung von Kohlenhydraten eines Lebensmittels auf Ihren Blutzuckerspiegel durch Verarbeitungsprozesse wie Reiben und Mahlen, ebenfalls durch Erhitzen und Kochen. Karotten zum Beispiel pushen den Blutzuckerspiegel in gekochtem Zustand stärker als roh (das können Sie förmlich schmecken, denn gekocht schmecken Karotten viel süßer!), und geriebene Kartoffeln (etwa als Brei) stärker als nur geschnittene Kartoffeln. Und dann gibt es noch das Abkühlphänomen der resistenten Stärke (siehe Seite 65f.).

DIE QUELLEN SIND FEHLERHAFT

Scannen Sie mal spaßeshalber ein paar Websites nach den Nährwerten von Lebensmitteln Ihrer Wahl. Sie werden erstaunt sein, welche Unterschiede sich da teilweise auftun. Und wer hat nun recht?

JEDER STOFFWECHSEL IST ANDERS

Ihr Stoffwechsel ist so individuell wie Ihr Fingerabdruck. Jeder Mensch is(s)t anders, verwertet ein und dieselben Lebensmittel anders als ein anderer Mensch.

Da gibt es diejenigen, die futtern können, was sie wollen – und kein Gramm zulegen. Deren Stoffwechsel ist eine Hochleistungsverbrennungsmaschine, die sehr schnell zugeführte Energie verfeuert. Diese sogenannten Hardgainer tun sich schwer, Muskeln aufzubauen – die Kehrseite dieser ansonsten beneidenswerten Stoffwechseltypen. Andere wiederum müssen nur einen Blick in die Tortenauslage werfen – und nehmen schon zu. Keine Sorge, vom Gucken allein wird niemand dick – aber bei solchen Stoffwechseltypen wird Energie nur sehr träge verwertet. Diese Stoffwechselform arbeitet sehr effizient und verschwendet keine Energie – was sich leider auch darin bemerkbar macht, dass Überschüssiges sofort in die Fettdepots wandert. Schnelle und langsame Stoffwechsel sind großteils genetisch bedingt.

EINE KALORIE IST NICHT IMMER EINE KALORIE

Auf Seite 12 des vorliegenden Buches wurde es schon angesprochen: Der Faktor Zeit spielt eine Rolle. Je nachdem, wann sie eingenommen wird, entfaltet eine Kalorie unterschiedliche Wirkungen – einer der Gründe, warum Sie mit der MEN'S HEALTH Diät so gut und nachhaltig abnehmen können. Und da die Kalorien über Ihren Darm in den Organismus kommen, spielt die Zusammensetzung der Darmbakterien eine bedeutende Rolle für Ihre Figur – das schlagende Argument für eine gesunde Ernährung.

Prof. Michalsen: Was mich an der Auseinandersetzung mit Nährstoffen stört: Ein Nährstoff sagt nichts über das Lebensmittel aus. Ich rede viel lieber über Lebensmittel! Kein Mensch rechnet doch seinen Teller in Prozentzahlen auf. Das ist viel zu kompliziert. Es geht nicht darum zu sagen: Sie können XY Prozent Kohlenhydrate essen. Es geht darum zu sagen: Sie können zwei bis drei Scheiben Vollkornbrot am Tag essen, Sie können Haferflocken essen, Sie können Gemüse essen so viel sie wollen. Dann kommen am Ende zwar einige Kohlenhydrate raus, aber das sind gesunde Kohlenhydrate, und die werden Sie auch nicht dick machen. Natürlich benötigen wir zudem auch gute Fette und auch Eiweiß (das aber bitte in Maßen, siehe an anderer Stelle). Von allem sollte am Ende was dabei sein. Aber entscheidend ist immer, da wiederhole ich mich gerne, die Qualität eines Lebensmittels.

WIE SIEHT DIE PERFEKTE NÄHRSTOFFVERTEILUNG FÜR DIE GESUNDHEIT UND ZUR GEWICHTSREDUKTION AUS?

Kohlenhydrate: DER Brennstoff für Ihren Körper

Kohlenhydrate sind für den Körper schnell und so flexibel wie bei keinem anderen Makronährstoff nutzbar. So schlecht ihr Ruf heutzutage ist, so wichtig sind Kohlenhydrate doch für Ihren Körper. Sie sind beispielsweise essenziell für die Arbeit Ihres Gehirns, aber auch unverzichtbar für Höchstleistungen in sportlicher Hinsicht. Es gibt allerdings ein paar eherne Grundregeln, die Sie über diesen Nährstoff wissen sollten – sie zeigen, warum das Bild über Kohlenhydrate so ambivalent ist:

1. Das Insulin-Problem: Zu viel Kohlenhydrate machen fett und krank

Das folgende Argument führen oftmals Anhänger der Paläo- oder Low-Carb-Ernährungsweisen ins Feld: Unser Organismus inklusive Stoffwechsel hat sich seit Beginn der Menschwerdung kaum verändert. Vor Ackerbau und Viehzucht lebten Menschen als Jäger und Sammler. In beiden Fällen waren Kohlenhydrate nur sehr limitiert verfügbar, Fette und Eiweiße standen auf der Tagesordnung. Das Nahrungsangebot unserer heutigen Wohlstandsgesellschaft platzt dagegen aus allen Nähten vor Kohlenhydraten. Ihr Körper ist also ständig vollgepumpt damit und kann diese gar nicht alle verwerten.

Eine massive (und dauerhafte) Überversorgung von Kohlenhydraten sättigt das Blut mit Unmengen von Blutzucker. Diesen Zucker versucht die Bauchspeicheldrüse zu verarbeiten, indem sie Insulin ausschüttet. Das bedeutet also: Ist der Blutzucker oben, steigt auch der Insulinspiegel. Das Hormon spielt eine Schlüsselrolle bei dem unschönen Prozess, dass überschüssige Kohlenhydrate am Ende als Körperfett abgelagert werden. Denn seine Aufgabe ist es, die Kohlenhydratverwertung und -verteilung zu regulieren. Das Insulin versucht mit allen Mitteln, die Kohlenhydrate aus der Blutbahn zu bekommen – ohne das Hormon ist das nicht möglich. Nun sind die Kohlenhydratspeicher in Ihrem Körper sehr limitiert und bei einer ungesunden Lebensweise ohnehin schon gefüllt. So bleibt für den Zucker im Blut nur ein erschreckender Weg (es sei denn, Sie trainieren drauflos und arbeiten den Zucker mit körperlicher Anstrengung ab): Die Zuckermoleküle werden tatsächlich zu Fett umgewandelt und landen in Ihren Fettdepots! Denn es ist ein verbreiteter Trugschluss, dass nur Fette in Fettzellen landen: Ihr Körper ist vielmehr in der Lage, auch aus anderen Nährstoffen lagerfähiges Körperfett zu machen – vor allem aus Kohlenhydraten.

Irgendwann beginnt ein erweiterter Teufelskreis: Größere Fettdepots stören das Insulin bei der Arbeit. Das Hormon tut sich immer schwerer, den Blutzucker zielführend zu regulieren. Das führt dazu, dass der Blutzuckerspiegel dauerhaft erhöht bleibt – der Weg für lebensgefährliche Erkrankungen wie Diabetes Typ 2, Bluthochdruck oder Herzinfarkt ist geebnet. Und es kommt noch „dicker": Ein permanent erhöhter Insulinspiegel bremst den Fettstoffwechsel aus, welcher den Abbau von Körperfett steuert. Denn solange (zu viel) Insulin in der Blutbahn fließt, kann Fett nicht verbrannt, sondern nur gespeichert werden. Zu viel Insulin beschleunigt also die Fetteinlagerung und bremst gleichzeitig den Fettabbau! Ja es ist sogar so, dass ohne Insulin gar keine Fettpolster entstehen können. Perfide, aber wahr: Aus diesem Grund wird Insulin für das Mästen von Tieren eingesetzt.

Die gute Nachricht lautet: Die MEN'S HEALTH-Diät sorgt mit dem Grundprinzip des intermittierenden Fastens dafür, den Insulinspiegel immer wieder auf ein normaleres, niedrigeres Niveau zu senken. Auf diese Weise ist Ihr Körper wieder in der Lage, Fett aus den Depots zu verbrennen. Das Geheimnis des Erfolgs beim Intervallfasten ist der vorgestellte ketogene Stoffwechsel, der einsetzt, wenn alle Kohlenhydrate nach etwa 14 bis 16 Stunden Fasten verbraucht sind. Dann holt sich der Körper Fettsäuren aus den Fettdepots und bricht sie in der Leber zu Ketonkörpern auf, die am Ende dann tatsächlich auch das sonst so wählerische Gehirn verbrennen kann. Merken Sie sich gerne: Ja, Sie dürfen Kohlenhydrate zu sich nehmen (anders, als es Low-Carb-Diäten propagieren).

VERARBEITUNGSZEIT VON KOHLENHYDRATEN

Ein grober Überblick darüber, welche kohlenhydrathaltigen Lebensmittel den Blutzuckerspiegel wie schnell beeinflussen (und damit auch: wie schnell sie verdaut werden):

- sehr schnelle Reaktion: Zucker und Zuckerprodukte, Honig, Nudeln
- schnelle Reaktion: Saft, Weißbrot
- mittelschnelle Reaktion: Knäckebrot, Kartoffeln, Reis
- langsame Reaktion: Schwarzbrot, Haferflocken, Müsli, Obst
- sehr langsame Reaktion: Gemüse, Rohkost

2. Kohlenhydrate sind nicht gleich Kohlenhydrate

Jedes Gramm Kohlenhydrate hat immer 4 Kilokalorien. Allerdings kann die chemische Struktur sehr unterschiedlich sein – und diese ist dafür verantwortlich, in welcher Form die Energie aus der betreffenden Nahrung umgewandelt werden kann.

Kurzkettig aufgebaute Kohlenhydrate vor allem aus Zucker und Weißmehlprodukten sind von bescheidener Struktur und Wertigkeit für den Körper. Dieser kann sie sehr schnell in nutzbare Energie umwandeln und verfeuern, darüber hinaus aber nicht wirklich was damit anfangen. Hinzu kommt: Diese einfachen Kohlenhydrate liefern in der Regel „leere" Kalorien ohne weitere Nähr- und Vitalstoffe – und sie treiben nicht nur den Blutzuckerspiegel ans Limit, sondern landen auch besonders schnell in Ihren Fettdepots. Dummerweise schüren diese kurzkettigen Kohlenhydrate Heißhunger – auch dies eine Folge der Auswirkungen auf den Blutzuckerspiegel. Und sie lassen sich leider besonders leicht komprimieren zu hochbrisanten Kalorienbomben in Form von Süßigkeiten, Knabberzeugs und vielem mehr.

Im Gegensatz dazu sind langkettig aufgebaute Kohlenhydrate vor allem aus Gemüse und Vollkornprodukten für den Körper deutlich schwerer zu knacken. Die in ihnen steckende Energie wird nicht auf einen Schlag freigesetzt, sondern über einen längeren Zeitraum. Der Blutzuckerspiegel steigt hier nur moderat und die Wahrscheinlichkeit, dass diese Kohlenhydrate in Körperfett umgewandelt werden, ist geringer. Und es kommt noch besser: Kohlenhydrate aus Vollkornprodukten, aus Gemüse und auch aus Obst liefern wertvolle weitere Nähr- und Vitalstoffe und sind somit wichtig und gesund!

Fazit: Permanent zu viele (falsche) Kohlenhydrate machen fett. Dennoch sind Kohlenhydrate wichtig und gehören in die tägliche Ernährung! Meiden Sie kurzkettige, „leere" Kohlenhydrate, greifen Sie vorrangig zu langkettigen Kohlenhydraten.

Fett: Lang anhaltende Energiequelle mit teils lebenswichtigen Inhaltsstoffen

Fett besteht aus Fettsäuren und ist nicht nur ein wichtiger Energieträger, es hat auch weitere gute Seiten: Fette werden zum Beispiel für die Pflege und den Erhalt von Körperzellen eingesetzt. Sie sind essenziell, müssen also von außen zugeführt werden. Nur mit Fett können Sie fettlösliche Vitamine verwerten, die Ihr Körper gut gebrauchen kann. Und schließlich macht Fett Sie auch noch richtig schön satt.

All das nützt dem Nährstoff aber nicht viel, denn Fett hat nach wie vor einen viel zu schlechten Ruf. Vor allem wohl deswegen, weil es nun mal eben „Fett" ist, das die ungeliebten Fettdepots am Körper benennt und am Ende auch füllt. Dabei ist Fett tatsächlich gut für Sie! Allerdings gilt ebenso wie bei den Kohlenhydraten: Vollkommen unbedarft mit Fetten umzugehen, kann in Sachen Gesundheit und Figur nach hinten losgehen. Hier ein paar Details, die Sie im Blick haben sollten, wenn Sie sich nachhaltig gesund ernähren (und schlank sein) wollen.

1. Hochkalorisch und gerne versteckt: Ein zu hoher Fettkonsum kann dick machen

Fett hat mit seinen 9 Kilokalorien pro Gramm mehr als doppelt so viel Energie wie Kohlenhydrate – was es für unersättliche Vielfresser natürlich per se zu einem Dickmacher machen kann. Doch auch wer einigermaßen moderat isst, bekommt nicht immer unbedingt mit, wie viel Fett er oder sie da gerade zu sich nimmt. Fett lässt sich gut verstecken – sowohl von der Fast-Food-Industrie als auch von der Natur selbst. Schauen Sie spaßeshalber mal beim nächsten Einkauf auf die Verpackung, wie viel Fett Kartoffelchips, Leberwurst oder Vollmilchschokolade enthalten. Und auch wenn Sie diese fiesen Kandidaten schon von sich aus gemieden hätten: Natürliche (und wirklich sehr gesunde!) Lebensmittel wie Walnüsse, Avocados oder Kokosnüsse strotzen ebenfalls vor Fett.

2. Auch Fett ist nicht gleich Fett

Das stumpfe und simple Rechnen mit Kalorien führt allerdings auch hier viel zu kurz. Viel wichtiger zu wissen ist, dass es sehr hochwertige und für den Körper lebenswichtige Fette gibt, die Sie ihm unbedingt zuführen sollten – sie sind essenziell in diesem speziellen Wortsinn! Und dass es auf der anderen Seite wirklich gesundheitsgefährdende Fette gibt, die Sie unbedingt vermeiden sollten. Womit wir also beim Thema „Qualität von Fetten" wären. Ein Thema, das sich durchaus von vielen verschiedenen Seiten beleuchten lässt.

Ein Blickwinkel (der in diesem Buch nicht weiter vertieft wird) ist, ob es sich um tierische oder um pflanzliche Fette handelt. Für Veganer oder Vegetarier ist das allein schon ein „Qualitäts"-Argument. Wichtiger aber ist der Blick auf die Struktur der Fette (witzigerweise spielt hier die Unterscheidung tierisch versus pflanzlich durchaus eine Rolle). Drei unterschiedliche Fettsäurearten lassen sich unterscheiden: gesättigte Fettsäuren, einfach ungesättigte und mehrfach ungesättigte Fettsäuren. Sie können sich merken: Die ungesättigten (und vor allem die einfach ungesättigten) Fettsäuren sind gesund! So haben sie zum Beispiel Einfluss auf den Cholesterinspiegel: Ausreichend ungesättigte Fettsäuren in der Ernährung senken die Konzentration des schädlichen, gefäßverkalkenden LDL-Cholesterins – und stützen das gesunde, gefäßschonende HDL-Cholesterin.

Einfach ungesättigte Fettsäuren stecken zum Beispiel in Oliven- oder Rapsöl, zudem in Nüssen, Samen und Avocados. Mehrfach ungesättigte Fettsäuren kommen in vielen weiteren Pflanzenölen vor (Maiskeim-, Sonnenblumen-, Distelöl et cetera), ebenfalls in Nüssen, in Leinsamen und darüber hinaus in fetten Fischarten wie Makrele, Lachs, Hering oder Forelle. Diese liefern Fettsäureformen wie Omega-3-, Omega-6- oder Omega-9-Fettsäuren, die für Ihre Gesundheit, Ihre Leistungsfähigkeit und Ihr Erscheinungsbild wirklich wichtig sind.

Und was ist mit den gesättigten Fettsäuren? Die stecken vorrangig in tierischen Lebensmitteln (Pluspunkt an die Veganer und Vegetarier!) wie Fleisch, Wurst und Käse, sind aber auch in fetthaltigen Fast-Food- und Konserven-Fertiggerichten (dort oft in Form extra ungesunder, industriell bearbeiteter Transfettsäuren, auch gehärtete Fette genannt) oder auch in Knabbereien zu finden. Bei übermäßigem Verzehr stehen sie im Ruf, das Herz-Kreislauf-System und auch das Gehirn anzugreifen und das Risiko eines Schlaganfalls oder Herzinfarkts zu erhöhen.

Fazit: Haben Sie ein Auge darauf, wie viel Fette in Ihrem Essen stecken, und greifen Sie mit Vorliebe zu Lebensmitteln mit ungesättigten Fettsäuren! Faustregel: Mindestens je ein Drittel Ihrer konsumierten Fette sollten einfach ungesättigte und mehrfach ungesättigte Fettsäuren sein, allerhöchstens ein Drittel aus gesättigten Fettsäuren bestehen.

Eiweiß: Zentraler Baustoff für Ihre Zellen mit Tücken

Eiweiß, auch Protein genannt, besteht aus mehreren in unterschiedlichster Form verketteten Aminosäuren, die sehr komplexe Strukturen annehmen können. Es ist ein hervorragender Baustoff für Zellen. Wussten Sie, dass rund ein Fünftel Ihres Körpers aus Eiweiß besteht? Aminosäuren stecken in jeder Ihrer zig Billionen Körperzellen und kommen dort bei

Umbauprozessen permanent zum Einsatz. Wie bei Fett und Kohlenhydraten gibt es – Sie ahnen es – ein paar wichtige Grundinformationen, die Ihnen helfen, diesen Nährstoff besser einzuschätzen und gesundheitsbewusst einzusetzen.

1. Vorsicht bei tierischem Eiweiß, Vorrang hat pflanzliches Eiweiß

Eiweiß steht Ihnen sowohl aus tierischen als auch aus pflanzlichen Nahrungsmitteln zur Verfügung. Eine Eiweißversorgung über tierische Quellen ist einfacher, da dort zumeist größere Mengen enthalten sind – allen voran Fleisch, Fisch, Eier und Milchprodukte. Tatsächlich wird ein enormer Anteil der durchschnittlichen täglichen Eiweißzufuhr (abgesehen natürlich von Vegetariern und Veganern) in Deutschland über tierische Produkte abgedeckt.

UM ABZUNEHMEN, GEHT DOCH NICHTS ÜBER LOW CARB UND VIEL EIWEISS, ODER?

Prof. Michalsen: Das ist eine weitverbreitete Meinung – die ich nicht unterstütze. Gar nicht mal wegen Low Carb – Zucker und Weißmehlprodukte wegzulassen ist natürlich was Gutes. Wovon ich abrate, ist zu viel Eiweiß – vor allem rate ich vor zu viel tierischem Eiweiß ab. Proteine haben natürlich ihren Charme, wenn es ums Abnehmen geht – proteinreiche Nahrung sättigt ungemein, wird nicht in Körperfett umgewandelt und unterstützt so die Gewichtsreduktion. Aber gesund ist das nicht. Ich will gar nicht zu sehr ins Detail gehen und natürlich müssen Sie Ihren essenziellen Proteinbedarf decken (der wahrscheinlich deutlich niedriger ist, als viele laut proklamieren). Aber zwei Dinge sollten Sie interessieren: der Einfluss von (tierischem) Eiweiß auf das Intervallfasten und auf Ihre Lebenserwartung. Die Fastenphase wird durch zwei Dinge sofort gestört und abgebrochen: leicht absorbierbarer Zucker und tierisches Eiweiß. Letzteres enthält überdurchschnittlich viel der schwefelhaltigen Aminosäuren Methionin und Cystein, die den Fastenstoffwechsel aushebeln.
Viel wichtiger aber finde ich den Aspekt der Lebenserwartung: Es gibt interessante Studien über zahlreiche Völker und Menschengruppen, die besonders alt werden. Und egal, wo auf dem Globus lang lebende Menschen ihr Zuhause haben: Alle haben zeit ihres Lebens viel (vollwertige) Kohlenhydrate und wenig Protein verzehrt. Es gibt einfach keine einzige Bevölkerungsstudie, die zeigt, dass Menschen, die sich proteinreich ernähren, irgendwie besonders gesund sind oder besonders alt werden. Und jetzt frage ich Sie: Worum geht es Ihnen? Wollen Sie nur abnehmen um des Abnehmens willen?

Allerdings sind tierische Eiweiße in Verruf gekommen. Es gibt Studien, die darauf hindeuten, dass eine permanente überhöhte Dosis tierischen Eiweißes das Risiko, an Krebs zu erkranken, deutlich erhöht. Relativ gesichert ist, dass ein dauerhaft hoher Spiegel an tierischem Eiweiß zu einer Übersäuerung im Körper führt, die Zellen altern lässt und diese in ihrer Funktion einschränkt. Pflanzliches Eiweiß soll einer Übersäuerung hingegen entgegenwirken – auch dank der vielen basisch wirkenden Stoffe in Pflanzen.

Ein genereller Eiweißüberschuss befeuert Entzündungsprozesse im Körper, sodass ein permanentes Zuviel an Eiweiß an die Substanz gehen und dauerhaft krank machen kann. In jedem Fall werden Ihre Nieren durch permanente Eiweißzufuhr stark gefordert, was zu Nierenproblemen führen kann.

IHR MIKROBIOM BESCHLEUNIGT DAS AB- UND AUCH ZUNEHMEN

Das Mikrobiom, auch als Darmflora bezeichnet, beschreibt die Gesamtheit aller etwa 100 Billionen Bakterien in Ihrem Darm. Zusammengenommen bringen diese rund zwei Kilo Ihres Körpergewichts auf die Waage! Nun ist die Bakterienzusammensetzung bei Übergewichtigen anders als bei Schlanken, wie eine Studie der Washington University School of Medicine aus St. Louis, USA, zeigt – und zwar mit negativen Folgen. Bei Dicken überwiegt eine Gruppe an Bakterien, die sogenannten Firmicuten, die sich besonders gut darin verstehen, aus Ballaststoffen verwertbare Kohlenhydrate und Fette zu generieren – die der Körper als zusätzliche Kalorien verbrennen oder eben in Fettdepots ablegen kann. So kommen bei Dicken schon mal locker 100 bis 200 zusätzliche Kalorien am Tag an, die bei Schlankeren mit einer geringeren Zahl an Firmicuten unverwertbar durchrutschen und ausgeschieden werden. Das Einzige, was hilft, ist: abnehmen. Mit dem Abnehmerfolg nimmt auch wieder der Anteil der Firmicuten in der Bakteriengesamtheit ab.

Darüber hinaus hängt die Zusammensetzung der Darmbakterien auch einfach davon ab, was Sie essen. Vegetarier zum Beispiel haben eine nachweislich andere Zusammensetzung als Fleischesser. In jedem Fall geht man heute davon aus, dass die Darmbakterien ein Kriterium sind, das über Schlank- oder Dicksein entscheidet.

2. Eiweiß in Maßen (und im Alter) – unbedingt!

Alles in allem also ist Eiweiß mit Vorsicht zu genießen, auch wenn es Sie mitnichten dick macht, Ihre Abnehmambitionen unterstützen kann und auch grundsätzlich für den Körper bedeutsam ist. Lassen Sie uns also auch mal die Vorteile von Eiweiß anführen:

▷ Eiweiß macht satt. Der Körper hat ordentlich daran zu knabbern, die komplexen Aminosäurestrukturen aufzubrechen.

▷ Eiweiß macht nicht dick. Für den Körper ist es einfach zu aufwendig, die Aminosäuren so aufzubrechen, dass sie als Fett in den Speckdepots landen. Diese Umwandlung ist zwar möglich, sie kostet aber so viel Energie, dass es für den Körper in der Regel schlichtweg keinen Sinn macht – im Übrigen auch nicht die Umwandlung zum Brennstoff zur Energiegewinnung. Und so wird überschüssiges Eiweiß auch mal einfach wieder ausgeschieden.

▷ Eiweiß ist und bleibt ein wichtiger Baustoff für Ihre Körperzellen, speziell für den Aufbau und Erhalt von Muskelzellen, und wird für lebenswichtige Prozesse im Körper benötigt, sodass Sie auf keinen Fall ganz auf Eiweiß verzichten sollten. Das gilt insbesondere bei zunehmendem Alter: Denn Ihr Körper baut ab einem Alter von 25 Jahren bereits kontinuierlich Muskelmasse ab. Um den Prozess zu kompensieren, wird eine Eiweißzufuhr immer wichtiger – und in dem Zusammenhang selbstverständlich auch das Krafttraining, ohne das Muskelaufbau und -erhalt grundsätzlich nicht möglich sind.

Fazit: Auch Eiweiß gehört täglich auf den Teller. Es lohnt sich aber, einmal mehr darüber nachzudenken, aus welchen Quellen Sie Ihren Eiweißbedarf decken wollen. Alles deutet darauf hin, dass pflanzliche Quellen gesünder sind.

Ballaststoffe: Mega-nützlich und verbandelt mit guten Kohlenhydraten

Wer immer sich diesen unattraktiven Namen ausgedacht hat: Ballaststoffe sind keinesfalls Ballast, sondern leisten vielmehr einen äußerst wichtigen Beitrag zum Abnehmen – und zu Ihrer Gesundheit im Allgemeinen. Ballaststoffe sind schwer oder unverdauliche Zell- und Faserstoffe. Sie stecken vor allem in Gemüse, Hülsenfrüchten, Vollkornprodukten, Obst (besonders Beeren), Nüssen und Samen. Ballaststoffe enthalten Kalorien – etwa 2 Kilokalorien pro Gramm und damit halb so viel wie Kohlenhydrate. Tatsächlich lassen sich die Kalorien aus Ballaststoffen zu den Kohlenhydraten zählen, wobei sie wie die „guten“ langkettigen Kohlenhydrate wirken.

Abnehm- und Gesundheits-Booster: Frisch Gekochtes abkühlen lassen

Eine spezielle Form der Ballaststoffe entsteht aus echten Kohlenhydraten: die sogenannte resistente Stärke. Ob Sie es glauben oder nicht: Wenn Sie stärke- (also kohlenhydrat-)lastige Lebensmittel abkühlen lassen, wandelt sich etwa ein Zehntel des Kohlenhydratnährwerts in unverdauliche Stärke, also quasi Ballaststoffe, um. Das heißt: Kalte gekochte Kartoffeln, Reis, Nudeln oder Hülsenfrüchte haben etwa 10 Prozent weniger

Kohlenhydrate (und Kalorien) als frisch gekochte! Den besten Effekt erzielen Sie nach rund zwölf Stunden, wenn Sie die Produkte also etwa am Folgetag essen. Sie dürfen diese dann auch wieder aufwärmen – einmal resistente Stärke bleibt resistent. Das Ganze hat mit einem Kristallisationseffekt der Stärke-Moleküle zu tun – sie werden nicht mehr als „verdaulich" erkannt und rutschen in den Dickdarm durch. Das Tolle: Dort wird die resistente Stärke vom Mikrobiom dankbar aufgenommen und entfaltet gesundheitsfördernde Wirkung, indem Sie unter anderem Entzündungen im Darm vorbeugen und auch den Blutzuckerspiegel regulieren hilft.

Gesamtüberblick über die Nährstoffe in unserer Nahrung

Neben den Energie tragenden Nährstoffen steckt in Ihrem Essen natürlich noch mehr: In der Grafik gegenüber finden Sie abschließend eine grobe Übersicht über alle Inhaltsstoffe unserer Nahrung.

Zentrale Bestandteile der Versorgung Ihres Organismus sind neben den beschriebenen Makronährstoffen und Ballaststoffen vor allem Wasser (siehe Seite 69) sowie diejenigen Nährstoffe, die keine Energie liefern, namentlich Vitamine, Mineralstoffe, sekundäre Pflanzenstoffe et cetera. Diese kalorienfreien Nährstoffe sind teilweise essenziell und somit sehr wichtig für Funktionalität und Gesundheit von Körper und Geist. Mit einer ausgewogenen Ernährung, die auf natürlichen, frischen Lebensmitteln fußt, sind Sie in der Regel gut versorgt. Nicht bedeutsam (teils sogar eher ungünstig) für die Gesundheit, aber aus modernen (industriell behandelten) Lebensmitteln nicht wegzudenken, sind weitere Inhaltsstoffe wie Aroma-, Farb- oder Süßstoffe, ebenso leistungsfördernde Substanzen wie Koffein oder Guarana. Versuchen Sie, grundsätzlich künstliche Zusatzstoffe im Essen zu vermeiden. So weit der „theoretische" Teil über Ernährung und Stoffwechsel. Lassen Sie uns nun in Ihre Küche gehen. Es folgt ein kleiner Überblick über gesunde, in jedem Fall empfehlenswerte Lebensmittel – und über solche, die Sie ab sofort besser aus dem Haus verbannen.

Die eigens für die MEN'S HEALTH Diät erstellten leckeren Rezepte finden Sie dann ab Seite 76. Sie fußen alle auf den Grundsätzen, die Sie in der Einleitung sowie in Kapitel 1 finden und die der gleich folgenden Beschreibung einer grundsätzlich gesunden Ernährung zugrunde liegen. Dabei haben wir bewusst verschiedene Ernährungsmodelle berücksichtigt: Sie finden Gerichte für eine „normale" Ernährung, für eine vegetarische, eine vegane und eine auf Paläo- beziehungsweise Low-Carb-Grundsätzen basierende Ernährung. Denn niemand soll hier genötigt werden, alle Grundsätze seines bisherigen Lebens über den Haufen werfen.

Unsere 72 Rezepte sind auch nicht die einzigen auf der Welt, die gesund sind und ideal passen auf Ihrem Weg zu einem schlankeren Körper. Es gibt unzählige weitere Möglichkeiten, und Sie sollten sich stets an den Dingen orientieren, die Ihnen schmecken. Sowie an den folgenden Tipps einer gesunden Ernährung.

„BALLAST EINWERFEN" LAUTET DIE DEVISE

Dass Ballaststoffe unbedingt in Ihren täglichen Speiseplan gehören, zeigen die folgenden Vorteile:

- Ballaststoffe sättigen, da sie im Magen aufquellen.
- Sie lassen den Blutzuckerspiegel nach einer Mahlzeit langsamer ansteigen und reduzieren so die Insulinausschüttung.
- Sie unterstützen Verdauungsprozesse, indem sie die Bildung guter Darmbakterien fördern.
- Die Gesundheit Ihres Darms und des sogenannten Mikrobioms, also der Gesamtheit der Aberbillionen von Bakterien in Ihrem Darm, ist wiederum verantwortlich für die Leistungsfähigkeit Ihres Immunsystems, denn dieses arbeitet vor allem aus dem Darm heraus.
- Sie binden Giftstoffe, die mit ihnen ausgeschieden werden.
- Ebenso binden sie überschüssiges Cholesterin, bevor sie ausgeschieden werden – Ballaststoffe haben also einen positiven Einfluss auf den Cholesterinspiegel.

DIE ZUSAMMENSETZUNG UNSERER NAHRUNG

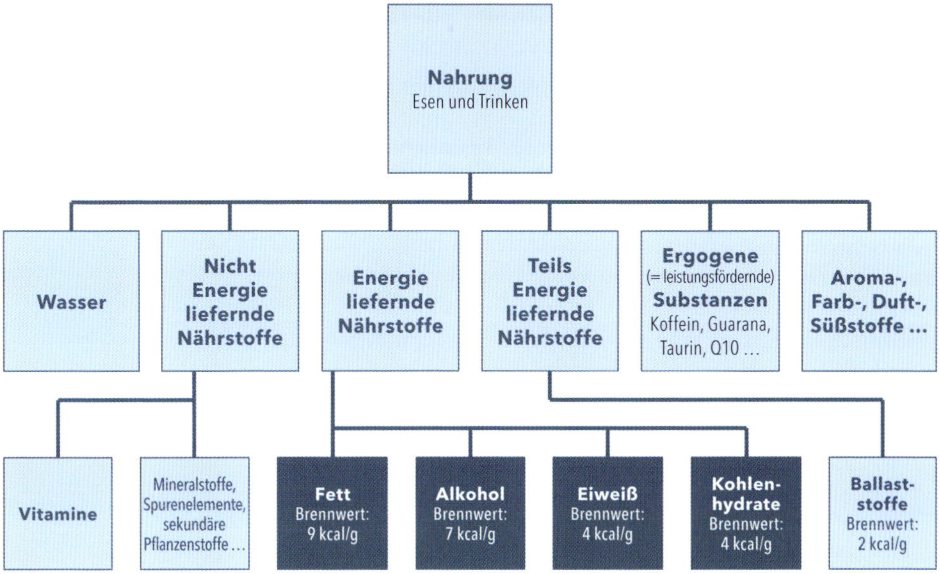

Die Basics für eine gesunde Ernährung

An dieser Stelle bekommen Sie ein paar praktische Alltagstipps für Einkauf, Küche, Essensplanung an die Hand, die Ihnen helfen, die 8 Stunden Essensphase der MENS HEALTH Diät mit idealen Lebensmitteln optimal zu nutzen und sich somit ganz grundsätzlich gesund zu ernähren.

Sie haben noch die Aussage „Essen Sie in den 8 Stunden der MEN'S HEALTH Diät, was Sie wollen" im Ohr? Keine Sorge, das gilt nach wie vor, und Sie müssen in diesem Kapitel nicht weiterlesen. Aber unabhängig von Ihrem Abnehmvorhaben sollten Sie sich die Frage stellen: Möchte ich mich nicht grundsätzlich gesund ernähren, sodass ich mir ein langes Leben mit viel Vitalität und ohne Beschwerden erschaffe? Sie gehören möglicherweise auch zu den vielen, vielen Menschen da draußen, die sich regelrecht und immer wieder jeden Tag gesundheitsschädigend verhalten, wenn es um Speis und Trank geht. Denn das falsche Essen ist, so kann man mit Blick auf die Folgekrankheiten durchaus sagen, Selbstmord! Und ungesundes Essen eine schleichende „Vergiftung" des Körpers.

Dies ist also ein Plädoyer für eine grundsätzlich gesunde Ernährung- und Lebensweise, die Ihnen nicht nur Gesundheit und Zufriedenheit schenkt, sondern auch ganz natürlich beim Abnehmen helfen wird. Das Ganze geht ohne Nährstoff- oder Kalorienzählen. Verinnerlichen Sie das simple Schema auf der folgenden Seite – es ist alles, was Sie brauchen, um sich zukünftig gesund ernähren.

Die Pyramide zeigt verschiedene Lebensmittelgruppen der täglichen Ernährung: Je weiter unten in der Pyramide sie stehen, desto gesünder sind die Lebensmittel und desto mehr beziehungsweise häufiger sollten diese auf Ihrem Speiseplan stehen. Grundsätzlich gilt: Mindestens 80 Prozent Ihrer Ernährung sollte aus frischen und vitalstoffreichen, natürlichen Lebensmitteln bestehen – also aus der unteren Hälfte der Pyramide inklusive Eier, Fisch oder Fleisch. In Richtung der Spitze werden die Lebensmittel immer ungesünder. Je weiter oben in der Pyramide ein Lebensmittel steht, desto seltener sollten Sie also zu diesem greifen – oder (oberhalb von Eiern, Fleisch und Fisch) diese am besten ganz weglassen. Eine grobe Orientierung, wie „natürlich" ein Lebensmittel ist, zeigt die kleine Tabelle mit einer Übersicht von Verarbeitungsstufen auf der folgenden Seite.

DIE ERNÄHRUNGSPYRAMIDE

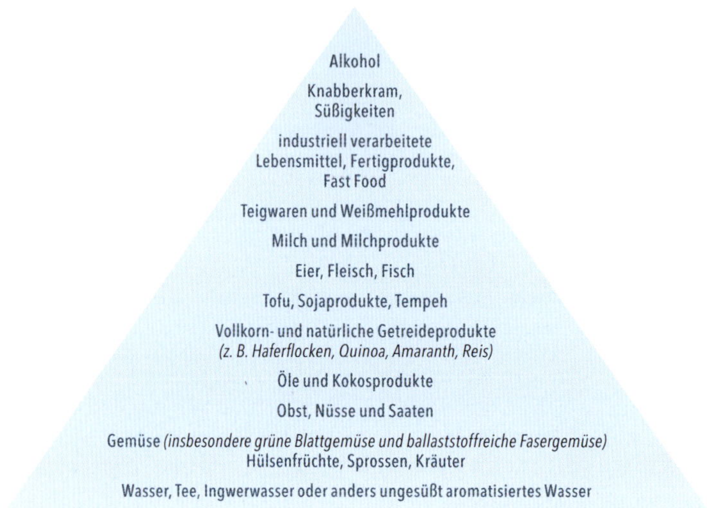

Alkohol
Knabberkram, Süßigkeiten
industriell verarbeitete Lebensmittel, Fertigprodukte, Fast Food
Teigwaren und Weißmehlprodukte
Milch und Milchprodukte
Eier, Fleisch, Fisch
Tofu, Sojaprodukte, Tempeh
Vollkorn- und natürliche Getreideprodukte *(z. B. Haferflocken, Quinoa, Amaranth, Reis)*
Öle und Kokosprodukte
Obst, Nüsse und Saaten
Gemüse *(insbesondere grüne Blattgemüse und ballaststoffreiche Fasergemüse)* Hülsenfrüchte, Sprossen, Kräuter
Wasser, Tee, Ingwerwasser oder anders ungesüßt aromatisiertes Wasser

WORAN ERKENNE ICH „GUTE" UND „SCHLECHTE" LEBENSMITTEL?

Prof. Michalsen: Gerade in letzter Zeit sind viele Studien rausgekommen, die über alle Lebensmittelgruppen hinweg belegen: Ein Lebensmittel ist umso schlechter für den Organismus, je mehr es verarbeitet ist! „Verarbeitet" meint dabei stark verändert, mit Konservierungs- und sonstigen Zusatzstoffen angereichert und Ähnliches: Pommes sind schlechter als gekochte Kartoffeln, ein Hamburger ist schlechter als ein Bio-Steak, eine vegetarische Boulette ist schlechter als ein indisches Linsengericht. Meine erste Empfehlung lautet deshalb immer: das Essen möglichst so zu essen, wie es die Natur vom Baum oder vom Boden hergibt. Natürlich dürfen Sie erhitzen und auch würzen, aber nicht massiv verarbeiten. Warum das so ist? Vor allem sind es drei Gründe: Verarbeitete Produkte können vom Körper schwerer verwertet werden. Dann gehen bei der Verarbeitung viele schöne Inhaltsstoffe wie Vitamine et cetera verloren, die Sie ja unbedingt zu sich nehmen wollen. Und schließlich kommen im Zuge der Verarbeitung tendenziell weitere ungesunde Dinge hinzu, und das Produkt gerät zu einem hochkalorischen Etwas.

DIE VERARBEITUNGS-STUFEN VON LEBENSMITTELN		
Stufe	Merkmale	Beispiele
Grundstufe: Roh und unbehandelt	Unveränderte Rohstoffe direkt bei Ernte oder Schlachtung	Gemüse vom Feld, Obst vom Baum, Nüsse vom Strauch, Fleisch nach Schlachtung, Fisch nach Fang, Eier
Stufe 2: Verzehr-/Küchenfertig gemachte natürliche Lebensmittel	Lebensmittel, die zum Beispiel gewaschen oder geschnitten wurden, aber nicht mit Zusätzen versehen sind	Geputztes und geschnittenes Gemüse oder Obst, geschälte Nüsse, Mehl aus Getreideprodukten, ausgenommene Fische, filetiertes Fleisch, gepresste Öle, TK-Gemüse, Direktsäfte, getrocknete Früchte
Stufe 3: Verarbeitete rein natürliche Lebensmittel	Lebensmittel, die aus der Verarbeitung natürlicher Lebensmittel gewonnen wurden und maximal mit Salz oder Gewürzen abgeschmeckt sind	Naturjoghurt, Butter, Brot ohne Konservierungsstoffe oder Ähnliches, Tofu, Dosentomaten, Hackfleisch
Stufe 4: Verarbeitete Lebensmittel mit Zusatzstoffen	Umfangreich verarbeitete Lebensmittel mit Zusatzstoffen	Fruchtjoghurt, Leberwurst, Schimmelkäse, Marmelade, eingelegter Fisch, zubereitete Salate (Thunfischsalat, Kartoffelsalat et cetera)
Stufe 5: Entfremdete Lebensmittel	Zu vollkommenen Fertigprodukten verarbeitete Lebensmittel, in denen die Ursprungslebensmittel teils nur noch zu erahnen oder stark industriell verändert sind	Fertiggerichte und Fast Food, Chips, Weingummi, Limonaden, Kuchen, Saucen und Ketchup, Tütensuppen, Pulvergerichte wie Kartoffelpüreepulver

QUELL DES LEBENS – UND ERFOLGREICHER ABNEHMPROJEKTE

Trinken Sie Wasser, Wasser, Wasser! Und zwar rund um die Uhr. Am besten still (also das Wasser, Sie dürfen ruhig was von sich geben) und nicht in Plastikflaschen. Gerne auch morgens schon ordentlich, vor der Essensphase. Trinken Sie dabei immer wieder in kleinen Schlucken, das wässert die Verdauungsprozesse kontinuierlich und überschwemmt sie nicht einmalig als Sturzbach. Wo wir gerade bei den Trinkmanieren sind: Vor jeder Mahlzeit sollten Sie etwa eine Viertelstunde ein bis zwei Gläser stilles Wasser trinken. Nicht nur, weil das den Magen füllt und so den Hunger hemmt (siehe die Seiten 38 und 72), sondern

Die Stufen 1 und 2 sind aus Sicht der Natürlichkeit bedenkenlos konsumierbar, Lebensmittel der Stufe 3 sind in der Regel auch okay. Vorsicht ist bei Lebensmitteln der Stufe 4 geboten, und Stufe 5-Lebensmittel sollten Sie meiden.

Neben „natürlich" kommt noch ein weiteres Zauberwort hinzu, wenn es ums Abnehmen geht: „sättigend". Das Praktische: Sättigende Lebensmittel (allen voran Gemüse, Nüsse, Hülsenfrüchte oder Vollkornprodukte) sind natürliche Lebensmittel! Falls Ihnen übrigens „natürliche Lebensmittel" zu altbacken und wenig schmackhaft klingt: Nutzen Sie einfach den neumodischen Begriff des Clean Eating. Dahinter verbirgt sich letztlich nichts anderes. „Clean Eating" klingt dabei aber auch so derart hip und modern, dass der Begriff weitere Facetten etwa der Ethik, Nachhaltigkeit und Umweltfreundlichkeit ausdrücken kann (und damit also durchaus Aspekte der „Bio"-Diskussion abdeckt): So gehört zum Clean Eating durchaus, möglichst auf Verpackungen bei Lebensmitteln zu verzichten oder grundsätzlich zu regionalen Produkten zu greifen – dies ist auch im Sinne der Umwelt ein guter Gedanke, denn wer braucht in Deutschland schon Äpfel aus Neuseeland oder Kartoffeln aus Ägypten?

Manche „Superfoods" wie roher Kakao wachsen natürlich nicht auf heimischen Bäumen – deshalb ist es auch mal erlaubt, bei Produkten aus der Ferne zuzuschlagen. Doch wir wollen diese Diskussion an dieser Stelle beenden – es geht in diesem Buch um die Gesundheit Ihres Körpers, nicht die des Planeten.

So einfach kann gesunde Ernährung sein

weil Wasser dann tatsächlich einen den Stoffwechsel ankurbelnden Effekt hat – und das ist zur Verarbeitung der folgenden Mahlzeit zusätzlich hilfreich. Während des Essens sollten Sie am besten nicht trinken, ansonsten werden die angeregten Verdauungssäfte unnötig verdünnt.

Abgeleitet von der Ernährungspyramide ergeben sich ein paar einfache Grundsätze, die Sie unbedingt nutzen dürfen, um die MEN'S HEALTH Diät mit Leben(smitteln) zu füllen.

- Wasser und ungesüßte Tees dürfen Sie reichlich durch jeden Tag begleiten. Alle gezuckerten Getränke wie Limonaden oder auch Fruchtsäfte gehören dagegen verbannt.
- Essen Sie jeden Tag mehrmals Gemüse!
- Greifen Sie jeden Tag zu Obst und Hülsenfrüchten.
- Ebenfalls jeden Tag gehören Nüsse und gesunde Öle auf den Tisch (nur nicht in Massen, bitte).
- Eine hervorragende Kohlenhydrat- (und auch Eiweiß-)Quelle sind Vollkorn- und Haferprodukte. Gerne jeden Tag – verzichten Sie dafür auf Weißmehlprodukte (gilt auch für Nudeln).
- Greifen Sie gerne häufiger zu pflanzlichen Eiweißquellen wie Tofu und Soja.
- Etwas mehr haushalten sollten Sie mit tierischen Eiweißquellen wie Fleisch oder Fisch, aber auf den Tisch dürfen auch diese (in natürlicher Form und nicht in Panade frittiert oder anderweitig verunstaltet).
- Nur in Maßen sollten Sie Milchprodukte konsumieren.
- Zucker, Süßigkeiten, Knabberkram, jede Art von Fast Food beziehungsweise billig zusammengesetzter Fertigmahlzeit und natürlich Alkohol: Verzichten Sie drauf! Zumindest meistens.

WAS IST SUPERFOOD?

Prof. Michalsen: Superfood ist so ein schön modischer und auch schon wieder etwas abgenudelter Begriff – aber ja, wenn es hilft: Es gibt sie, die Lebensmittel, die aufgrund ihrer hochkonzentrierten Inhaltsstoffe teilweise so positive ausgewiesene medizinische Wirkungen haben (das ist letztlich die Definition eines Superfood), dass sie zu Recht gelobt werden sollten! Leinsamen zum Beispiel – das tut dem Magen gut, ist gut fürs Mikrobiom, fürs Immunsystem, für den Blutdruck … ein toller Allroundeffekt, den ich zum Beispiel nicht bei Cornflakes habe. Oder Rote Bete – wirkt blutdrucksenkend und leistungssteigernd für Sportler (nachgewiesen!). Solche Lebensmittel kann man gezielt bei entsprechenden Problemen oder Mangelerscheinungen einsetzen. Ebenso gut sind Beeren, Nüsse, Haferflocken. Oder Kurkuma. Die Liste lässt sich fortsetzen – und hat im Übrigen nichts mit exotischen Zutaten zu tun. Nichts gegen Gojibeeren, aber heimisches Gemüse ist ebenso Superfood für mich wie klares Wasser.

Denn ebenfalls ganz grundsätzlich gilt: Für immer auf etwas verzichten, was Ihnen Freude macht, ist der falsche Weg. Sie sind ja keine Maschine, und Freude am Essen und Leben gehört zu einer gesunden Lebensgestaltung dazu. Wir sind ohnehin der Meinung: Wer sich in Maßen ungesunde Dinge gönnt, ansonsten aber alles für eine gesunde Ernährungsweise im Sinne der vorher angeführten Grundsätze tut, wird früher oder später ganz automatisch immer weniger Verlangen nach ungesunden Dingen haben!

GIBT ES SUPERFOOD ZUM ABNEHMEN?

Prof. Michalsen: Als Nebeneffekt schon. Aber es gibt kein Lebensmittel, das direkt schlank macht – auch wenn das manchmal offensiv beworben wird. Es gibt aber medizinisch wirksame Effekte, die dem Abnehmen zugutekommen: zum Beispiel die Unterstützung der Darmbakterien, also des Mikrobioms, von dem wir heute wissen, dass es einen entscheidenden Einfluss darauf hat, ob man dick oder dünn ist! Nehmen Sie in dem Zusammenhang auch die Ballaststoffe, die dem Mikrobiom guttun und darüber hinaus eine grundsätzlich sättigende Wirkung haben. Nüsse sind so ein Beispiel: Viele zucken zurück beim Gedanken an Nüsse, weil die so viele Kalorien haben. Aber Studien belegen: Nüsse machen nicht dick, weil sie so überaus satt machen.

Um Ihnen die zukünftige Vorratshaltung und Einkaufsplanung zu erleichtern, finden Sie auf den Seiten 74 und 75 nochmals auf einzelne Lebensmittel heruntergebrochen, was Ihnen die Ernährungspyramide nahegebracht hat: Auf einer Seite zur Orientierung eine Auswahl „schlechter" Lebensmittel, die Sie getrost aus dem Hause verbannen dürfen; auf der anderen Seite diejenigen „guten" Lebensmittel, die Einzug in Kühlschrank und Speisekammer halten dürfen.

Jetzt ging es ja in diesem Kapitel bislang um grundsätzlich „gesunde" Ernährung. Was sind nun Lebensmittel zum Abnehmen?, werden Sie sich fragen. Die Antwort steckt schon in der Expertenaussage oben und lautet: gesunde Lebensmittel. Ganz ehrlich: Unterscheiden Sie nicht mehr zwischen den beiden Kategorien. Ab sofort geht es in Ihrem Leben nur noch um gesunde Ernährung – die Sie am Ende immer beim Abnehmen unterstützen, schlank machen und halten wird. Versprochen!

HILFE, MEIN MAGEN KNURRT IMMER WIEDER – IST DAS NICHT EIN HINWEIS, DASS ICH UNBEDINGT WAS ESSEN MUSS?

Prof. Michalsen: Mitnichten! Magenknurren ist etwas ganz Gesundes und anatomisch gesehen ein sehr positiv zu bewertender Reinigungsprozess im Darm. Dabei laufen Muskelkontraktionswellen durch den Darm und putzen diesen dabei. Im ersten Moment fühlt sich Magenknurren vielleicht unangenehm an, und es ist wohl auch gelernt, sofort zu denken: Jetzt muss ich unbedingt was futtern. Ich empfehle aber: Betrachten Sie das Ganze einfach mit Interesse und lassen Sie es vorüberziehen – dann geht das auch vorbei! Ich mache das so: Bei mir taucht es eigentlich immer so nach der 13., 14. Stunde auf.

Kleine Kniffe für große Abnehmerfolge

Um Ihre Abnehmambitionen zu pushen, dürfen Sie aber natürlich strategisch vorgehen. Hier sind ein paar Tipps, mit denen Ihnen das gelingt.

1. Großreinemachen

Gehen Sie organisiert vor und beginnen Sie im Haushalt: Nehmen Sie sich einen Tag, Ihre Lebensmittelvorräte zu durchforsten, Ungesundes zu entsorgen und Platz zu schaffen für gesunde Lebensmittel (siehe Seite 75).

2. Intensive Freundschaft schließen

Gehen Sie die Liste der guten Lebensmittel auf Seite 75 durch und schreiben Sie sich mindestens zehn Lebensmittel raus, die Ihnen zusagen und die Sie fortan beim Essen verwenden wollen. Diese Liste packen Sie als Einkauf-Reminder in Ihr Portemonnaie – oder heften Sie sie an Ihren Kühlschrank. Alternative: Fotografieren Sie die Seite 75 mit den guten Lebensmitteln ab, drucken Sie sie aus und heften Sie diese an Ihren Kühlschrank.

3. Supermarkt-Besuch überleben

Zwei wichtige Regeln, die verhindern sollen, dass Sie bei der Auswahl von Lebensmitteln rückfällig oder gar zum Fastenbrecher werden:

- Gehen Sie niemals hungrig einkaufen.
- Gehen Sie niemals ohne Einkaufsliste einkaufen.

4. Satt werden

Es gibt eine ganze Handvoll an Möglichkeiten, mit denen Sie schneller satt werden und länger gesättigt bleiben – ein Aspekt, der beim Intervallfasten nicht unwichtig ist.

- Vor jeder Mahlzeit sollten Sie ein bis zwei Gläser Wasser trinken. Das füllt den Magen und regt die Verdauung an.
- Essen Sie langsam und mit Bedacht – es vergehen rund 15 bis 20 Minuten, bis Ihr Gehirn spitzbekommt, dass Sie genug gegessen haben, und Ihnen dieses mit einem Sättigungsgefühl mitteilt. Wer zum hektischen Schlingen neigt, kann nach jedem Bissen das Besteck kurz ablegen. Kauen Sie ausreichend, ohne in zwanghaftes Zählen zu verfallen. Kauen beschleunigt nicht nur die Sättigung, sondern fördert auch Ihre Verdauung: Es nimmt Teile der Zersetzungsarbeit vorweg und regt die Produktion von Verdauungssäften an.
- Sparen Sie sich nie mehr das leckerste Stück bis zum Schluss auf, sondern essen Sie es zuerst! Dadurch sinkt die Wahrscheinlichkeit, dass Sie den Teller nur leeren, um an die guten Dinge zu kommen – und das „echte" Sättigungsgefühl hat mehr Chancen, zu Ihnen durchzudringen.
- Setzen Sie auf sättigende, zumeist großvolumige und ballaststoffreiche Lebensmittel wie Salate und Gemüse.
- Wer zur Völlerei neigt, macht seinen Teller zukünftig nicht ganz voll, denn: Das Signal eines leeren Tellers kann das Sättigungsgefühl beschleunigen.

5. Vorausschauend planen

An alle Kantinenesser: In der Regel stehen die Gerichte für mindestens eine Woche im Voraus fest. Werfen Sie am letzten Arbeitstag einer Woche einen Blick auf den Kantinenplan der kommenden Woche, suchen Sie sich für jeden Tag das gesündeste Essen heraus und halten Sie es in ihrem Kalender oder auf einem Zettel fest. Damit minimieren Sie die an jedem einzelnen Kantinentag lauernde Gefahr, doch wieder beim Anblick der Currywurst mit Pommes schwach zu werden.

MACHEN SIE IHREM STOFFWECHSEL BEINE

Essen Sie noch oder verstoffwechseln Sie schon? Sie können zwar Ihren genetischen Stoffwechsel nicht ändern – aber ein paar Booster können Sie schon zünden, um diesem einzuheizen. Das ist nicht nur fürs Abnehmen hilfreich, es dient auch Ihrer Gesundheit.

- Greifen Sie zu scharfen Gewürzen und Lebensmitteln (Chili, Pfeffer et cetera) – die Schweißperlen auf Ihrer Stirn sind Ausdruck des arbeitenden Stoffwechsels.
- Auch Bitterstoffe, zum Beispiel in Gemüse, Salaten oder Bitterschokolade, befeuern die Verdauung – insbesondere von Fetten – und wirken zudem sättigend.
- Halten Sie sich an die MEN'S HEALTH Diät, vor allem an das regelmäßige Training, an eine tägliche Aufnahme von reichlich Wasser und Gemüse und an die Mahlzeiten in Ihrer 8-Stunden-Essensphase ohne dauerhaftes Gesnacke zwischendurch.

- Sorgen Sie für ausreichend Schlaf.
- Gehen Sie täglich an die frische Luft.
- Bewegen Sie sich jede Stunde wenigstens für fünf Minuten. Auf- und Abgehen reicht bereits.
- Gehen Sie ab und an in die Sauna (mit anschließendem Wechselbaden).
- Stellen Sie das Rauchen ein.
- Verzichten Sie auf Alkohol.

6. Taktisch wählen

Sie sind zu einem Grillfest oder auf eine Party eingeladen und stehen vor dem riesenhaften Buffet? Befüllen Sie Ihren Teller als Allererstes zu zwei Drittel mit Salat und Gemüse. Der Rest darf (mageres) Fleisch oder Fisch und weitere natürliche Beilagen wie Kartoffeln oder Reis sein. Bei einem À-la-carte-Geschäftsessen steigen Sie mit einem Salat oder einer Suppe ein – das sättigt vor. Ihre Hauptmahlzeit sollte dann aber nicht die Schweinshaxe sein – wählen Sie ein leichteres Hauptgericht. Und grundsätzlich gilt: Finger weg von Saucen und schweren Dressings. Wenn, dann nur in ganz kleinen Klecksen. Ein paar Tropfen Olivenöl sind immer die bessere Wahl.

7. In Gesellschaft parlieren

Geschäftsessen, Grillfest, Party: Beteiligen Sie sich rege am Gespräch, vor allem gen Ende Ihrer Mahlzeit, wenn der Teller schon etwas leerer geworden ist – auch so kann das Sättigungsgefühl eher einsetzen.

8. Umfeld einbeziehen

Machen Sie aus Ihrer neuen Lebensgestaltung im Rahmen der MEN'S HEALTH Diät ein Happening! Schaffen Sie zum Beispiel mit Ihrer Liebsten einen oder mehrere Tage in der Woche, an denen Sie sich einem bestimmten Kochmotto oder gesunden Lebensmittel widmen. Begeistern Sie auch Ihre Freunde für den gesunden Lebensstil. Eine Idee: Gründen Sie einen „Kochzirkel" der besonderen Art. Im Sinne der MEN'S HEALTH Diät gehen Sie erst gemeinsam trainieren, anschließend einkaufen und dann gesund und lecker kochen!

PALÄO, VEGETARISCH, VEGAN ODER NACH LUST UND LAUNE: WELCHE ERNÄHRUNGSPHILOSOPHIE IST BESONDERS GESUND UND GUT FÜRS FASTEN UND ABNEHMEN?

Prof. Michalsen: Ich verfechte grundsätzlich das vegetarische und das umsichtige vegane Ernährungsmodell – auch weil ich unter anderem ein Problem mit einem Zuviel an tierischem Eiweiß sehe, nicht nur für die Tiere selbst oder unseren Planeten, sondern auch für den menschlichen Organismus. Aber das ist ein anderes Thema – siehe dazu meine Äußerungen auf Seite 64. Bei solchen Unterscheidungen sehe ich vielmehr die Gefahr, dass sie zu kurz greifen und oftmals nicht das große Ganze betrachten. Denn es ist doch so: Man kann sich auch auf vegetarische Weise ohne Probleme äußerst ungesund ernähren (und garantiert zunehmen), wenn ich beispielsweise nur Pommes esse. Low Carb, High Carb, Low Fat, High Fat, Low Protein, High Protein – bei einer solchen Betrachtung schert man Makronährstoffe über einen Kamm, was wissenschaftlich überhaupt nicht haltbar ist. Kohlenhydrate etwa werden dann als eine Gruppe betrachtet, und da ist die Zuckerlimonade genauso dabei wie das Dinkelvollkornbrot. Das kann man nicht in eine Schublade stecken. Ein Beispiel: Verzichtet ein Anhänger der Low-Carb-Ernährung auf Limonaden, Torte und Weißmehlbrötchen, dann ist das total gesund. Wenn er aber auch auf alle anderen Kohlenhydrate verzichtet, also Vollkornprodukte oder Obst, dann nimmt er sehr wenig Ballaststoffe zu sich, isst dafür vielleicht mehr Fleisch und hat so am Ende eher Darmkrebs und Herzinfarkt.

Zusammenfassend sei gesagt: Ich möchte keine Ernährungsströmung hochstellen oder verteufeln, denn Schindluder lässt sich mit allen treiben. Worauf es mit Blick auf Ihre Gesundheit und auch Ihr Abnehmvorhaben ankommt, ist die Qualität eines (möglichst natürlichen) Lebensmittels, nicht ob es paläo, keto, vegan oder sonst was ist.

Eine Auflistung guter versus schlechter Lebensmittel zum Abnehmen und für einen gesunden Lebensstil

Diese ungesunden Lebensmittel bekommen Hausverbot

Schokolade (Vollmilch, Weiße)
Zucker (weiß und braun, auch Kandis)
Traubenzucker
Marzipan
Kekse
Bonbons und Karamellwaren
Kuchen und Torten
Gummibärchen
Lakritz
Kartoffelchips
Knabbergebäck
Weingummi etc.
Gebäckwaren wie Berliner, Amerikaner, Rumkugeln etc.
Schaumzucker
Kandierte Früchte
Erdnusslocken
Puffreis
Nuss-Nougat-Creme
Zuckerrübensirup
Kartoffelpüree-Pulver
Vollfett-Mayonnaise

Schokoladen- oder Vanillepudding
Sahnekefir
Sahneeis
Obstkonserven (Früchte und Saft)
Götterspeise
Sahnejoghurt
Süße Fertignachspeisen (Tiramisu, Mousse au Chocolat, Pudding)

Kaffeesahne
Schlagsahne
Schweineschmalz
Fertiggerichte jeglicher Art
Fertigpizza

Zucker-Zerealien
Cornflakes (vor allem gezuckerte)
Crunch- und Schokoladenmüslis
Weißbrot
Buttertoast
Rosinenbrot
Croissants

Camembert
Blauschimmelkäse
Doppelrahmkäse
Schmelzkäse mit hohem Fettanteil
Aufstrichsalate (Fleischsalat, Seelachs-Ersatz etc.)
Speck
Fleischkäse
Leberkäse
süßer Senf

fette Nudelsaucen wie Carbonara
Mango-Chutney
fette Salatsaucen (French, Knoblauch, Sylter Art etc.)
fette Fertigsaucen (zum Grillen wie Cocktailsauce, Knoblauchsauce etc.)
süß-saure Fertigsaucen, Dips etc.

Limonaden-Getränke
Käse-Dips
Röstzwiebeln
Croûtons
Alkohol
Fruchtnektar
Eistees
Sirup-Getränke

Diese gesunden Lebensmittel ziehen bei Ihnen ein

Gemüse
Rote Bete
Tomaten in der Dose
Tomaten
Zwiebeln
Fenchel
Möhren
Auberginen
Sellerie
Rettich
Paprika
Gurken
Mangold
Spinat
Spargel
Radieschen
Kürbis
Knoblauch
Tiefkühlgemüse (natur)
Ingwer
Avocado

Vollkornbrot
Pumpernickel

Salat
Endiviensalat
Chicorée
Eisbergsalat
Rucola
Feldsalat

Nüsse
Walnüsse
Mandeln
Haselnüsse
Erdnüsse (nicht geröstet)
Cashewkerne

Saaten, Kerne
Hanfsamen

Kräuter
Petersilie
Gewürze

Sprossen

Pilze
Champignons
Pfifferlinge
Steinpilze

Hülsenfrüchte
Erbsen
Linsen
Bohnen
Soja
Tofu
Tempeh
Seitan

Kohl
Rosenkohl, Weißkohl, Grünkohl, Wirsingkohl, Blumenkohl, Brokkoli, Kohlrabi

Algen

Tomatenmark
Gemüsebrühe
Kokosnuss

magerer Fisch und Meeresfrüchte
Butt, Garnelen, Kabeljau, Rotbarsch, Scholle, Seelachs, Tintenfisch, Thunfisch, Zander
Thunfisch aus der Dose im eigenen Saft

Obst
Zitrone
Apfel
Beeren
Kiwi
Granatapfel

Haferflocken
Amaranth
Quinoa
Vollkornnudeln
Vollkornreis

Eier

fetterer Fisch
Lachs, Makrele

mageres Fleisch
Hähnchenfilet, Kalbsfilet, Putenbrust, Rinderfilet, Schweinefilet

Öle
Olivenöl, Distelöl, Rapsöl, Leindotteröl, Leinöl, Sonnenblumenöl, Kokosöl

Kaffee
Gemüsesaft
Wasser
Tee (Früchtetee, Kräutertee, Rooibostee, schwarzer oder grüner Tee)

Hartkäse (wie Edamer oder Gouda)
Buttermilch (natur)
Joghurt (natur)
magerer Aufschnitt
körniger Frischkäse
Magerquark
Harzer Käse

REZEPTKATEGORIEN:

Normal

Vegetarisch

Paläo

Vegan

Kapitel 3

Die besten Rezepte zur MEN'S HEALTH Diät

Willkommen zu 72 leckeren Rezepten, die alle eigens für die MEN'S HEALTH Diät entwickelt worden sind! Die Zusammenstellung schafft einen einfachen Einstieg in unsere Diät – wobei die Rezeptauswahl durchaus auch als eine Orientierungshilfe genutzt werden kann für die Zusammenstellung eigener, weiterer Rezepte. Hier hilft auch immer wieder der Blick auf die Aufstellung gesunder Lebensmittel auf Seite 75.

Jedes Rezept ist für zwei Personen angegeben. Für eine leichtere Einschätzung sind die Nährwertangaben dagegen immer pro Person beziehungsweise Portion genannt: Kilokalorien, Eiweiß, Kohlenhydrate und Fett. Sie finden sie bei jedem Gericht. Wo immer passend, haben wir für Sie zudem Meal-Prep-Tipps zusammengetragen: Viele Gerichte können Sie mit der passenden Strategie auch für den Folgetag, teilweise sogar für mehrere Tage zubereiten. Und schließlich dürfen Sie, sofern es Ihre Ernährungsphilosophie erlaubt, sich gerne bei Rezepten einer jeweils anderen Kategorie bedienen – also als Vegetarier beispielsweise bei den Gerichten für Veganer (und auch sonst finden Vegetarier beispielsweise in anderen Rubriken geeignete Rezepte – die Zutatenlisten verraten es Ihnen). So oder so: Lassen Sie es sich schmecken!

Vollkornbrot mit Schinken-Melonen-Carpaccio

REZEPT 1

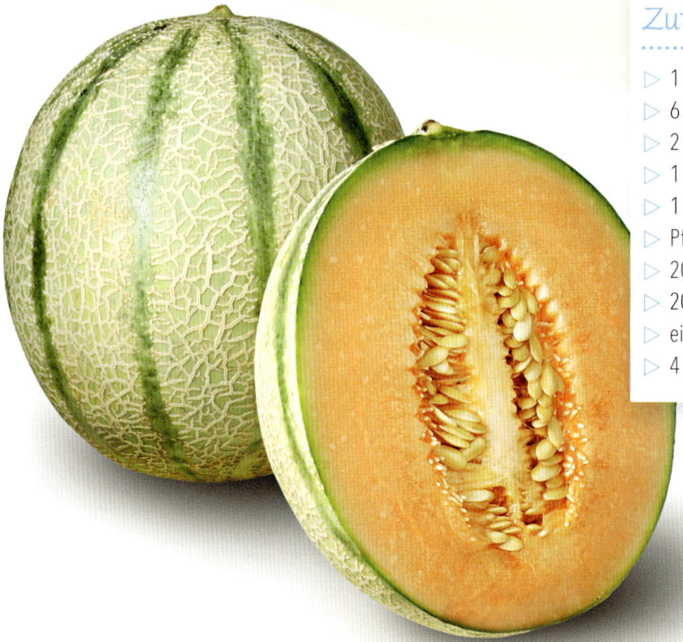

Zutaten für 2 Personen

- 1 kleine Melone (z. B. Galia, ca. 900 g)
- 6 Scheiben Parmaschinken (à 15 g)
- 2 EL Orangensaft
- 1 EL Aecto balsamico crema
- 1 EL Olivenöl
- Pfeffer
- 20 g Pinienkerne
- 20 g Hanfsamen
- einige Minzeblättchen
- 4 Scheiben Vollkornbrot

ZUBEREITUNG

1. Die Melone halbieren, die Kerne entfernen und die Hälften in dünne Spalten schneiden. Das Fruchtfleisch von der Schale abschneiden. Die Melone und die Schinkenscheiben fächerartig auf einer Platte oder zwei Tellern anrichten.

2. Orangensaft, Aceto balsamico, Olivenöl und Pfeffer verrühren und gleichmäßig über das Carpaccio träufeln.

3. Die Pinienkerne in einer geschichteten Pfanne ohne Fett goldbraun rösten. Herausnehmen. Pinienkerne und Hanfsamen über das Carpaccio streuen.
Mit Minze anrichten. Das Brot dazu essen.

Pro Person 660 kcal · 27 g Eiweiß · 81 g Kohlenhydrate · 22 g Fett

Mehrkornbrötchen mit Roastbeef und Mango

REZEPT 2

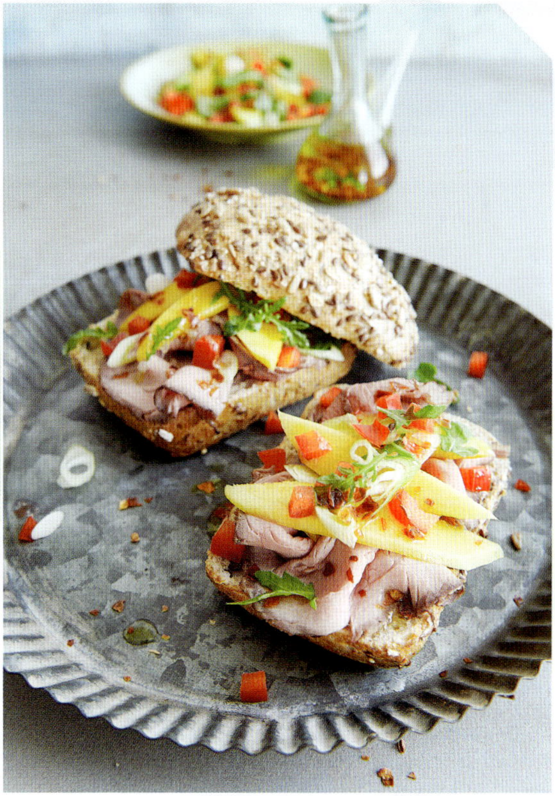

Zutaten für 2 Personen

- 1 Mango
- 1 Paprikaschote
- 2 Lauchzwiebeln
- 1–2 EL Zitronensaft
- Salz
- Chiliflocken
- 1 EL Olivenöl
- 30 g Rucola
- 2 Mehrkornbrötchen
- 120 g Roastbeefaufschnitt in dünnen Scheiben

ZUBEREITUNG

1. Die Mango aufrecht stellen und das Fruchtfleisch an beiden Seiten vom Kern abschneiden. Das Fruchtfleisch schälen und in dünne Scheiben schneiden. Die Paprika putzen, waschen und in feine Würfel schneiden. Die Lauchzwiebeln putzen, waschen und in feine Ringe schneiden.

2. Die vorbereiteten Zutaten mischen. Zitronensaft, Salz, Chili und Öl verrühren und darüberträufeln. Den Rucola verlesen, waschen, trocken tupfen, grob hacken und darübergeben.

3. Die Brötchen halbieren und jeweils das Roastbeef darauf verteilen. Den Mangosalat dazu essen oder etwas davon auf die Brötchenhälften verteilen.

Pro Person 450 kcal · 26 g Eiweiß · 58 g Kohlenhydrate · 10 g Fett

Vollkornsandwich mit geräucherter Forelle

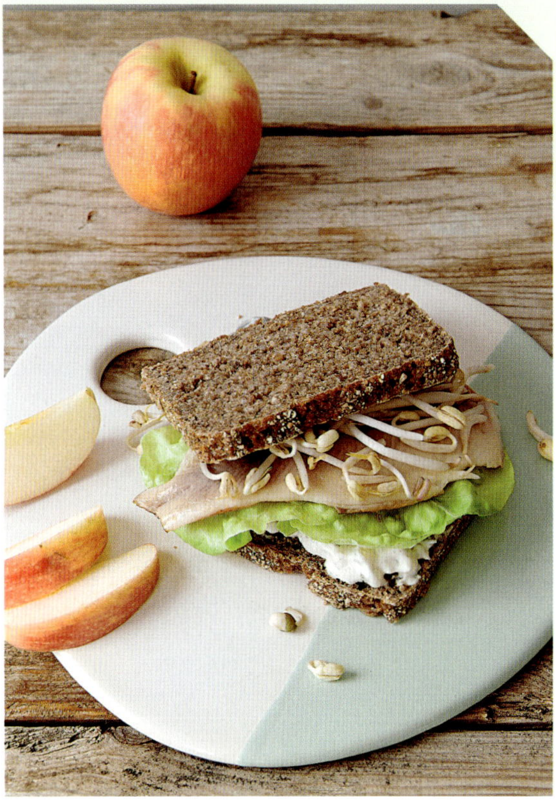

REZEPT 3

Zutaten für 2 Personen

- 30 g Mungobohnensprossen
- einige Blätter Kopfsalat
- 1 Gewürzgurke
- 75 g Sojajoghurt natur
- 2–3 EL geriebener Meerrettich aus dem Glas
- Salz
- Pfeffer
- 4 Scheiben Vollkornbrot
- 2 geräucherte Forellenfilets (à 75 g)
- 2 Äpfel

ZUBEREITUNG

1. Die Mungobohnensprossen waschen und trocken tupfen. Den Kopfsalat waschen und trocken tupfen. Die Gewürzgurke fein würfeln. Sojajoghurt, Meerrettich und Gurke verrühren. Mit Salz und Pfeffer abschmecken.

2. Die Brotscheiben mit dem Joghurt bestreichen. Die Salatblätter darauflegen. Die Forellenfilets und die Sprossen auf 2 Brotscheiben geben. Die restlichen Brotscheiben darauflegen und etwas zusammendrücken. Die Äpfel dazu essen.

Pro Person 450 kcal · 26 g Eiweiß · 68 g Kohlenhydrate · 5 g Fett

Frühstück

▶ Low-Carb- beziehungsweise Paläo-Ernährung

Ananas-Grapefruit-Bowl

REZEPT 4

Zutaten für 2 Personen

- 250 g Ananasfruchtfleisch
- 1 Pink Grapefruit
- 1 Kiwi
- 400 g Schafsjoghurt
- Bourbonvanillepulver
- 40 g Mandelkerne

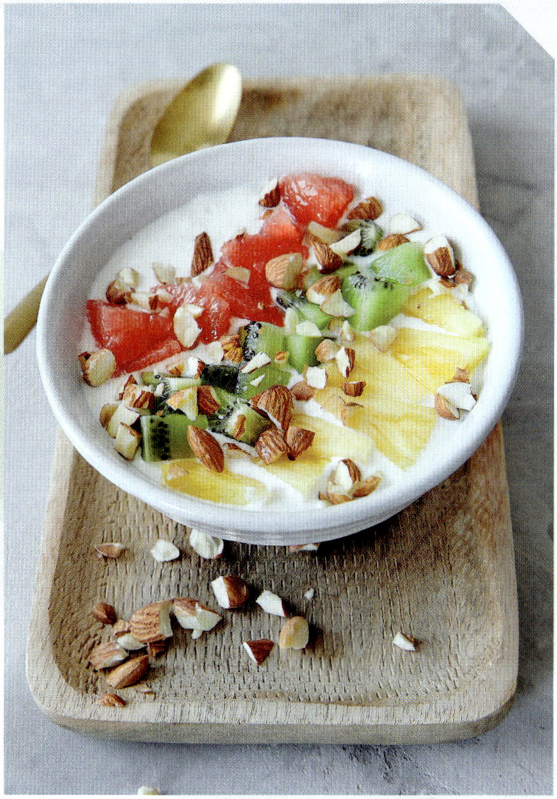

ZUBEREITUNG

1. Das Ananasfruchtfleisch in kleine Stücke schneiden. Die Grapefruit so dick schälen, dass die weiße Haut mit entfernt wird. Die Filets zwischen den Trennwänden herausschneiden, den Saft dabei auffangen und die Filets in Stücke schneiden. Die Kiwi schälen und würfeln.

2. Den Joghurt, den aufgefangenen Saft und etwas Vanillepulver verrühren. Auf 2 Bowls verteilen. Die Mandeln grob hacken. Das Obst darauf anrichten und mit den Mandeln bestreuen.

Pro Person 430 kcal · 14 g Eiweiß · 40 g Kohlenhydrate · 19 g Fett

Fenchel-Orangen-Salat

REZEPT 5

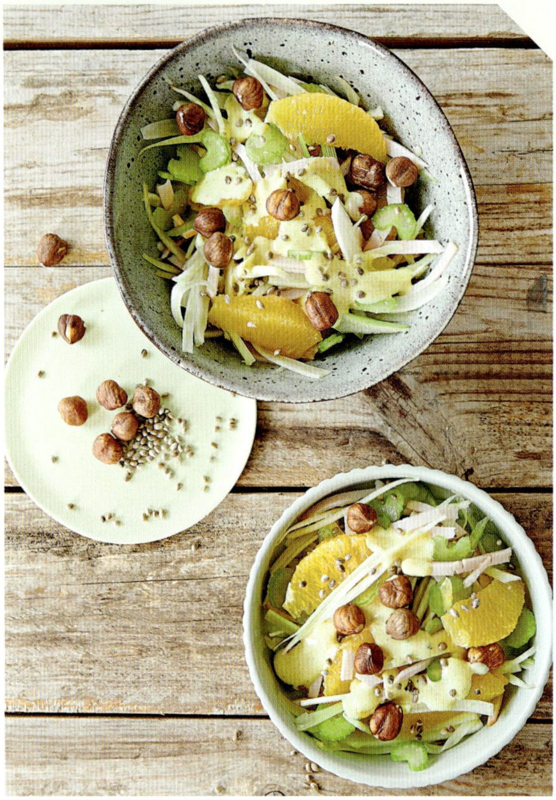

Zutaten für 2 Personen

- 2 Fenchelknollen
- 150 g Staudensellerie
- 2 Orangen
- 150 g geräucherte Putenbrust in dünnen Scheiben
- 150 g Sojajoghurt natur
- 30 g vegane Salatcreme
- 1 EL Currypulver
- Salz
- Pfeffer
- 20 g Hanfsamen
- 40 g Haselnusskerne

ZUBEREITUNG

1. Die Fenchelknollen putzen, waschen und in feine Streifen schneiden. Den Staudensellerie putzen, waschen und in feine Scheiben schneiden. Die Orangen so dick schälen, dass die weiße Haut mit entfernt wird. Die Filets zwischen den Trennhäuten herausschneiden, dabei den Saft auffangen. Die Putenbrust in Streifen schneiden.

2. Alle vorbereiteten Zutaten mischen. Joghurt, Salatcreme, aufgefangenen Orangensaft, Curry, Salz und Pfeffer verrühren. Abschmecken. Über den Salat geben. Die Hanfsamen und die Haselnüsse darüberstreuen.

Pro Person 450 kcal · 31 g Eiweiß · 23 g Kohlenhydrate · 22 g Fett

Tipp Wer keinen Staudensellerie mag, tauscht ihn gegen Möhren aus.

Lachs-Avocado-Salat mit Apfel

REZEPT 6

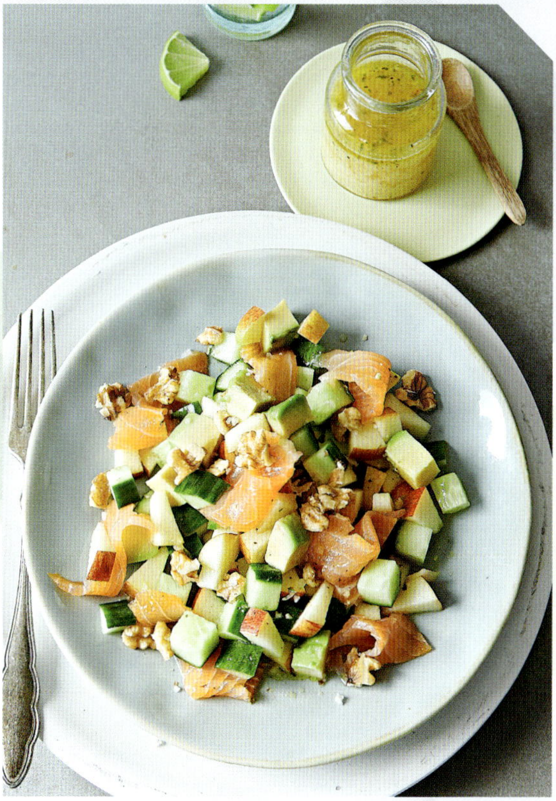

Zutaten für 2 Personen

- 200 g Räucherlachs
- 150 g Salatgurke
- 1 kleiner Apfel
- 1 Avocado
- 3 EL Zitronensaft
- 1 EL Brühe
- 1 EL mittelscharfer Senf
- Salz
- Pfeffer
- 1 EL Olivenöl
- optional: flüssiges Stevia oder Birkenzucker
- 30 g Walnusskerne

ZUBEREITUNG

1. Den Lachs in breite Streifen schneiden. Die Gurke schälen und würfeln. Den Apfel waschen, vierteln, entkernen und in Stücke schneiden. Die Avocado halbieren, den Kern entfernen, schälen und das Fruchtfleisch würfeln.

2. Alle vorbereiteten Zutaten mischen. Zitronensaft, Brühe, Senf, Salz, Pfeffer und Öl verrühren und nach Wunsch mit etwas Stevia oder Birkenzucker abschmecken. Das Dressing über den Salat geben. Die Walnusskerne grob hacken und darüberstreuen.

Pro Person 540 kcal · 25 g Eiweiß · 14 g Kohlenhydrate · 37 g Fett

Quinoa-Zimtcreme mit Erdbeeren

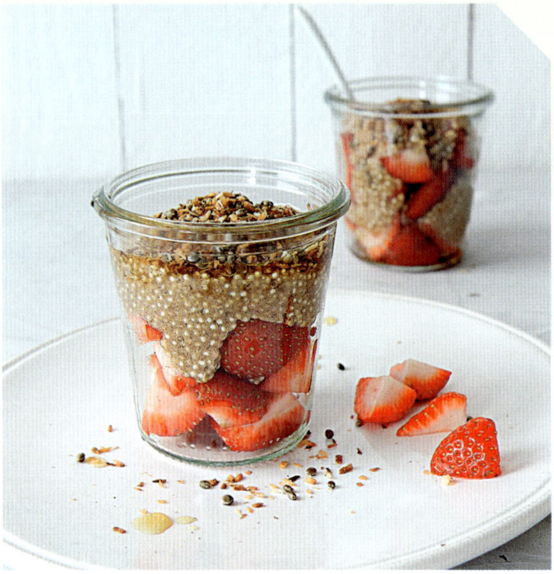

REZEPT 7

Zutaten für 2 Personen

- 200 ml ungesüßte Kokosmilch
- 75 g Quinoa
- 1 Prise Salz
- ½ EL gemahlener Zimt
- 20 g Hanfsamen
- 20 g Kokosraspel
- 400 g Erdbeeren
- 1 EL Ahornsirup

ZUBEREITUNG

1. Die Kokosmilch erhitzen, Quinoa, Salz und Zimt dazugeben und bei geringer Hitze etwa 15 Minuten quellen lassen.

2. Die Hanfsamen und die Kokosraspel in einer beschichteten Pfanne kurz anrösten. Herausnehmen und abkühlen lassen.

3. Die Erdbeeren waschen, putzen und je nach Größe halbieren oder vierteln. Die Erdbeeren auf Gläser verteilen. Die Quinoacreme daraufgeben Mit der Kokosmischung bestreuen und den Ahornsirup darüberträufeln.

Pro Person 530 kcal · 10 g Eiweiß · 46 g Kohlenhydrate · 31 g Fett

Meal-Prep-Tipp Die Creme können Sie gleich für 3 Tage zubereiten – allerdings am besten ohne Erdbeeren, Kokosraspeln und Ahornsirup. Die Creme portionsweise in Schälchen füllen und gut abgedeckt in den Kühlschrank stellen. Zum Verzehr herausnehmen, nach Wunsch leicht in der Mikrowelle erwärmen. Dann die frischen Erdbeeren, Kokosraspel und etwas Ahornsirup daraufgeben.

Extra-Tipp Wer es morgens nicht schafft, zu Hause zu frühstücken, füllt die Creme in ein verschließbares Glas (zum Beispiel ein Weckglas) und nimmt die Creme mit. Die restlichen Zutaten dann mischen und extra verpacken.

Obstsalat mit Knuspermüsli

REZEPT 8

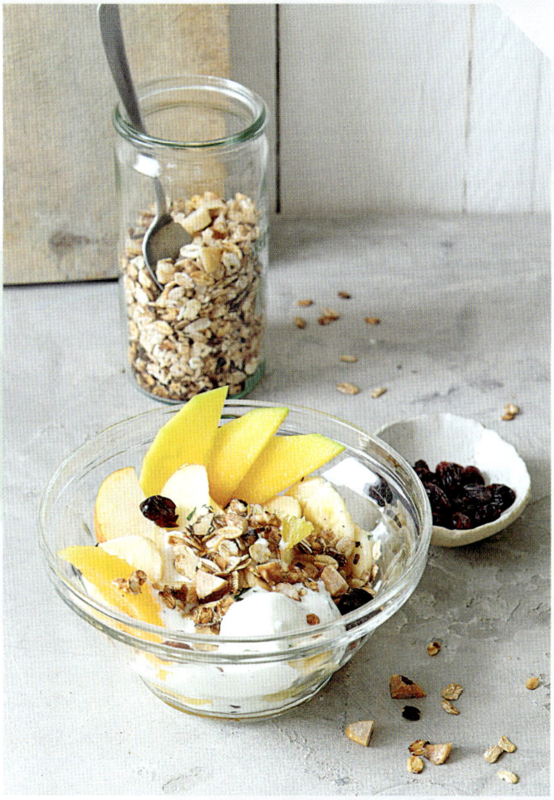

Zutaten für 2 Personen

- 30 g Paranusskerne
- 20 g Walnusskerne
- 30 g Roggenflocken
- 1 Mango
- 1 Banane
- 1 Orange
- 1 Apfel
- 10 g getrocknete Cranberrys
- 300 g Schafsmilchjoghurt
- 1 EL gehackte Zitronenmelisse

ZUBEREITUNG

1. Die Nüsse grob hacken. Roggenflocken und Nüsse in einer beschichteten Pfanne ohne Fett rösten. Herausnehmen und abkühlen lassen.

2. Die Mango aufrecht stellen und das Fruchtfleisch an beiden Seiten vom Kern abschneiden. Das Fruchtfleisch schälen und in dünne Scheiben schneiden. Die Banane schälen und in Scheiben schneiden. Die Orange so dick schälen, dass die weiße Haut mit entfernt wird. Die Filets zwischen den Trennhäuten herausschneiden, dabei den Saft auffangen. Den Apfel waschen, vierteln, entkernen und in dünne Spalten schneiden.

3. Das Obst mischen. Die Cranberrys dazugeben. Joghurt, aufgefangenen Saft und und Zitronenmelisse verrühren und über das Obst geben. Mit der Knuspermischung bestreuen.

Pro Person 530 kcal · 13 g Eiweiß · 59 g Kohlenhydrate · 24 g Fett

Müsli mit Beerenquark

REZEPT 9

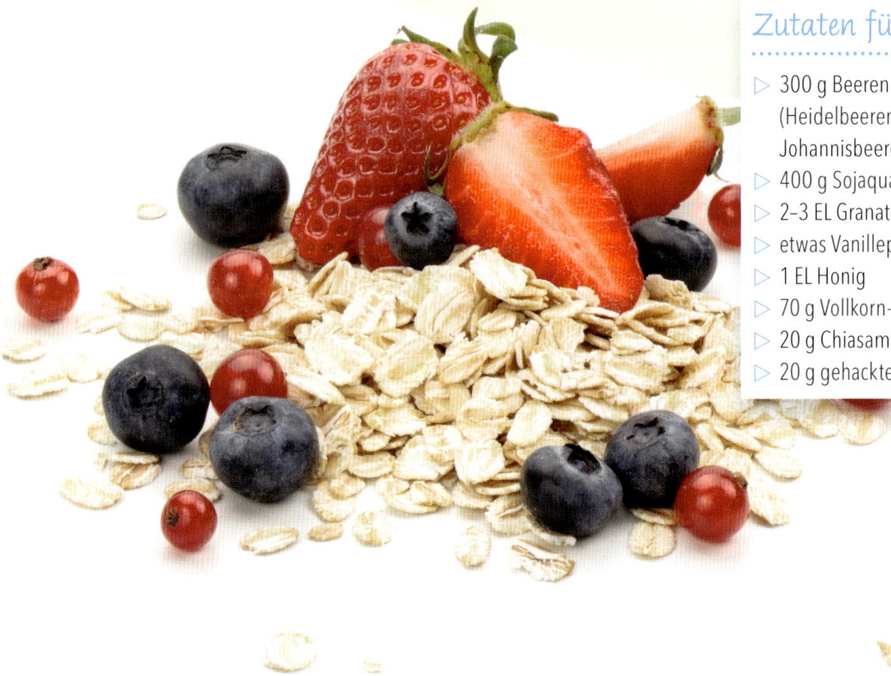

Zutaten für 2 Personen

- 300 g Beeren (Heidelbeeren, Erdbeeren oder Johannisbeeren)
- 400 g Sojaquark
- 2–3 EL Granatapfel- oder Orangensaft
- etwas Vanillepulver
- 1 EL Honig
- 70 g Vollkorn-Haferflocken
- 20 g Chiasamen
- 20 g gehackte Mandeln

ZUBEREITUNG

1. Die Beeren verlesen, waschen und trocken tupfen. Quark, Granatapfel- oder Orangensaft, etwas Vanillepulver und Honig verrühren. Die Beeren unterheben.

2. Haferflocken, Chiasamen und Mandeln mischen und über den Beerenquark geben.

Pro Person 460 kcal · 24 g Eiweiß · 38 g Kohlenhydrate · 19 g Fett

Bananen-Bowl mit Kokos

REZEPT 10

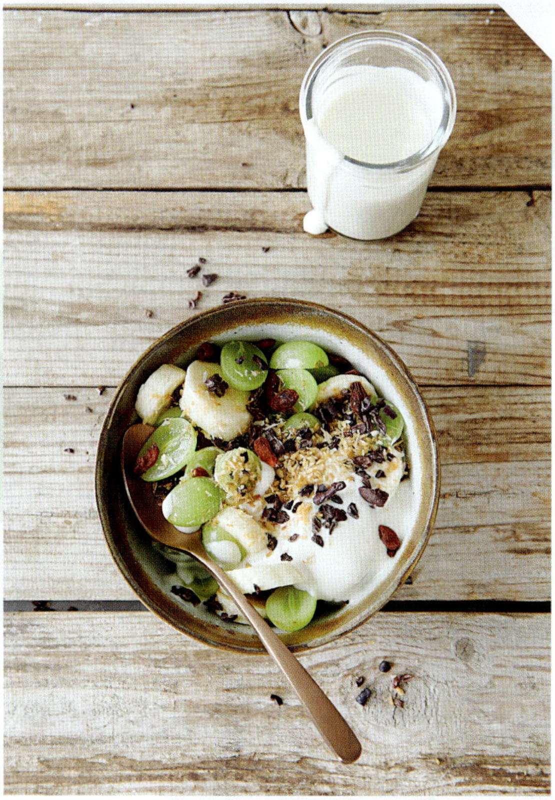

Zutaten für 2 Personen

- 40 g Kokosraspel
- 2 Bananen
- 250 g kernlose Weintrauben
- 30 g getrocknete Gojibeeren
- 300 g Soja-Kokos-Joghurt
- 20 g geschroteter Leinsamen
- 40 g Kakaonibs

ZUBEREITUNG

1. Die Kokosraspel in einer beschichteten Pfanne ohne Fett goldbraun rösten. Herausnehmen und abkühlen lassen.

2. Die Bananen schälen und in Scheiben schneiden Die Weintrauben waschen und je nach Größe halbieren oder ganz lassen. Weintrauben, Gojibeeren und Bananen in einer Bowl mischen. Soja-Kokos-Joghurt glatt rühren und darübergeben. Mit Leinsamen, Kakaonibs und gerösteten Kokosraspeln bestreuen.

Pro Person 590 kcal · 16 g Eiweiß · 50 g Kohlenhydrate · 33 g Fett

Dinkelporridge mit Kirschen

REZEPT 11

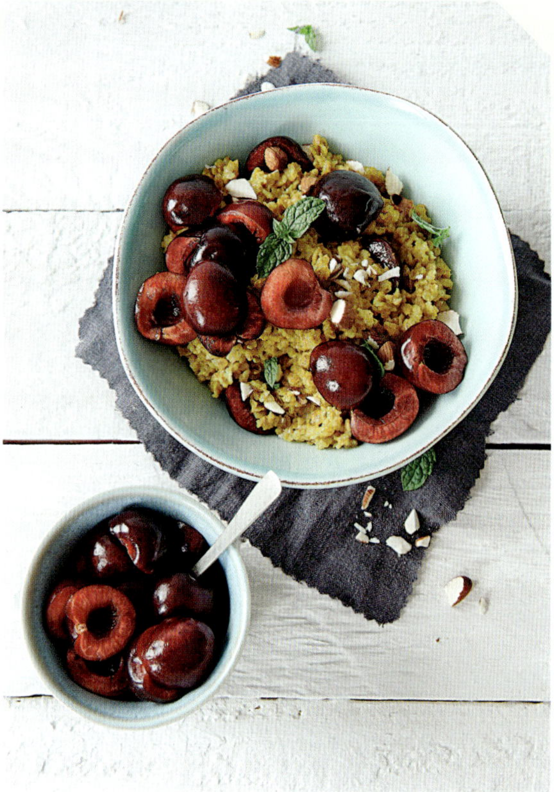

Zutaten für 2 Personen

- 100 g Dinkelflocken
- 500 ml Mandeldrink
- 1 Prise Salz
- ½–1 EL gemahlener Zimt
- 1 EL gemahlener Kurkuma
- 1 EL Honig
- 400 g Kirschen (nach Geschmack Süß- oder Sauerkirschen)
- 40 g gehackte Mandeln
- einige Zitronenmelisseblättchen

ZUBEREITUNG

1. Dinkelflocken, Mandeldrink, 1 Prise Salz, Zimt, Kurkuma und Honig in einem Topf aufkochen und bei geringer Hitze etwa 20 Minuten ausquellen lassen. Sollte das Porridge zu fest sein, noch etwas Mandeldrink unterrühren. In eine Schüssel füllen.

2. Die Kirschen waschen, entstielen und entsteinen. Die Kirschen und die Mandeln unter das Porrigde mischen. Abschmecken. Mit Melisseblättchen anrichten.

Pro Person 510 kcal · 15 g Eiweiß · 72 g Kohlenhydrate · 15 g Fett

Meal-Prep-Tipp Von dem Porridge kann man auch gleich die doppelte Menge zubereiten. Eine Hälfte für den nächsten Tag im Kühlschrank aufbewahren. 3 Tage ist es haltbar, wenn Sie die Kirschen frisch dazugeben.

Papaya-Kiwi-Salat mit Hirseflocken

REZEPT 12

Zutaten für 2 Personen

- 50 g Hirseflocken
- 30 g Sesamsamen
- 1 EL Rapsöl
- 1 Papaya
- 2 Kiwis
- 250 g Beeren (Erdbeeren oder Johannisbeeren)
- 40 g getrocknete Kirschen
- 5 EL Orangensaft

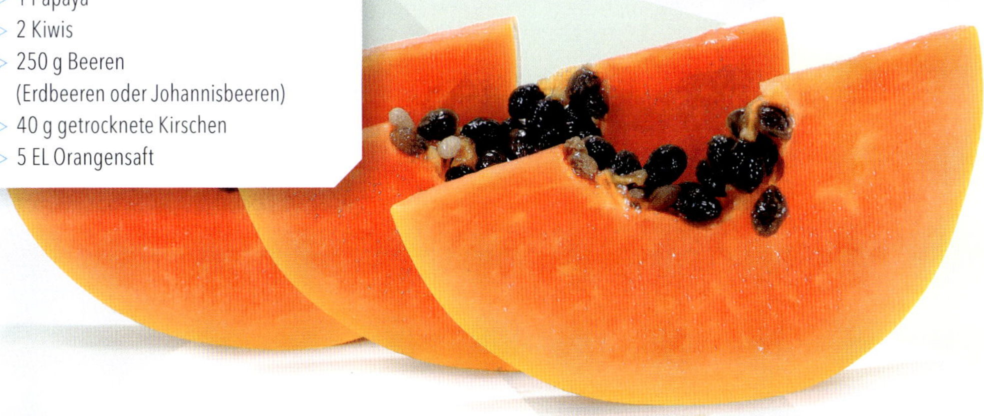

ZUBEREITUNG

1. Die Hirseflocken und den Sesam in einer beschichteten Pfanne in dem Öl anrösten. Herausnehmen und abkühlen lassen.

2. Die Papaya halbieren, entkernen, schälen und in Würfel schneiden. Die Kiwis schälen und in Scheiben schneiden. Die Beeren waschen, putzen und eventuell klein schneiden.

3. Das Obst und die getrockneten Kirschen mischen. Den Saft darübergeben. Mit der Flockenmischung bestreuen.

Pro Person 450 kcal · 10 g Eiweiß · 58 g Kohlenhydrate · 15 g Fett

Mittagessen

▸ normale Ernährung

Geschmortes Rindfleisch mit Kichererbsen und Möhren

REZEPT 13

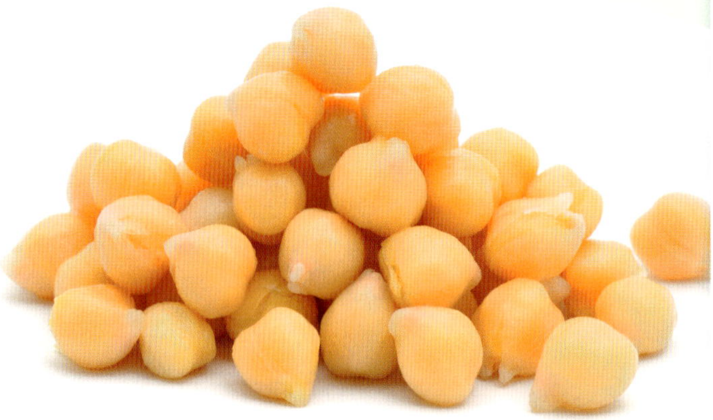

Zutaten für 2 Personen

- 500 g Rindfleisch aus der Keule
- Salz
- Pfeffer
- Pimentpulver
- 2 Stangen Staudensellerie
- 250 g Möhren
- 1 Zwiebel
- 1 Knoblauchzehe
- 2 EL Rapsöl
- 375 ml Brühe
- 1 Zweig Rosmarin
- 1 kleine Dose Kichererbsen (240 g Abtropfgewicht)

ZUBEREITUNG

1. Von dem Rindfleisch eventuell vorhandene Sehnen entfernen. Das Fleisch mit Salz, Pfeffer und Piment würzen. Den Staudensellerie putzen, waschen und in Scheiben schneiden. Die Möhren schälen und in Scheiben schneiden. Die Zwiebel und die Knoblauchzehe schälen und würfeln.

2. Das Fleisch im heißen Öl kräftig anbraten. Zwiebel und Knoblauch dazugeben und kurz mitbraten. Mit der Brühe ablöschen. Den Rosmarinzweig dazugeben und das Fleisch zugedeckt etwa 1 Stunde schmoren.

3. Die Kichererbsen abgießen, mit kaltem Wasser abspülen und abtropfen lassen. Kichererbsen, Möhren und Staudensellerie zum Fleisch geben und etwa 15 Minuten weiterschmoren. Mit Salz, Pfeffer und Piment abschmecken. Das Fleisch herausnehmen, in Scheiben schneiden und mit dem Gemüsesud anrichten.

Pro Person 650 kcal · 62 g Eiweiß · 31 g Kohlenhydrate · 28 g Fett

Tipp Wer mag, verdoppelt das Rezept und friert eine Hälfte ein. Übrigens, anstelle von Pimentpulver können Sie auch Pimentkörner verwenden und diese in einem Mörser zerstoßen.

Safranwürzige Fischsuppe mit Kartoffeln und Bohnen

REZEPT 14

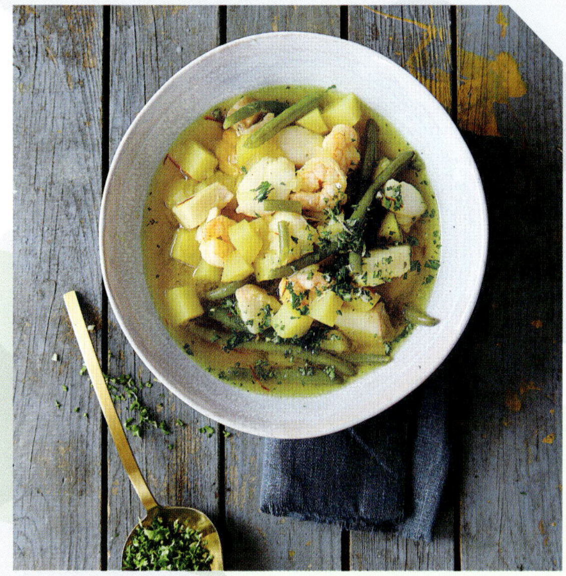

Zutaten für 2 Personen

- ½ Bund Petersilie
- 1 Knoblauchzehe
- 1 Bio-Zitrone
- 200 g Kabeljaufilet
- 100 g Garnelen (roh, ohne Schale)
- 300 g festkochende Kartoffeln
- 1 Zwiebel
- 2 EL Olivenöl
- ½ l Fischfond oder Gemüsebrühe
- 1 Briefchen Safran
- 250 g tiefgefrorene Prinzessbohnen
- Salz
- Pfeffer

ZUBEREITUNG

1. Die Petersilie waschen, trocken tupfen, die Blättchen abzupfen und fein hacken. Die Knoblauchzehe schälen und hacken. Die Zitrone heiß waschen, trocken reiben und die Schale abreiben. Petersilie, Knoblauch und Zitronenschale mischen. Die Zitrone auspressen.

2. Das Kabeljaufilet waschen, trocken tupfen und in Würfel schneiden. Die Garnelen längs am Rücken entlang einschneiden und den Darm entfernen. Die Garnelen waschen und trocken tupfen. Mit 1 Esslöffel Zitronensaft beträufeln.

3. Die Kartoffeln schälen, waschen und würfeln. Die Zwiebel schälen, fein würfeln und im heißen Öl andünsten. Die Kartoffeln dazugeben und andünsten. Mit dem Fond oder Brühe ablöschen. Safran und Bohnen hinzufügen, zugedeckt 15 Minuten köcheln lassen.

4. Den Fisch und die Garnelen in die Brühe geben und bei geringer Hitze etwa 5 Minuten gar ziehen lassen. Mit Salz, Pfeffer und Zitronensaft abschmecken. Die Petersilien-Zitronen-Mischung dazu reichen.

Pro Person 400 kcal · 37 g Eiweiß · 31 g Kohlenhydrate · 12 g Fett

Tipp Zum Abschmecken der Suppe eignet sich auch ein kleiner Schuss Ouzo oder Pernod. Dadurch bekommt sie einen leichten Anisgeschmack.

Meal-Prep-Tipp Die Suppe kann für 2 Tage gekocht werden. Am Folgetag vorsichtig erhitzen und nicht umrühren, da der Fisch sonst ganz schnell zerfällt.

Putenschnitzel mit Paprika-Mais-Gemüse

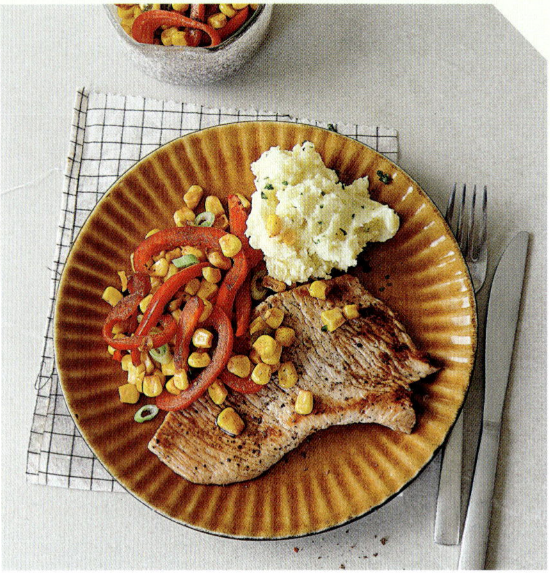

REZEPT 15

Zutaten für 2 Personen

- 2 Putenschnitzel (à 150 g)
- Salz
- Pfeffer
- 1 EL Zitronensaft
- 3 EL Olivenöl
- einige Salbeiblätter
- 400 g vorwiegend festkochende Kartoffeln
- 2 Paprikaschoten
- 2 Lauchzwiebeln
- 1 Dose Mais (285 g Abtropfgewicht)
- Paprikapulver
- 50 ml heiße Sojamilch
- 10 g Butter
- 1 EL gehackte Petersilie

ZUBEREITUNG

1. Die Putenschnitzel waschen, trocken tupfen und in eine Schale geben. Salz, Pfeffer, Zitronensaft und 1 Esslöffel Olivenöl verrühren und das Fleisch damit beträufeln. Mit Salbei abdecken. Etwa 30 Minuten durchziehen lassen.

2. Die Kartoffeln schälen, waschen, in Stücke schneiden und in gesalzenem Wasser etwa 20 Minuten kochen. Die Paprikaschoten putzen, waschen und in Streifen schneiden. Die Lauchzwiebeln putzen, waschen und in Ringe schneiden.

3. Die Schnitzel etwas abtropfen lassen, den Salbei entfernen und das Fleisch in einer beschichteten Pfanne etwa 10 Minuten braten.

4. Die Paprika und die Lauchzwiebeln im restlichen heißen Öl etwa 5 Minuten dünsten. Den Mais abgießen, abtropfen lassen, unter die Paprika mischen und weitere 3 Minuten dünsten. Mit Salz, Pfeffer und Paprikapulver abschmecken.

5. Die Kartoffeln abgießen, dabei etwas Kochwasser auffangen und die Kartoffeln grob zerdrücken. Sojamilch, etwas Kochwasser, Butter und Petersilie untermischen. Abschmecken.

Pro Person 630 kcal · 46 g Eiweiß · 51 g Kohlenhydrate · 23 g Fett

Meal-Prep-Tipp Perfektes Essen zum Aufwärmen in der Mikrowelle und kann auch für 3 Tage gekocht werden. Putenschnitzel können beim Erhitzen leicht etwas trocken werden. Wer dies nicht riskieren möchte, isst sie kalt.

Pellkartoffeln mit Avocadocreme

REZEPT 16

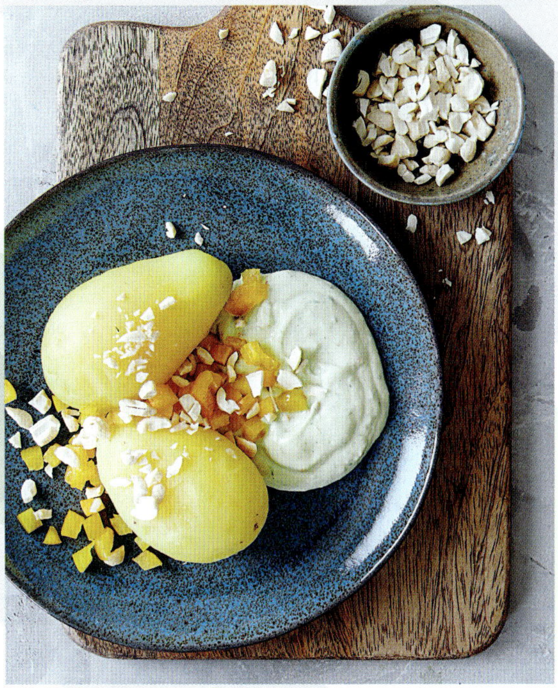

Zutaten für 2 Personen

- 4 festkochende Kartoffeln (à 150 g)
- 1 Paprikaschote
- 40 g getrocknete Tomaten ohne Öl
- 1 Avocado
- 1–2 EL Zitronensaft
- 2 EL gehackter Kerbel oder Petersilie
- 1 Knoblauchzehe
- 150 g Sojajoghurt natur
- 50 g Ziegenfrischkäse
- Chiliflocken
- Salz
- Pfeffer
- 30 g Cashewkerne

ZUBEREITUNG

1. Die Kartoffeln waschen und mit Schale etwa 25 Minuten kochen.

2. Die Paprikaschote putzen, waschen und in kleine Würfel schneiden. Die getrockneten Tomaten in feine Streifen schneiden. Die Avocado halbieren, den Kern entfernen, die Hälften schälen und das Fruchtfleisch in einen Rührbecher geben. Den Zitronensaft und den Kerbel dazugeben. Die Knoblauchzehe schälen und dazudrücken. Alles mit dem Stabmixer fein pürieren. Joghurt, Frischkäse und getrocknete Tomaten unterrühren. Mit Chili, Salz und Pfeffer abschmecken.

3. Die Avocadocreme in eine Schüssel geben. Die Cashewkerne grob hacken und mit den Paprikawürfeln darüberstreuen. Die Kartoffeln abgießen, abdämpfen lassen, pellen und mit der Creme anrichten.

Pro Person 520 kcal · 18 g Eiweiß · 51 g Kohlenhydrate · 24 g Fett

Tipp Den Ziegenfrischkäse kann man auch gegen Joghurt (Schaf oder Soja) austauschen.

Penne mit Tomaten-Paprika-Sauce

REZEPT 17

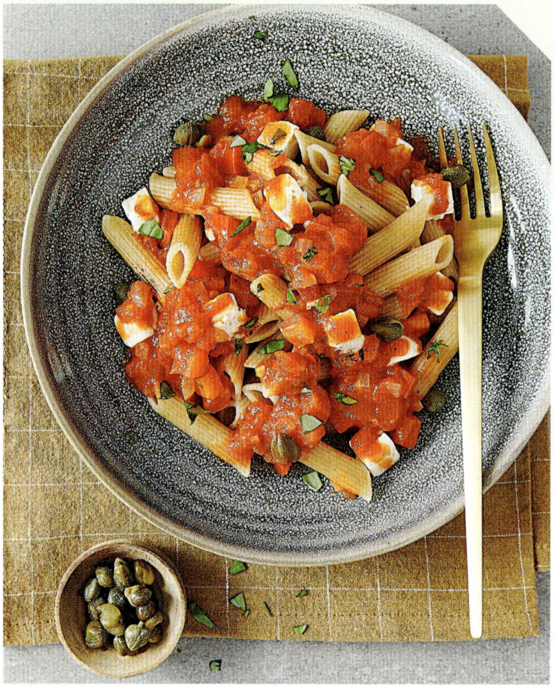

Zutaten für 2 Personen

- 250 g Vollkorn-Penne
- Salz
- 1 Paprikaschote
- 1 Zwiebel
- 1 Knoblauchzehe
- 1 Chilischote
- 2 EL Olivenöl
- Salz
- Pfeffer
- 1 kleine Dose Tomaten (400 g Füllmenge)
- 1 EL Kapern
- 75 g Feta
- 1 EL gehacktes Basilikum

ZUBEREITUNG

1. Die Nudeln in reichlich gesalzenem Wasser nach Packungsanweisung bissfest kochen.

2. Die Paprikaschote putzen, waschen und in Würfel schneiden. Die Zwiebel und den Knoblauch schälen und fein würfeln. Die Chilischote halbieren, entkernen, waschen und hacken. Die Paprika im heißen Öl kräftig anbraten. Zwiebel, Knoblauch und Chili dazugeben, kurz mitbraten und mit Salz und Pfeffer würzen. Die Tomaten und die Kapern dazugeben und etwa 15 Minuten einkochen lassen. Abschmecken.

3. Den Feta würfeln. Die Nudeln abgießen und tropfnass mit der Sauce mischen. Den Feta dazugeben und schmelzen. Mit dem Basilikum bestreuen.

Pro Person 680 kcal · 25 g Eiweiß · 83 g Kohlenhydrate · 23 g Fett

Meal-Prep-Tipp Dieses Gericht schmeckt auch nach 3 Tagen noch sehr gut. Dann aber Nudeln, Sauce und Feta getrennt aufbewahren und erst vor dem Essen mischen und zum Beispiel in der Mikrowelle erhitzen. Übrigens, die Sauce eignet sich auch sehr gut zum Einfrieren. Also am besten gleich eine größere Menge kochen.

Garnelencurry mit Sprossen

REZEPT 18

Zutaten für 2 Personen

- 300 g Garnelen (roh, ohne Schale)
- 200 g Möhren
- 1 Packung Mungobohnensprossen (200 g)
- 1 Knoblauchzehe
- 10 g Ingwer
- 140 g Vollkornreis
- Salz
- 2 EL Rapsöl
- 1 EL rote Currypaste
- 200 ml ungesüßte Kokosmilch
- 1 EL Limettensaft
- Pfeffer

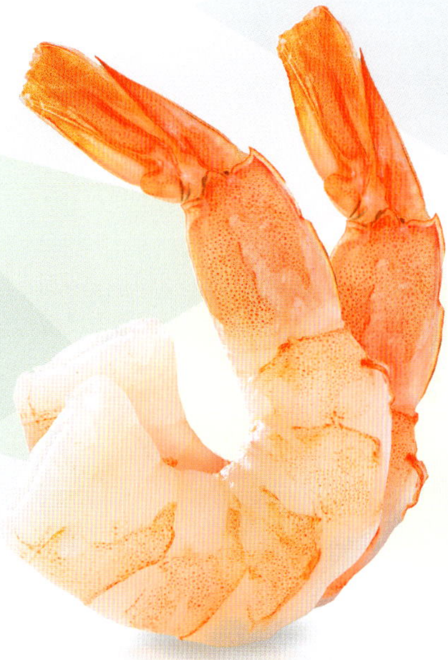

ZUBEREITUNG

1. Die Garnelen längs am Rücken entlang einschneiden und den Darm entfernen. Die Garnelen waschen und trocken tupfen. Die Möhren schälen und in dünne Scheiben schneiden. Die Sprossen waschen und abtropfen lassen. Den Knoblauch und den Ingwer schälen und fein hacken.

2. Den Reis in gesalzenem Wasser nach Packungsanweisung garen.

3. Das Öl in der Pfanne erhitzen und die Garnelen darin 3 Minuten braten. Herausnehmen. Die Möhren in das Bratfett geben und andünsten. Den Knoblauch und den Ingwer dazugeben und andünsten. Die Currypaste dazugeben und anschwitzen. Die Sprossen zufügen, mit der Kokosmilch ablöschen und etwa 8 Minuten garen.

4. Die Garnelen in das Curry hineingeben und kurz erhitzen. Mit Limettensaft, Salz und Pfeffer abschmecken und mit dem Reis anrichten.

Pro Person 720 kcal · 38 g Eiweiß · 64 g Kohlenhydrate · 32 g Fett

Tipp Wer das Curry lieber mit etwas mehr Sauce mag, gibt noch entsprechend etwas Brühe oder Kokosmilch dazu.

Asiatisches Hühnerfrikassee mit Sprossen und Brokkoli

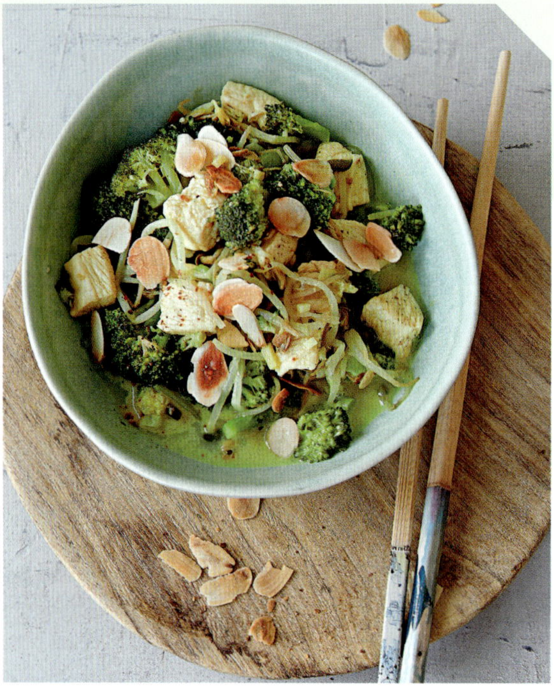

REZEPT 19

Zutaten für 2 Personen

- 500 g Brokkoli
- 1 Packung Mungobohnensprossen (200 g)
- 10 g Ingwer
- 1 Knoblauchzehe
- 2 EL Rapsöl
- 1 EL Currypulver
- ¼ l Brühe
- 300 ml ungesüßte Kokosmilch
- 300 g Hähnchenbrustfilet
- Salz
- Cayennepfeffer
- 1–2 EL Zitronensaft
- Pfeffer
- 20 g Mandelblättchen

ZUBEREITUNG

1. Den Brokkoli putzen, waschen und in Röschen teilen. Die Sprossen waschen und abtropfen lassen. Den Ingwer und den Knoblauch schälen, fein würfeln und im heißen Öl andünsten. Das Currypulver dazugeben, kurz anschwitzen und mit der Brühe und der Kokosmilch ablöschen. Das Gemüse dazugeben und etwa 5 Minuten garen.

2. Das Hähnchenbrustfilet waschen, trocken tupfen und in Würfel schneiden. Mit Salz und Cayennepfeffer würzen. Das Fleisch zu dem Gemüse geben und etwa 5 Minuten garen. Mit Zitronensaft, Salz und Pfeffer abschmecken.

3. Die Mandelblättchen in einer beschichteten Pfanne ohne Fett rösten. Über das Frikassee streuen.

Pro Person 650 kcal · 46 g Eiweiß · 10 g Kohlenhydrate · 46 g Fett

Meal-Prep-Tipp Dies ist ein perfektes Gericht zum Einfrieren, dann aber ohne Sprossen und Mandeln. Beim Auftauen sollte man das Frikassee aber noch einmal gut abschmecken, da beim Einfrieren etwas Geschmack verloren gehen kann.

Entenbrustfilet mit Shiitakepilzen

REZEPT 20

Zutaten für 2 Personen

- 1 Entenbrustfilet (ca. 350 g)
- Salz
- Pfeffer
- 200 g Möhren
- 1 Stange Porree
- 250 g Shiitakepilze oder Champignons
- 1 Zwiebel
- 10 g Ingwer
- 1 Knoblauchzehe
- 2 EL Rapsöl
- 2 EL Sojasauce oder Hoisinsauce
- 4 EL Brühe
- Sambal Oelek
- 30 g Erdnüsse
- 1 EL gehackter Koriander

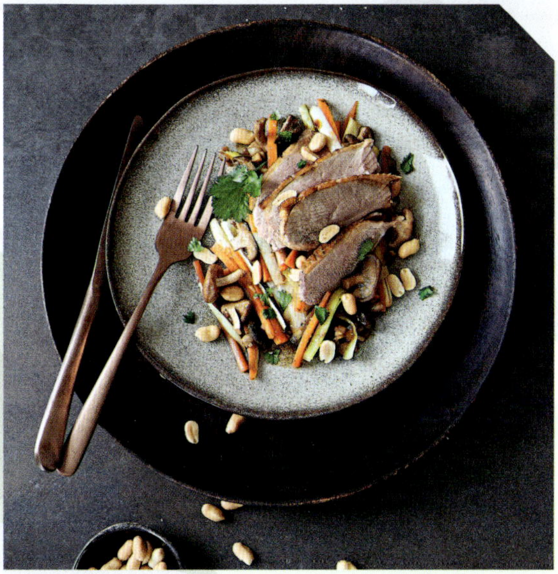

ZUBEREITUNG

1. Den Backofen auf 200 °C vorheizen. Das Entenbrustfilet waschen und trocken tupfen. Die Haut diagonal und über Kreuz einschneiden. Mit Salz und Pfeffer würzen.

2. Die Möhren schälen, den Porree putzen, waschen und beides in Streifen schneiden. Die Pilze putzen und in Scheiben schneiden. Zwiebel, Ingwer und Knoblauch schälen und fein würfeln.

3. Eine ofenfeste Pfanne erhitzen und das Entenbrustfilet mit der Haut nach unten etwa 5 Minuten anbraten. Wenden und weitere 5 Minuten braten. Mit der Haut nach oben im Ofen etwa 10 Minuten garen.

4. Das Öl in einer Pfanne erhitzen. Die Pilze darin anbraten. Möhren, Porree, Zwiebel, Ingwer und Knoblauch dazugeben und kurz mitbraten. Mit Sojasauce und Brühe ablöschen. Das Gemüse etwa 6 Minuten dünsten. Mit etwas Sambal Oelek und Salz abschmecken.

5. Die Entenbrust aus dem Ofen nehmen und kurz ruhen lassen. Das Fleisch in dünne Scheiben schneiden und auf dem Gemüse anrichten. Mit den Erdnüssen und dem Koriander bestreuen.

Pro Person 700 kcal · 40 g Eiweiß · 26 g Kohlenhydrate · 49 g Fett

Tipp Zu dem Gemüse passt auch Hähnchenbrustfilet oder eine knusprige Hähnchenkeule. Übrigens, wenn es mal ganz schnell gehen soll, kann man auch Wok-Gemüse aus der Tiefkühltruhe verwenden.

Gebratenes Kotelett mit Kohl-Speck-Salat

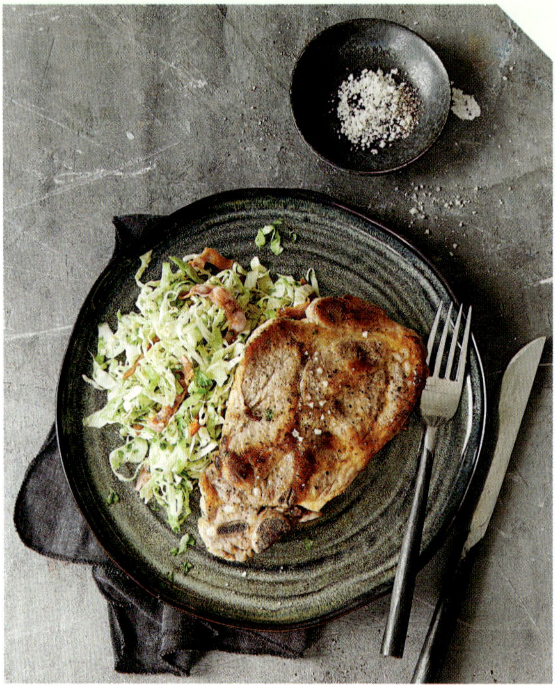

REZEPT 21

Zutaten für 2 Personen

- 1 kleiner Spitzkohl (ca. 700 g)
- 4 EL Weißweinessig
- Salz
- Pfeffer
- ½ EL Kümmel
- 3 EL Olivenöl
- ½ Bund Petersilie
- 4 Scheiben Frühstücksspeck (à 15 g)
- 2 Nackenkoteletts (à ca. 250 g)
- 1 Zweig Rosmarin

ZUBEREITUNG

1. Von dem Spitzkohl die äußeren Blätter entfernen. Den Kohl halbieren, den Strunk herausschneiden und die Hälften in feine Streifen schneiden. Waschen und gut abtropfen lassen. Den Kohl in eine Schüssel geben. Essig, Salz, Pfeffer und Kümmel verrühren, über den Kohl geben und gut durchkneten, damit er etwas weicher wird. 2 Esslöffel Öl untermischen. Mindestens 2 Stunden durchziehen lassen.

2. Die Petersilie waschen, trocken tupfen und die Blätter fein hacken. Den Speck in Streifen schneiden und in einer beschichteten Pfanne ohne Fett knusprig braten. Beides unter den Salat heben. Mit Salz und Pfeffer und eventuell noch etwas Essig abschmecken.

3. Die Koteletts waschen, trocken tupfen und mit Salz und Pfeffer würzen. Das restliche Öl erhitzen und die Koteletts zusammen mit dem Rosmarin 10–15 Minuten braten.

Pro Person 800 kcal · 46 g Eiweiß · 10 g Kohlenhydrate · 63 g Fett

Meal-Prep-Tipp Den Salat kann man ohne Probleme 4 Tage im Kühlschrank aufbewahren. Dann aber lieber ohne Speck zubereiten. Wer auf das Geräucherte nicht verzichten möchte, kann einfach vor dem Essen ein paar geräucherte Schinkenwürfel untermischen.

Kokos-Knusperfisch mit Avocado-Rucola-Salat

REZEPT 22

Zutaten für 2 Personen

- 250 g Tomaten
- 1 rote Zwiebel
- 75 g Rucola
- 1 Avocado
- 30 g schwarze Oliven
- 2–3 EL Aceto balsamico
- 1 EL mittelscharfer Senf
- Salz
- Pfeffer
- 4 EL Rapsöl
- 400 g Kabeljaufilet
- 1 Ei
- 30 g Kokosmehl
- 40 g Kokosraspel

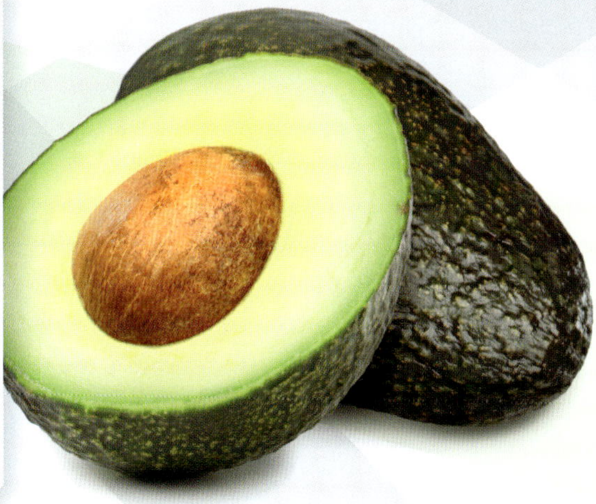

ZUBEREITUNG

1. Die Tomaten waschen und in Scheiben schneiden, dabei die Stielansätze entfernen. Die Zwiebel schälen, halbieren und in feine Scheiben schneiden. Den Rucola verlesen, waschen und trocken schütteln. Die Avocado halbieren, den Kern entfernen, die Hälften schälen und das Fruchtfleisch in Würfel schneiden.

2. Alle Salatzutaten mischen. Die Oliven dazugeben. Für die Salatsauce Aceto balsamico, Senf, Salz, Pfeffer und 2 Esslöffel Öl verrühren. Über den Salat geben.

3. Das Kabeljaufilet waschen, trocken tupfen und in 4 gleich große Stücke schneiden. Mit Salz und Pfeffer würzen. Das Ei in einem tiefen Teller verquirlen. Das Mehl und die Kokosraspel jeweils auf einen Teller geben.

4. Das restliche Öl in einer beschichteten Pfanne erhitzen. Den Fisch erst in Mehl, dann im Ei und zum Schluss in den Kokosraspeln wenden. Dann den Fisch 10 Minuten braten. Mit dem Salat anrichten.

Pro Person 740 kcal · 47 g Eiweiß · 15 g Kohlenhydrate · 51 g Fett

Spiegeleierpfanne mit Champignons und Paprika

REZEPT 23

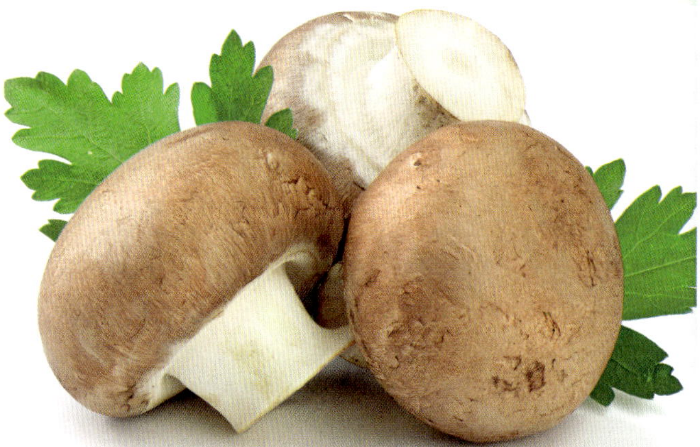

Zutaten für 2 Personen

- 250 g Champignons
- 1 Fenchelknolle
- 1 Paprikaschote
- 1 Schalotte
- 2 EL Rapsöl
- 1 EL Majoranblättchen
- Salz
- Pfeffer
- 6 Eier
- 30 g Pinienkerne
- 10 g Hanfsamen

ZUBEREITUNG

1. Die Champignons putzen und je nach Größe halbieren oder vierteln. Die Fenchelknolle und die Paprikaschote putzen, waschen und in Streifen schneiden. Die Schalotte schälen und fein würfeln.

2. Die Pilze im heißen Öl 4 Minuten braten. Mit Majoran, Salz und Pfeffer würzen. Herausnehmen. Schalotte, Paprika und Fenchel ins Bratfett geben und etwa 8 Minuten dünsten. Mit Salz und Pfeffer würzen. Die Champignons untermischen.

3. Die Eier daraufschlagen und bei geringer Hitze stocken lassen. Die Pinienkerne und die Hanfsamen in einer beschichteten Pfanne ohne Fett rösten. Herausnehmen. Die Eier mit etwas Salz würzen und mit der Knuspermischung bestreuen.

Pro Person 480 kcal · 29 g Eiweiß · 9 g Kohlenhydrate · 35 g Fett

Thunfischsteak mit geschmorten Kirschtomaten

REZEPT 24

Zutaten für 2 Personen

- 2 Thunfischsteaks (à 200 g)
- Salz
- Pfeffer
- 1 EL Zitronensaft
- 500 g kleine Kirschtomaten
- 1 Zucchini
- 1 Schalotte
- 2 Knoblauchzehen
- 2 EL Olivenöl
- 1 EL kleine Kapern
- 1 EL eingelegter grüner Pfeffer
- 2 EL gehacktes Basilikum

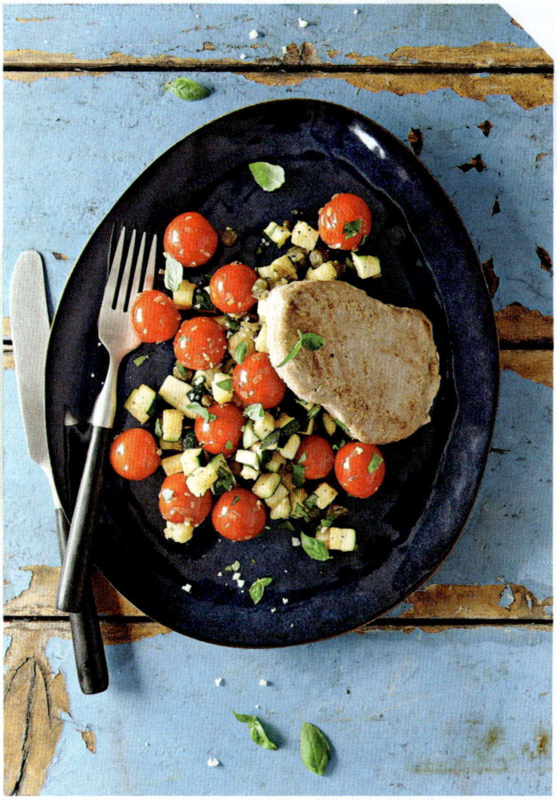

ZUBEREITUNG

1. Die Thunfischsteaks waschen, trocken tupfen und mit Salz und Pfeffer würzen. Mit dem Zitronensaft beträufeln.

2. Die Tomaten waschen und je nach Größe halbieren oder ganz lassen. Die Zucchini putzen, waschen und in Würfel schneiden. Die Schalotte und die Knoblauchzehen schälen und fein würfeln. Die Zucchini in einer beschichteten Pfanne in 1 Esslöffel heißem Öl 1 Minute anbraten. Mit Salz und Pfeffer würzen. Tomaten, Schalotte, Knoblauch, Kapern und den eingelegten Pfeffer dazugeben und etwa 5 Minuten dünsten.

3. Das restliche Öl erhitzen und den Thunfisch darin von jeder Seite 1 Minute braten. Herausnehmen. Das Gemüse abschmecken und mit dem Basilikum bestreuen. Den Thunfisch darauf anrichten.

Pro Person 620 kcal · 47 g Eiweiß · 10 g Kohlenhydrate · 42 g Fett

Tipp Anstelle von Thunfisch passt zu dem Gemüse auch Lachsfilet.

Erbsen-Kohlrabi-Eintopf mit Croûtons

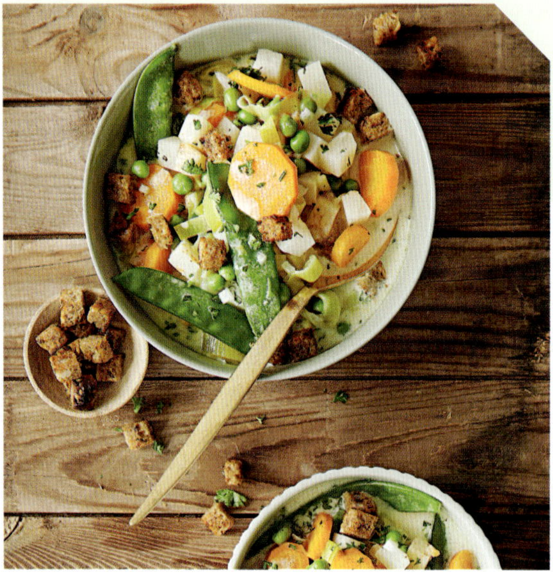

REZEPT 25

Zutaten für 2 Personen

- 1 Kohlrabi
- 1 Bund Suppengemüse
- 100 g Zuckerschoten
- 1 Zwiebel
- 3 EL Rapsöl
- Salz
- Pfeffer
- ½ l Gemüsebrühe
- ½ Bund Estragon
- ½ Bund Petersilie
- 100 g tiefgefrorene Erbsen
- 2 Scheiben Vollkornbrot
- 100 g Sojacreme Cuisine
- 1 EL Zitronensaft

ZUBEREITUNG

1. Den Kohlrabi schälen und in Würfel schneiden. Das Suppengemüse putzen, waschen und klein schneiden. Die Zuckerschoten putzen, waschen und halbieren.

2. Die Zwiebel schälen, fein würfeln und in 1 Esslöffel heißem Öl andünsten. Den Kohlrabi und das Suppengemüse dazugeben und andünsten. Mit Salz und Pfeffer würzen und die Brühe dazugießen. Aufkochen und bei geringer Hitze etwa 10 Minuten köcheln lassen.

3. Die Kräuter waschen, trocken tupfen und die Blättchen fein hacken. Die Zuckerschoten und die Erbsen in den Eintopf geben und weitere 5 Minuten garen. Das Brot in Würfel schneiden und im restlichen heißen Öl kurz rösten. Herausnehmen.

4. Die Sojacreme und die Kräuter in den Eintopf geben. Mit Salz, Pfeffer und Zitronensaft abschmecken. Die Croûtons dazu reichen.

Pro Person 530 kcal · 14 g Eiweiß · 42 g Kohlenhydrate · 30 g Fett

Meal-Prep-Tipp Dieses ist der ideale 3-Tage-Eintopf, denn er schmeckt nach dem Aufwärmen mindestens genauso gut wie frisch gekocht. Allerdings sollten die Croûtons immer extra dazu gereicht werden und nicht mit dem Eintopf zusammen gemischt werden. Anstelle der frisch gerösteten Vollkorn-Croûtons gibt es fertige zu kaufen oder man isst einfach so eine Scheibe Brot dazu.

Gebratener Tofu mit Bohnen-Tomaten-Gemüse

REZEPT 26

Zutaten für 2 Personen

- 300 g Tofu
- 1 Zweig Rosmarin
- 2 EL Olivenöl
- 2 EL Limettensaft
- Salz
- Pfeffer
- 1 kleine Dose weiße Bohnen (240 g Abtropfgewicht)
- 1 Stange Porree
- 1 Schalotte
- 1 Knoblauchzehe
- 1 kleine Dose Tomaten (400 g Füllmenge)
- ½ EL getrockneter Majoran
- 30 g Sesam

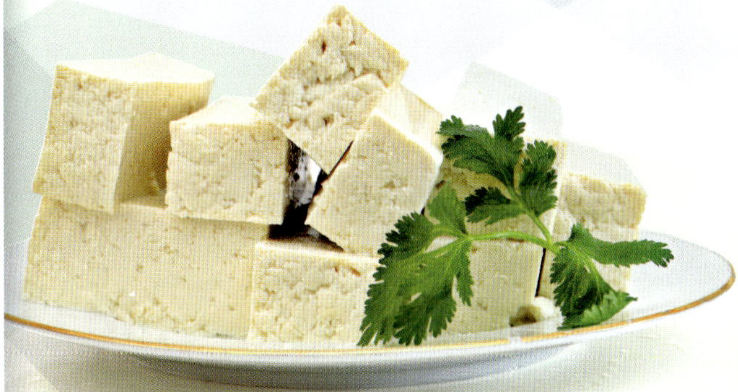

ZUBEREITUNG

1. Den Tofu in Scheiben schneiden. Den Rosmarin waschen, trocken tupfen und die Nadeln abstreifen. 1 Esslöffel Öl, Limettensaft, Rosmarin, Salz und Pfeffer verrühren, über den Tofu geben und abgedeckt etwa 45 Minuten marinieren.

2. Die weißen Bohnen in ein Sieb geben, mit kaltem Wasser abspülen und gut abtropfen lassen. Den Porree putzen, waschen und in Ringe schneiden. Die Schalotte und den Knoblauch schälen, fein würfeln und im restlichen heißen Öl andünsten. Den Porree kurz mitdünsten. Die Tomaten dazugeben, mit Salz, Pfeffer und Majoran würzen und 10 Minuten köcheln lassen.

3. Die Bohnen zu den Tomaten geben und 5 Minuten erhitzen. Den Tofu aus der Marinade nehmen und in einer beschichteten Pfanne etwa 4 Minuten braten. Mit dem Sesam bestreuen und auf dem Gemüse anrichten.

Pro Person 560 kcal · 40 g Eiweiß · 33 g Kohlenhydrate · 28 g Fett

Tipp Tofu gibt es in vielen verschiedenen Geschmacksrichtungen. Ob natur, geräuchert, mit Oliven, Chili oder Kräutern, probieren Sie einfach immer mal wieder andere Sorten aus.

Gnocchi mit Brokkoli und Mandelbutter

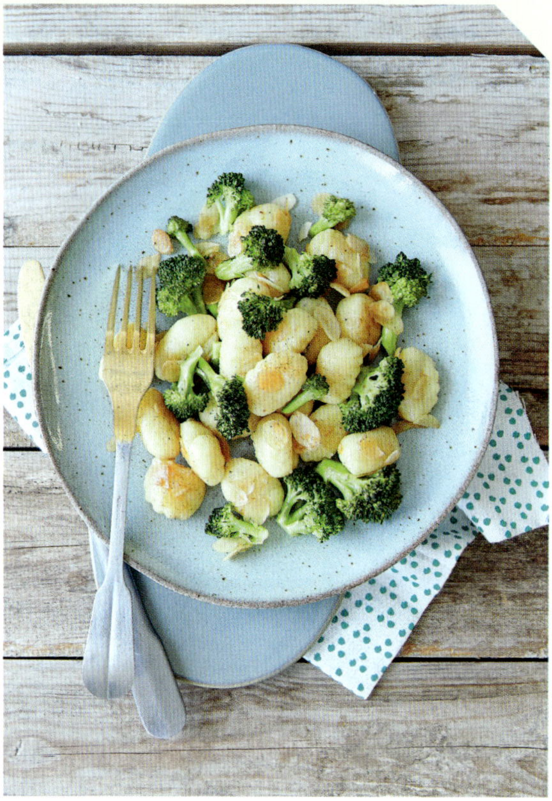

REZEPT 27

Zutaten für 2 Personen

- 500 g Brokkoli
- Salz
- 400 g Gnocchi (Kühlregal)
- 50 g Butter
- 40 g Mandelblättchen
- frisch geriebene Muskatnuss

ZUBEREITUNG

1. Den Brokkoli putzen, waschen, in kleine Röschen teilen und in gesalzenem Wasser etwa 8 Minuten garen.

2. Die Gnocchi in gesalzenem Wasser nach Packungsanweisung garen. Brokkoli und Gnocchi aus dem Wasser nehmen und abtropfen lassen.

3. Die Butter in einer Pfanne zerlassen. Mandelblättchen hineingeben und leicht bräunen. Den Brokkoli und die Gnocchi darin schwenken. Mit etwas Muskatnuss würzen.

Pro Person 700 kcal · 19 g Eiweiß · 74 g Kohlenhydrate · 33 g Fett

Safranrisotto mit Kräuterseitlingen

REZEPT 28

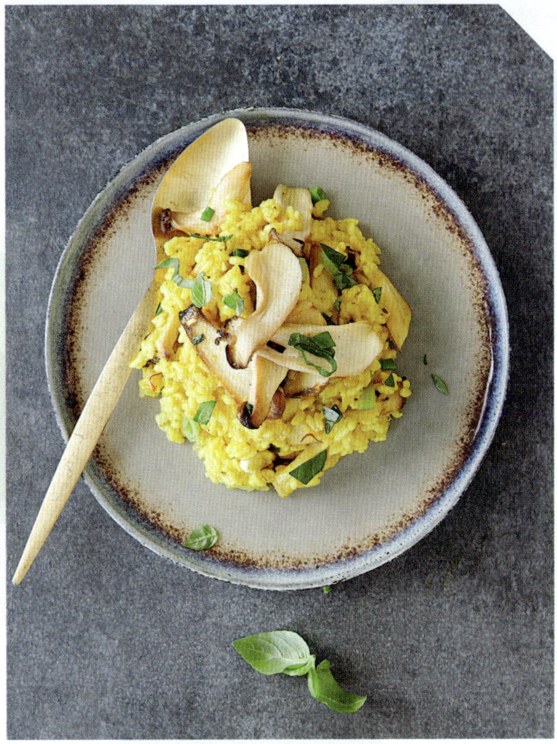

Zutaten für 2 Personen

- 400 g Kräuterseitlinge
- 2 Lauchzwiebeln
- 1 Zwiebel
- 1 Knoblauchzehe
- ca. ½ l Gemüsebrühe
- 1 Briefchen Safran
- 3 EL Olivenöl
- 150 g Vollkorn-Risottoreis
- 2 EL trockener Weißwein oder Zitronensaft
- Salz
- Pfeffer
- 20 g geriebener Manchego
- 2 EL gehacktes Basilikum

ZUBEREITUNG

1. Die Kräuterseitlinge putzen und je nach Größe halbieren oder in Scheiben schneiden. Die Lauchzwiebeln putzen, waschen und in Ringe schneiden.

2. Die Zwiebel und den Knoblauch schälen und fein würfeln. Die Brühe erhitzen und den Safran darin auflösen. Die Zwiebel und den Knoblauch in 1 Esslöffel heißem Öl andünsten. Den Reis dazugeben und andünsten. Mit dem Wein oder dem Zitronensaft ablöschen und verdampfen lassen. Die heiße Brühe nach und nach unter Rühren dazugießen. Sobald die Brühe aufgesogen ist, wieder nachgießen.

3. Die Pilze im restlichen heißen Öl 5–10 Minuten braten. Die Lauchzwiebeln kurz mitbraten. Mit Salz und Pfeffer würzen.

4. Wenn das Risotto schön cremig ist und der Reis noch leichten Biss hat, die Hälfte der Pilze und den Käse untermischen. Mit Salz und Pfeffer abschmecken. Die restlichen Pilze darauf anrichten und mit dem Basilikum bestreuen.

Tipp Wer keine Kräuterseitlinge bekommt, kann das Risotto auch mit frischen Champignons zubereiten.

Pro Person 570 kcal · 17 g Eiweiß · 62 g Kohlenhydrate · 26 g Fett

Kartoffelpuffer mit Zwetschgenkompott

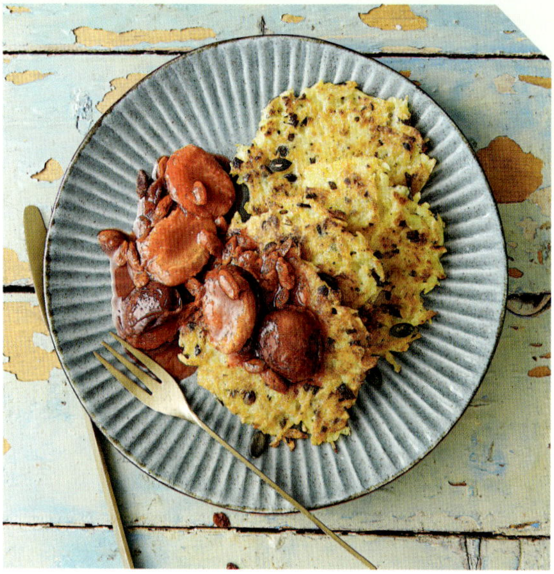

REZEPT 29

Zutaten für 2 Personen

- **Für das Kompott:**
- 250 g Zwetschgen
- 5 EL Rotwein oder Wasser
- 30 g getrocknete Gojibeeren
- ½ EL Bourbonvanillepulver
- ½ EL Zimtpulver
- 1 EL Zitronensaft
- optional etwas Stevia oder Birkenzucker
- einige Zitronenmelisseblättchen

- **Für die Kartoffelpuffer:**
- 500 g festkochende Kartoffeln
- 1 Schalotte
- 30 g Kürbiskerne
- 2 Eier
- 60 g Dinkelmehl
- Salz, Pfeffer
- frisch geriebene Muskatnuss
- 2 EL Rapsöl

ZUBEREITUNG

1. Für das Kompott die Zwetschgen waschen, entstielen, halbieren und entsteinen. Rotwein oder Wasser, Gojibeeren, Vanille, Zimt und Zitronensaft aufkochen. Die Zwetschgen hineingeben und bei geringer Hitze etwa 3 Minuten dünsten. Nach Wunsch mit etwas Stevia oder Birkenzucker abschmecken. Abkühlen lassen. In eine Schüssel geben und mit Zitronenmelisse anrichten.

2. Für die Kartoffelpuffer die Kartoffeln schälen, waschen und grob raspeln. Die Schalotte schälen und fein hacken. Die Kürbiskerne ebenfalls hacken. Beides zu den Kartoffeln geben. Eier, Mehl, Salz, Pfeffer und Muskat dazugeben und unterrühren. Abschmecken.

3. Aus der Kartoffelmasse im heißen Öl portionsweise etwa 8 Pfuffer braten. Dafür die Kartoffelmasse mit einem Esslöffel in die Pfanne geben, etwas flach drücken und von jeder Seite etwa 4 Minuten braten. Herausnehmen und auf Küchenpapier abtropfen lassen. Mit dem Kompott anrichten.

Pro Person 640 kcal · 22 g Eiweiß · 74 g Kohlenhydrate · 23 g Fett

Tipp Anstelle von Zwetschgen kann man für das Kompott auch Äpfel oder Birnen verwenden und die Gojibeeren gegen Aroniabeeren austauschen.

Dinkelnudeln mit Spinat und Walnusspesto

REZEPT 30

Zutaten für 2 Personen

- 50 g Rucola
- 20 g Walnusskerne
- 4 EL Olivenöl
- 2–3 EL Brühe
- Salz
- Pfeffer
- 1 EL abgeriebene Bio-Zitronenschale
- 150 g Dinkelnudeln
- 1 Knoblauchzehe
- 250 g tiefgefrorener Blattspinat (aufgetaut)
- 10 g Butter
- 30 g geriebener Manchego

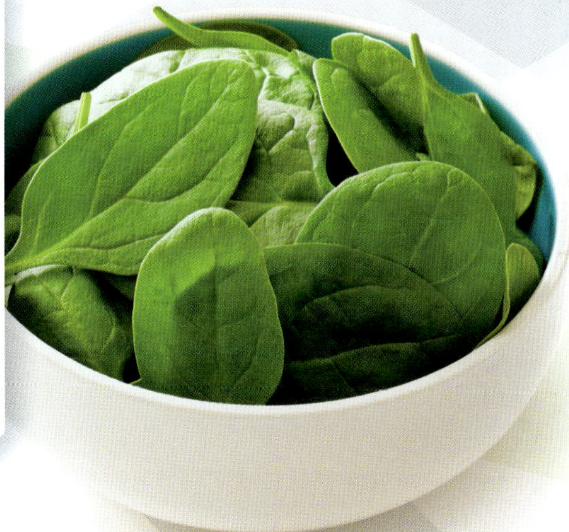

ZUBEREITUNG

1. Für das Pesto den Rucola verlesen, waschen, trocken tupfen und hacken. Die Walnüsse hacken. Beides in einen Rührbecher geben. Das Öl und die Brühe dazugeben und mit dem Stabmixer fein pürieren. Mit Salz, Pfeffer und Zitronenschale abschmecken.

2. Die Nudeln in gesalzenem Wasser nach Packungsanweisung garen.

3. Den Knoblauch schälen und fein hacken. Den Spinat etwas ausdrücken. Die Butter erhitzen und Knoblauch und Spinat andünsten. Mit Salz und Pfeffer würzen. Die Nudeln abgießen, dabei etwas Kochwasser auffangen. Den Spinat und das Pesto zu den Nudeln geben und untermischen. Eventuell noch etwas Kochwasser dazugeben. Mit dem Käse bestreuen.

Pro Person 670 kcal · 20 g Eiweiß · 52 g Kohlenhydrate · 40 g Fett

Meal-Prep-Tipp Wer gerne Pesto mag, bereitet gleich die dreifache Menge zu. In ein gut verschließbares Schraubglas füllen, mit etwas Öl bedecken und im Kühlschrank maximal 5 Tage aufbewahren.

Gemüse-Soja-Curry mit Linsen

REZEPT 31

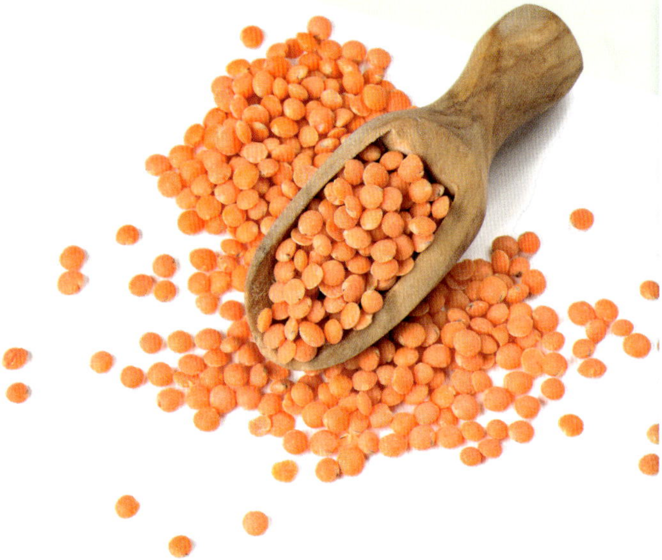

Zutaten für 2 Personen

- 75 g Sojaschnetzel (Trockenprodukt)
- 300 g Rosenkohl
- 200 g Möhren
- 1 Schalotte
- 10 g Ingwer
- 3 EL Rapsöl
- Salz
- Pfeffer
- 1 EL Currypulver
- 150 ml Gemüsebrühe
- 20 g Gojibeeren
- 125 g rote Linsen
- 2 EL gehackte Petersilie

ZUBEREITUNG

1. Die Sojaschnetzel in 150 Milliliter kochendem Wasser nach Packungsanweisung einweichen.

2. Den Rosenkohl putzen und waschen. Die Möhren schälen und in Scheiben schneiden. Die Schalotte und den Ingwer schälen und fein hacken.

3. Die Sojaschnetzel etwas ausdrücken, Flüssigkeit aufbewahren und im heißen Öl kräftig anbraten. Die Schalotten und den Ingwer dazugeben und andünsten. Den Rosenkohl dazugeben und andünsten. Mit Salz, Pfeffer und Curry würzen. Das Einweichwasser und die Brühe dazugeben und 5 Minuten garen. Die Möhren und die Gojibeeren dazugeben und weitere etwa 10 Minuten garen.

4. Die Linsen in gesalzenem Wasser nach Packungsanweisung garen. Abgießen und unter das Gemüse mischen. Abschmecken. Mit der Petersilie bestreuen.

Pro Person 590 kcal · 42 g Eiweiß · 55 g Kohlenhydrate · 19 g Fett

Meal-Prep-Tipp Das Gemüse-Curry lässt sich für 3 Tage zubereiten. Allerdings sollten die Linsen getrennt aufbewahrt werden und erst nach dem Aufwärmen untergemischt werden.

Orientalischer Blumenkohleintopf mit Quinoa

REZEPT 32

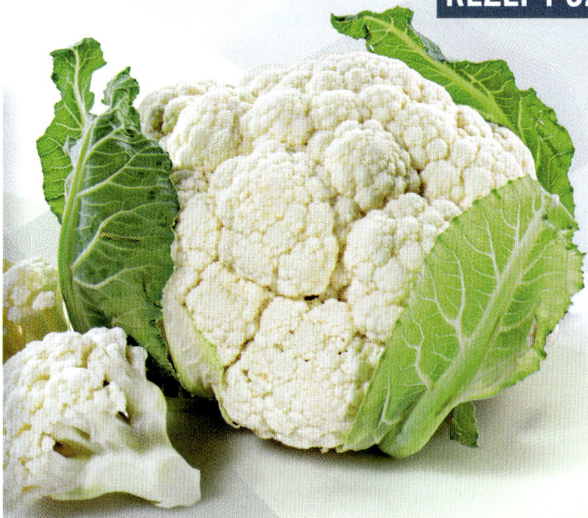

Zutaten für 2 Personen

- 500 g Blumenkohl
- 250 g Kartoffeln
- 1 Zwiebel
- 1 Knoblauchzehe
- 2 EL Olivenöl
- 1 EL gelbe Currypaste
- ½ l Gemüsebrühe
- ¼ l ungesüßte Kokosmilch
- 50 g tiefgefrorene Erbsen
- 75 g Quinoa
- Salz
- ½ Mango (250 g)
- Pfeffer

ZUBEREITUNG

1. Den Blumenkohl putzen, waschen und in Röschen teilen. Die Kartoffeln schälen, waschen und in Würfel schneiden. Die Zwiebel und den Knoblauch schälen und fein würfeln.

2. Die Zwiebel und den Knoblauch im heißen Öl andünsten. Die Currypaste dazugeben und andünsten. Das Gemüse hinzufügen und kurz mitdünsten. Mit der Brühe und der Kokosmilch ablöschen und etwa 10 Minuten garen. Die Erbsen dazugeben und weitere 5 Minuten garen.

3. Quinoa in gesalzenem Wasser nach Packungsanweisung garen.

4. Die Mango schälen und das Fruchtfleisch würfeln. Den Eintopf mit Salz und Pfeffer abschmecken. Quinoa und Mango untermischen und sofort servieren.

Pro Person 610 kcal · 15 g Eiweiß · 63 g Kohlenhydrate · 30 g Fett

Tipp Es gibt Currypasten in den Farben Grün, Gelb und Rot. Sie unterscheiden sich in ihrem Schärfegrad. Die grüne Paste ist mild, die gelbe mittelscharf und die rote sehr scharf. Für dieses Gericht können Sie natürlich auch eine andere Paste verwenden.

Meal-Prep-Tipp Der Eintopf eignet sich auch für die Zubereitung für 3 Tage. Dann Quinoa und Mango extra und getrennt aufbewahren. Am 3. Tag könnte die Mango auch durch Orangenfilets oder Aprikosenstreifen ersetzt werden.

Bowl mit Kürbis-Kartoffel-Gemüse und Seitan

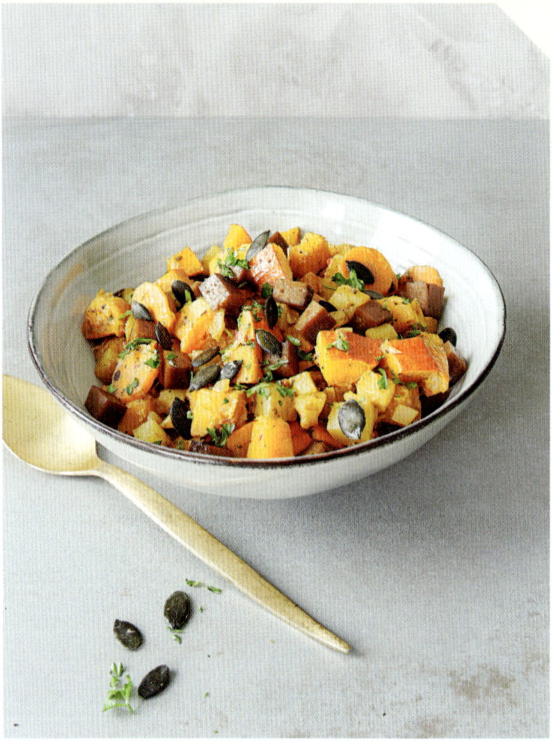

REZEPT 33

Zutaten für 2 Personen

- 200 g Seitan
- 1 EL Sojasauce
- 1 kleiner Hokkaido-Kürbis (ca. 750 g)
- 300 g vorwiegend festkochende Kartoffeln
- 100 g Möhren
- 1 Zwiebel
- 1 Chilischote
- 3 EL Olivenöl
- Salz
- Pfeffer
- ½ EL getrockneter Majoran
- 1 EL Aceto balsamico
- 200 ml Gemüsebrühe
- 2 EL Sojacreme Cuisine
- 1 EL gehackte Petersilie
- 30 g Kürbiskerne

ZUBEREITUNG

1. Den Seitan in Würfel schneiden und mit der Sojasauce beträufeln. Den Kürbis waschen, halbieren, das Kerngehäuse entfernen und den Kürbis in Würfel schneiden. Die Kartoffeln schälen, waschen und in kleine Würfel schneiden. Die Möhren schälen und in Scheiben schneiden. Die Zwiebel schälen und fein würfeln. Die Chilischote halbieren, entkernen, waschen und fein hacken.

2. Die Kartoffeln in 2 Esslöffel heißem Öl etwa 10 Minuten andünsten. Die restlichen vorbereiteten Zutaten dazugeben und 5 Minuten weiterdünsten. Mit Salz, Pfeffer und Majoran würzen und mit Aceto balsamico ablöschen. Brühe und Soja Cuisine dazugeben und alles weitere etwa 5 Minuten dünsten.

3. Den Seitan im restlichen heißen Öl 5 Minuten braten. Das Gemüse abschmecken. Die Petersilie untermischen. In eine Bowl geben, den Seitan und die Kürbiskerne daraufgeben.

Pro Person 610 kcal · 33 g Eiweiß · 46 g Kohlenhydrate · 29 g Fett

Kichererbsenbratlinge mit Tomatensauce

REZEPT 34

Zutaten für 2 Personen

- 500 g Fleischtomaten
- 1 Schalotte
- 3 EL Rapsöl
- Salz
- Pfeffer
- Chiliflocken
- 1 Dose Kichererbsen (240 g Abtropfgewicht)
- 1 Knoblauchzehe
- 3 EL gehackte Petersilie
- 200 g Sojajoghurt natur
- 1–2 EL Hirseflocken
- 1 EL gemahlener Kreuzkümmel (Cumin)
- 2 Paprikaschoten
- 1 Bund Radieschen
- 150 g Salatgurke
- Paprikapulver
- 30 g gehackte Mandeln

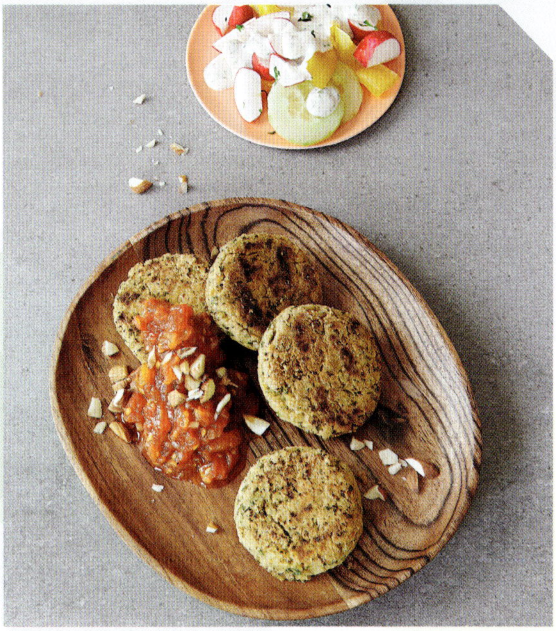

ZUBEREITUNG

1. Die Tomaten häuten und klein schneiden. Die Schalotte schälen, fein würfeln und in 1 Esslöffel heißem Öl andünsten. Die Tomaten dazugeben, mit Salz, Pfeffer und Chili würzen und etwa 10 Minuten köcheln lassen.

2. Die Kichererbsen in ein Sieb abgießen, mit kaltem Wasser abspülen und gut abtropfen lassen. Die Kichererbsen in eine Schüssel geben und fein pürieren. Die Knoblauchzehe schälen, fein hacken und mit 2 Esslöffel Petersilie, 2 Esslöffel Joghurt, Hirseflocken und Gewürzen unter das Kichererbsenpüree kneten. Abschmecken.

3. Aus der Masse 8 Bratlinge formen und portionsweise im restlichen heißen Öl in einer beschichteten Pfanne etwa 10 Minuten braten.

4. Die Paprikaschoten und die Radieschen putzen, waschen und klein schneiden. Die Gurke schälen und in Scheiben schneiden. Alles mischen. Den restlichen Joghurt mit der restlichen Petersilie verrühren. Mit Salz, Pfeffer und Paprikapulver abschmecken. Die Joghurtsauce über den Salat geben.

5. Die Tomatensauce abschmecken und mit den Bratlingen anrichten. Die Mandeln darüberstreuen. Den Salat dazu essen.

Pro Person 570 kcal · 23 g Eiweiß · 43 g Kohlenhydrate · 30 g Fett

Auberginen-Dinkel-Gemüse mit Tofu

REZEPT 35

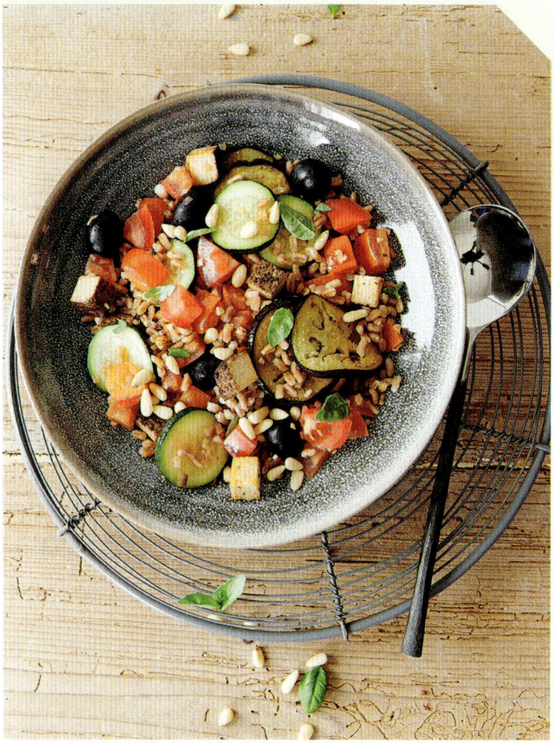

Zutaten für 2 Personen

- 125 g Dinkelkörner (vorgegart)
- Salz
- 1 Aubergine
- 2 Zucchini
- 250 g Tomaten
- 1 rote Zwiebel
- 1 Knoblauchzehe
- 200 g geräucherter Tofu
- 3 EL Olivenöl
- 1 Zweig Rosmarin
- 40 g schwarze Oliven
- Chiliflocken
- 20 g Pinienkerne
- einige Basilikumblättchen

ZUBEREITUNG

1. Den Dinkel in gesalzenem Wasser nach Packungsanweisung kochen.

2. Die Aubergine und die Zucchini putzen, waschen und in Scheiben schneiden. Die Tomaten waschen und in Würfel schneiden, dabei die Stielansätze entfernen. Die Zwiebel und die Knoblauchzehe schälen und fein würfeln. Den Tofu in kleine Stücke schneiden.

3. Die Aubergine im heißen Öl 5 Minuten anbraten. Tofu, Rosmarin, Zucchini, Zwiebel und Knoblauch dazugeben und kurz mitbraten. Die Tomaten und die Oliven untermischen, mit Salz und Chili würzen und zugedeckt etwa 10 Minuten dünsten. Den Dinkel untermischen. Kräftig abschmecken. Mit Pinienkernen und Basilikum bestreuen.

Pro Person 590 kcal · 24 g Eiweiß · 50 g Kohlenhydrate · 29 g Fett

Meal-Prep-Tipp Das Gemüse kann auch für 2 Tage zubereitet werden. Einfach vorsichtig erwärmen und dann mit Pinienkernen und frischem Basilikum bestreuen.

Tempeh-Champignon-Curry

REZEPT 36

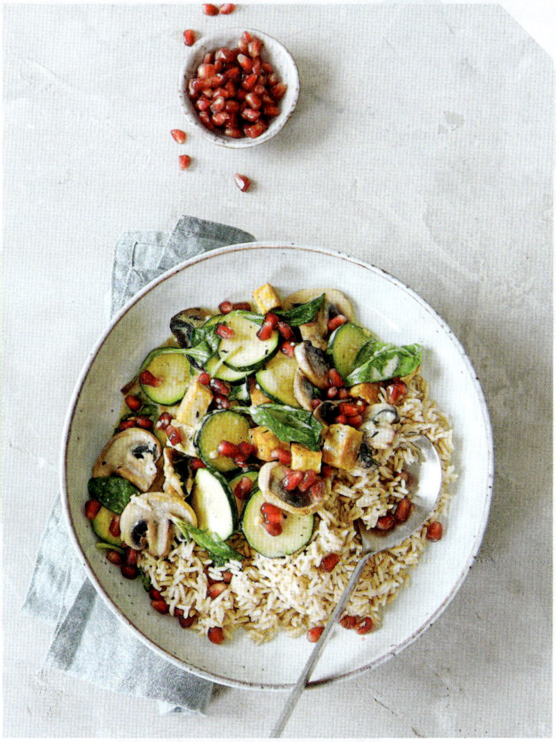

Zutaten für 2 Personen

- 200 g Tempeh
- 250 g Champignons
- 1 Zucchini
- 400 g Blattspinat
- 10 g Ingwer
- 1 Granatapfel
- 125 g Vollkornreis
- Salz
- 2 EL Olivenöl
- Pfeffer
- ½ EL Ras el Hanout
- 200 ml ungesüßte Kokosmilch
- 100 ml Gemüsebrühe
- 30 g Cashewkerne

ZUBEREITUNG

1. Tempeh in Stücke schneiden. Die Champignons putzen und in Scheiben schneiden. Die Zucchini putzen, waschen und in Scheiben schneiden. Den Spinat verlesen, waschen und gut abtropfen lassen. Den Ingwer schälen und fein würfeln. Den Granatapfel halbieren und die Kerne herauslösen.

2. Den Vollkornreis in gesalzenem Wasser nach Packungsanweisung garen.

3. Tempeh im heißen Öl etwa 5 Minuten anbraten. Herausnehmen. Pilze, Zucchini und Ingwer in dem Bratfett anbraten. Mit Salz, Pfeffer und Ras el Hanout würzen. Die Kokosmilch und die Brühe dazugeben und etwa 10 Minuten dünsten.

4. Tempeh untermischen. Den Spinat dazugeben und kurz zusammenfallen lassen. 50 Gramm Granatapfelkerne (Rest anderweitig verwenden) untermischen. Abschmecken. Die Cashewkerne darüberstreuen und mit dem Reis anrichten.

Pro Person 630 kcal · 34 g Eiweiß · 15 g Kohlenhydrate · 45 g Fett

Meal-Prep-Tipp Dieses Curry sollte nicht länger als 2 Tage im Kühlschrank stehen und schmeckt am besten, wenn man Tempeh frisch brät und auch die Cashewkerne frisch dazugibt.

Gebackener Blumenkohl mit Granatapfelkernen

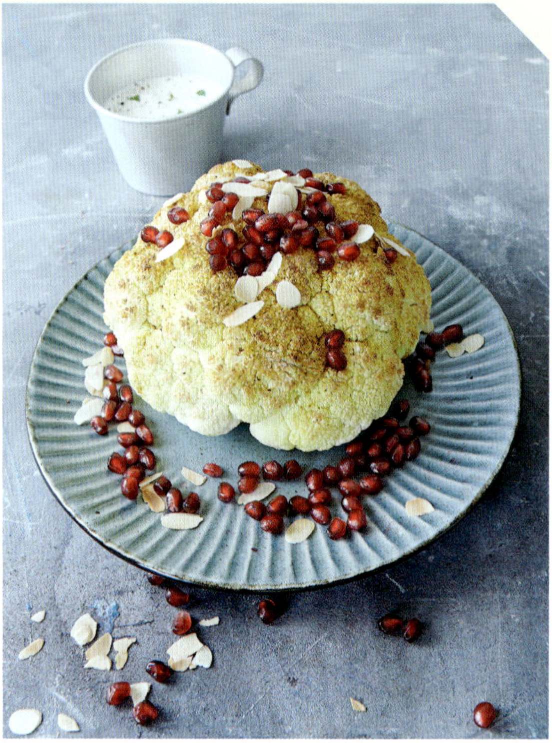

REZEPT 37

Zutaten für 2 Personen

- 1 Blumenkohl (ca. 1 kg)
- Salz
- Pfeffer
- 4 EL Olivenöl
- ½ EL Currypulver
- ½ EL gemahlener Kreuzkümmel
- 1 Granatapfel
- 200 g Schafsjoghurt
- 50 g Schafskäse
- 1 EL gehackte Minze
- 20 g Mandelblättchen

ZUBEREITUNG

1. Den Backofen auf 200 °C vorheizen. Von dem Blumenkohl die Blätter entfernen und den Strunk herausschneiden. Den Kohl waschen und in eine ofenfeste Pfanne legen. Mit Salz und Pfeffer kräftig würzen. Öl, Curry und Kreuzkümmel verrühren und über dem Blumenkohl verteilen. 200 Milliliter Wasser angießen und im Ofen etwa 1 Stunde garen.

2. Den Granatapfel halbieren und die Kerne herauslösen. Den Joghurt glatt rühren. Den Schafskäse in kleine Stücke schneiden, dazugeben und zu einem glatten Dip verrühren. Die Minze unterrühren und mit Salz und Pfeffer abschmecken.

3. Die Mandelblättchen in einer beschichteten Pfanne ohne Fett rösten. Herausnehmen.

4. Den Blumenkohl aus dem Ofen nehmen, auf eine Platte setzen und mit etwa 100 Gramm Granatapfelkernen (Rest anderweitig zum Beispiel für einen Salat oder Gemüsecurry verwenden) und Mandelblättchen bestreuen. Den Dip dazu essen.

Pro Person 510 kcal · 18 g Eiweiß · 21 g Kohlenhydrate · 36 g Fett

Avocado-Carpaccio mit Garnelen

REZEPT 38

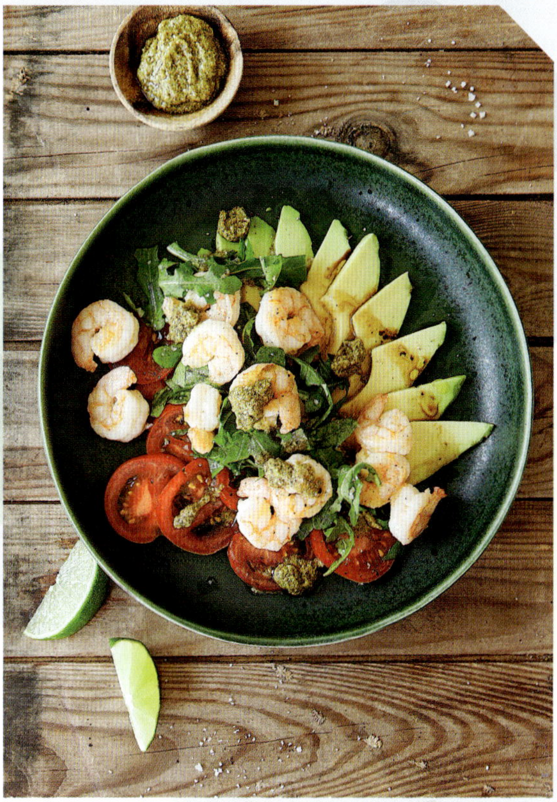

Zutaten für 2 Personen

- 300 g Garnelen (roh, ohne Schale)
- 1 Avocado
- 1 EL Limettensaft
- 250 g Tomaten
- 1–2 EL Aceto balsamico
- Salz
- Pfeffer
- 2 EL Olivenöl
- 50 g Rucola
- 1 EL Basilikumpesto (aus dem Glas)

ZUBEREITUNG

1. Die Garnelen längs auf dem Rücken einschneiden und den Darm entfernen. Die Garnelen waschen und trocken tupfen.

2. Die Avocado halbieren, den Kern entfernen, die Hälften schälen und in dünne Spalten schneiden. Mit dem Limettensaft beträufeln. Die Tomaten waschen und je nach Größe halbieren oder in Scheiben schneiden, dabei den Stielansatz entfernen. Die Avocado und die Tomaten fächerartig anrichten. Aceto balsamico, Salz, Pfeffer und 1 Esslöffel Öl verrühren. Abschmecken. Über dem Carpaccio verteilen.

3. Den Rucola verlesen, waschen, trocken tupfen und grob hacken. Das restliche Öl in einer beschichteten Pfanne erhitzen und die Garnelen darin etwa 5 Minuten braten. Mit Salz und Pfeffer würzen. Herausnehmen und auf dem Carpaccio verteilen. Das Pesto darüberträufeln. Mit dem Rucola bestreuen.

Pro Person 450 kcal · 32 g Eiweiß · 9 g Kohlenhydrate · 30 g Fett

Gefüllte Frikadellen mit Kartoffel-Bohnen-Salat

REZEPT 39

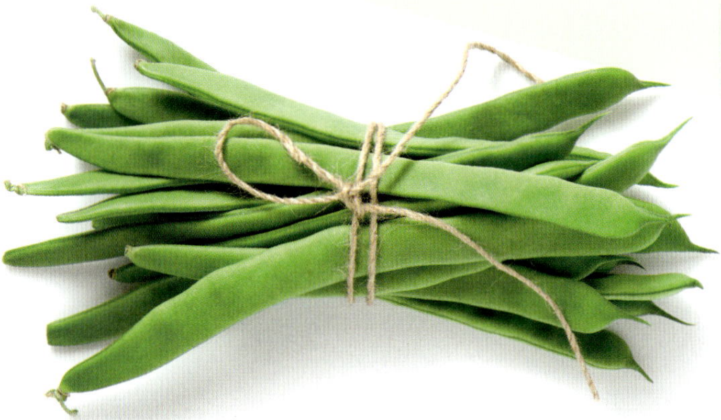

Zutaten für 2 Personen

- 400 g festkochende Kartoffeln
- 250 g tiefgefrorene Prinzessbohnen
- Salz
- 3 EL Weißweinessig
- 2 EL Gemüsebrühe
- 3 EL Rapsöl
- Pfeffer
- 1 Schalotte
- 1 Knoblauchzehe
- 300 g Rinderhack
- 1 kleines Ei
- 1 EL getrockneter Majoran
- 1 EL mittelscharfer Senf
- Chiliflocken
- 40 g Feta
- 2 EL gehacktes Basilikum

ZUBEREITUNG

1. Die Kartoffeln gründlich waschen und mit Schale etwa 20 Minuten kochen. Die Bohnen nach Packungsanweisung in gesalzenem Wasser kochen. Beides getrennt abgießen, die Kartoffeln abdämpfen lassen und möglichst heiß pellen. Die Kartoffeln in Scheiben schneiden. Die Bohnen dazugeben.

2. Essig, Brühe, 2 Esslöffel Öl, Salz und Pfeffer verrühren. Die Marinade über den Salat geben und mindestens 1 Stunde durchziehen lassen.

3. Die Schalotte und die Knoblauchzehe schälen, fein würfeln und zum Hackfleisch geben. Ei, Majoran, Senf, Salz und Chili dazugeben und alles verkneten. Abschmecken. Den Feta in 4 kleine Würfel schneiden. Aus dem Hackfleisch 4 Frikadellen formen, dabei in die Mitte jeweils einen Fetawürfel drücken.

4. Die Frikadellen in einer beschichteten Pfanne im restlichen heißen Öl 10–15 Minuten braten. Das Basilikum unter den Salat mischen und diesen mit den Frikadellen anrichten.

Pro Person 710 kcal · 43 g Eiweiß · 33 g Kohlenhydrate · 43 g Fett

Meal-Prep-Tipp Den Salat und die Frikadellen können problemlos für 3 Tage zubereitet werden. Dann einfach alles gut kalt stellen. Übrigens, die Frikadellen eignen sich auch super zum Einfrieren. Also einfach mal nach Lust und Laune einen „Bulettentag" einlegen und so viele in Gefrierbeuteln oder -dosen frosten, wie Sie innerhalb der nächsten 3 bis 4 Monate essen möchten. Sie eignen sich auch perfekt für eine Party.

Abendessen

▸ Low-Carb- beziehungsweise Paläo-Ernährung

Rumpsteak mit chiliwürziger Mango-Paprika-Salsa

REZEPT 40

Zutaten für 2 Personen

- 2 Rumpsteaks (à ca. 200 g)
- 2 Pimentkörner
- Salz
- Pfeffer
- ½ Mango (250 g)
- 2 Paprikaschoten
- 1 rote Zwiebel
- 10 g Ingwer
- 1 Knoblauchzehe
- 1 Chilischote
- 1–2 EL Limettensaft
- 2 EL gehackter Koriander
- 1 EL Rapsöl

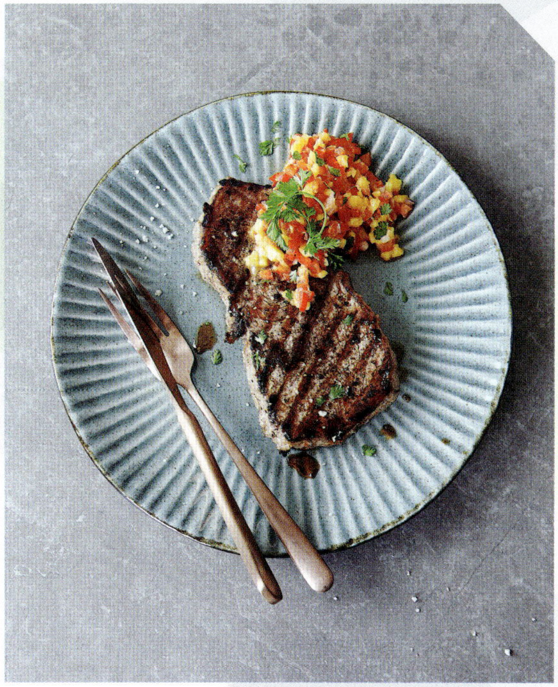

Kapitel 3

ZUBEREITUNG

1. Von den Steaks den Fettrand mehrmals einschneiden. Die Pimentkörner in einem Mörser zerstoßen. Das Fleisch mit Salz, Pfeffer und Piment würzen.

2. Die Mango schälen und in kleine Würfel schneiden. Die Paprikaschoten putzen, waschen und in feine Würfel schneiden. Zwiebel, Ingwer und Knoblauch schälen und fein würfeln. Die Chilischote putzen, nach Wunsch entkernen, waschen und fein hacken.

3. Alle Zutaten aus Schritt 2 mischen. Mit Limettensaft abschmecken. Mit dem Koriander bestreuen.

4. Die Steaks im heißen Öl von jeder Seite 3–4 Minuten braten. Herausnehmen und mit der Salsa anrichten.

Pro Person 430 kcal · 46 g Eiweiß · 16 g Kohlenhydrate · 19 g Fett

Matjes-Speck-Salat mit Rote Bete und Gurke

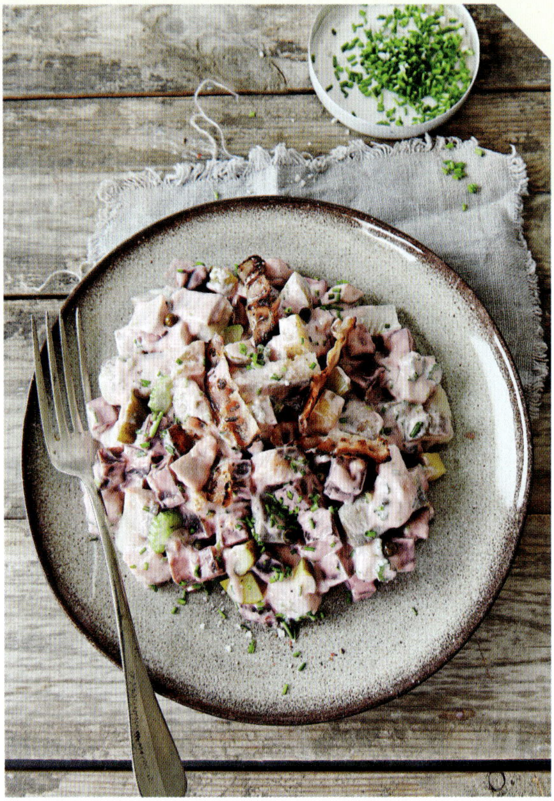

REZEPT 41

Zutaten für 2 Personen

- 4 dünne Scheiben Frühstücksspeck (à 15 g)
- 3 Matjesfilets (300 g)
- 250 g Rote Bete (vorgegart und vakuumverpackt)
- 2 Stangen Staudensellerie
- 100 g Gewürzgurken
- 1 EL eingelegter grüner Pfeffer
- 200 g Sojajoghurt natur
- Salz
- Pfeffer
- 2 EL Schnittlauchröllchen

ZUBEREITUNG

1. Den Frühstücksspeck in Streifen schneiden und in einer beschichteten Pfanne ohne Fett knusprig braten. Herausnehmen und auf Küchenpapier abtropfen lassen.

2. Die Matjesfilets in Stücke schneiden. Die Rote Beten abtropfen lassen und in Würfel scheiden. Den Staudensellerie putzen, waschen und in dünne Scheiben schneiden. Die Gewürzgurken würfeln. Alle vorbereiteten Zutaten mischen. Den eingelegten Pfeffer untermischen.

3. Joghurt, Salz, Pfeffer und Schnittlauch verrühren. Abschmecken. Über den Salat geben und etwa 30 Minuten durchziehen lassen.

Pro Person 710 kcal · 34 g Eiweiß · 15 g Kohlenhydrate · 57 g Fett

Meal-Prep-Tipp Der Salat kann 3 Tage im Kühlschrank aufgehoben werden. Dann aber am besten ohne Dressing, da dieses sich leicht absetzt und der Salat dadurch nicht mehr so lecker aussieht.

Zucchini-Spaghetti mit Tomaten-Basilikum-Sugo

REZEPT 42

Zutaten für 2 Personen

- 2 große Zucchini (ca. 600 g)
- 300 g Kirschtomaten
- 40 g getrocknete Tomaten in Öl
- 1 Zwiebel
- 1 Knoblauchzehe
- 20 g Pinienkerne
- 40 g Manchego-Käse
- 3 EL Olivenöl
- 1–2 EL Aceto balsamico
- 1 EL Thymianblättchen
- 1 EL gehacktes Basilikum
- Salz
- Pfeffer
- Chiliflocken

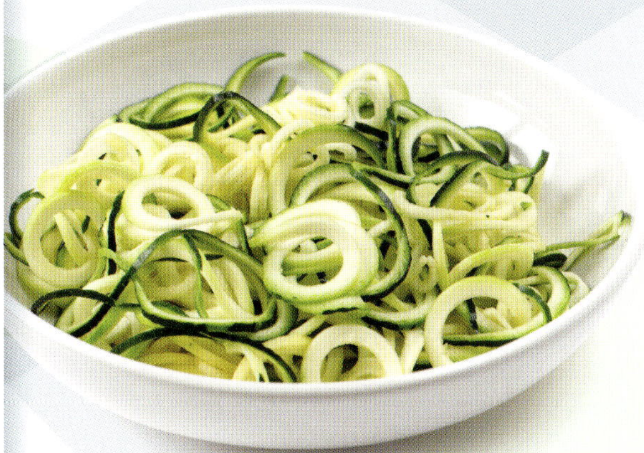

ZUBEREITUNG

1. Die Zucchini putzen, waschen und in feine Streifen („Spaghetti") schneiden. Die Tomaten waschen und halbieren. Die getrockneten Tomaten in feine Streifen schneiden. Die Zwiebel und die Knoblauchzehe schälen und fein würfeln.

2. Die Pinienkerne in einer beschichteten Pfanne ohne Fett rösten. Herausnehmen und abkühlen lassen. Den Käse raspeln.

3. Das Öl in einer Pfanne erhitzen und die Kirschtomaten darin 2 Minuten anbraten. Getrocknete Tomaten, Zwiebel und Knoblauch dazugeben und kurz mitbraten. Die Zucchini dazugeben und etwa 3 Minuten braten.

4. Die Zucchinispaghetti mit Aceto balsamico ablöschen. Die Kräuter untermischen und mit Salz, Pfeffer und Chili abschmecken. Mit dem Manchego bestreuen.

Pro Person 400 kcal · 15 g Eiweiß · 13 g Kohlenhydrate · 31 g Fett

Pilzomelett mit Rucola und Oliven

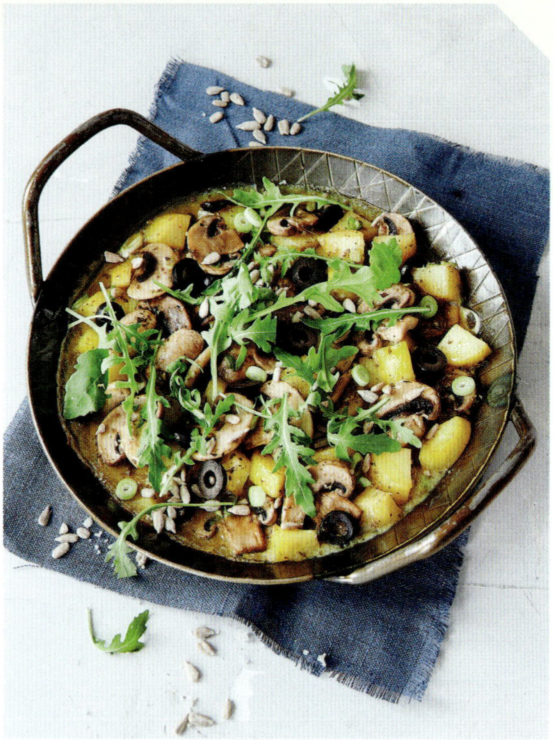

REZEPT 43

Zutaten für 2 Personen

- 300 g festkochende Kartoffeln
- 500 g Champignons
- 2 Lauchzwiebeln
- 1 Knoblauchzehe
- 2 EL Rapsöl
- Salz
- Pfeffer
- 30 g schwarze Oliven in Scheiben
- 1 EL gehackter Oregano
- 4 Eier
- 30 g Rucola
- 20 g Sonnenblumenkerne

ZUBEREITUNG

1. Die Kartoffeln waschen und mit Schale etwa 20 Minuten kochen. Abgießen, abdämpfen und etwas abkühlen lassen. Pellen und in grobe Würfel schneiden.

2. Die Champignons putzen, waschen und in Scheiben schneiden. Die Lauchzwiebeln putzen, waschen und in feine Ringe schneiden. Den Knoblauch schälen und fein hacken. 1 Esslöffel Öl in einer beschichteten Pfanne erhitzen und die Champignons darin anbraten. Kartoffeln, Lauchzwiebeln und Knoblauch dazugeben und 5 Minuten mitbraten. Mit Salz und Pfeffer kräftig würzen. Die Oliven und den Oregano dazugeben.

3. Die Eier mit 2 Esslöffel Wasser verschlagen, würzen und über das Gemüse geben. Zugedeckt bei geringer Hitze etwa 15 Minuten stocken lassen.

4. Den Rucola verlesen, waschen, trocken tupfen und grob hacken. Das Omelett mit dem Rucola und den Sonnenblumenkernen anrichten.

Pro Person 460 kcal · 27 g Eiweiß · 29 g Kohlenhydrate · 25 g Fett

Salatwraps mit Vollkornreis und Sprossen

REZEPT 44

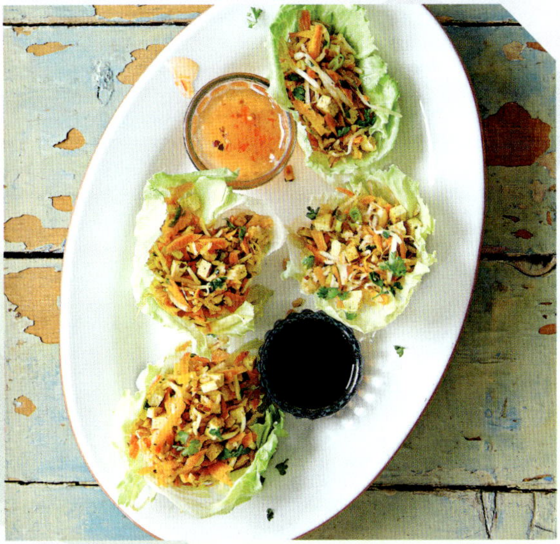

Zutaten für 2 Personen

- 50 g Vollkornreis
- Salz
- 1 kleiner Kopf Eisbergsalat (ca. 1,1 kg)
- 200 g Tofu
- 1 Bund Lauchzwiebeln
- 250 g Möhren
- 1 Knoblauchzehe
- 20 g Ingwer
- 200 g Mungobohnensprossen
- 2 EL Rapsöl
- 1 EL Currypulver
- 2 EL gehackte Petersilie
- Pfeffer
- Chiliflocken
- 2-3 EL Sojasauce
- 4-5 EL süß-scharfe Chilisauce

ZUBEREITUNG

1. Den Reis in gesalzenem Wasser nach Packungsanweisung garen.

2. Vom Eisbergsalat vorsichtig 10 Blätter ablösen (den restlichen Eisbergsalat anderweitig verwenden), waschen, trocken tupfen und eventuell die Blattrippen etwas flach schneiden.

3. Den Tofu in kleine Würfel schneiden. Die Lauchzwiebeln putzen, waschen und in feine Ringe schneiden. Die Möhren schälen und grob raspeln. Den Knoblauch und den Ingwer schälen und fein hacken. Die Sprossen waschen und abtropfen lassen.

4. Den Tofu im heißen Öl anbraten. Mit dem Curry bestäuben. Sprossen, Lauchzwiebeln, Ingwer, Knoblauch und Möhren dazugeben und 2-3 Minuten mitbraten. Den Reis und die Petersilie untermischen. Mit Salz, Pfeffer und Chili abschmecken. Die Salatblätter auf die Arbeitsfläche legen, die Füllung darauf verteilen und nach Wunsch die Blätter etwas aufrollen. Die Wraps mit der Sojasauce und der Chilisauce anrichten.

Pro Person 470 kcal · 26 g Eiweiß · 44 g Kohlenhydrate · 18 g Fett

Tipp Sehr gut schmecken zu den Wraps auch Wasabi (grüner Meerrettich) und eingelegter Ingwer.

Meal-Prep-Tipp Die Füllung kann super für 2 Tage zubereitet werden. Aber die Salatblätter sollten immer frisch gefüllt werden, da sie sonst leicht weich werden. Wem das Füllen oder Rollen zu umständlich ist, kann den Eisbergsalat auch in Streifen schneiden, in einen verschließbaren Gefrierbeutel geben und ins Gemüsefach des Kühlschranks legen. Dann einfach unter die anderen Zutaten mischen. Mit Chilisauce und/oder Sojasauce ganz nach Belieben abschmecken.

Mediterraner Nudelsalat

REZEPT 45

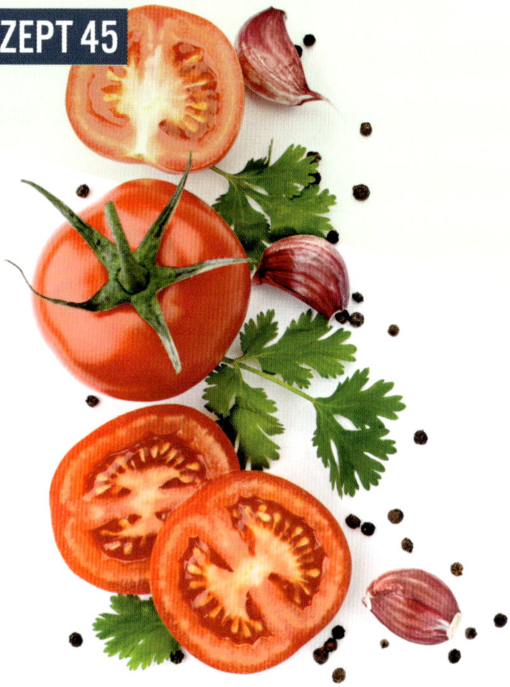

Zutaten für 2 Personen

- 125 g Vollkornnudeln (z. B. Penne)
- Salz
- 200 g Tomaten
- 100 g Salatgurke
- 1 Bund Radieschen
- 150 g Feta
- 1 Bund Petersilie
- 250 g Schafsjoghurt
- 1 Knoblauchzehe
- 1–2 EL Zitronensaft
- Pfeffer
- 20 g Pinienkerne

ZUBEREITUNG

1. Die Nudeln in gesalzenem Wasser nach Packungsanweisung bissfest kochen. In ein Sieb abgießen, mit kaltem Wasser abschrecken und gut abtropfen lassen. Die Nudeln in eine Schüssel geben.

2. Die Tomaten waschen und in Würfel schneiden, dabei die Stielansätze entfernen. Die Gurke schälen und in grobe Würfel schneiden. Die Radieschen putzen, waschen und in Scheiben schneiden. Den Feta würfeln. Alle vorbereiteten Zutaten zu den Nudeln geben und untermischen.

3. Die Petersilie waschen, trocken tupfen und fein hacken. Den Joghurt und die Petersilie verrühren. Den Knoblauch schälen und dazudrücken. Mit Zitronensaft, Salz und Pfeffer abschmecken. Die Salatsauce über die Nudeln geben und gut vermischen. Mit den Pinienkernen bestreuen.

Pro Person 630 kcal · 30 g Eiweiß · 51 g Kohlenhydrate · 30 g Fett

Tipp Anstelle von Feta schmeckt auch gebratener Räuchertofu.

Meal-Prep-Tipp Der fertige Salat ist 2 Tage haltbar. Wer ihn auch nach 3 Tagen noch essen möchte, sollte lieber die Tomaten und die Gurke frisch untermischen. Und es empfiehlt sich in dem Fall, ein Essig-Öl-Dressing zuzubereiten, da der Joghurt sich leicht absetzen kann.

Abendessen

▸ vegane Ernährung

Melonen-Weizen-Salat mit Alfalfasprossen

REZEPT 46

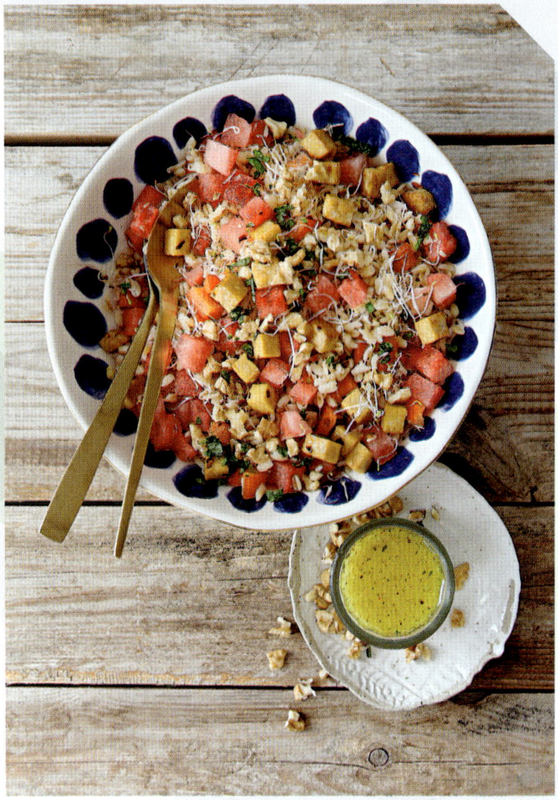

Zutaten für 2 Personen

- 100 g Weizenkörner (z. B. Ebly)
- Salz
- 750 g Wassermelone mit Schale
- 1 Paprikaschote
- 125 g Alfalfasprossen
- ½ Bund Minze
- 100 g Tempeh
- Chillflocken
- 2 EL Olivenöl
- 2 EL Limettensaft
- 2 EL Gemüsebrühe
- Pfeffer
- ½ EL Senf
- 30 g Walnusskerne

ZUBEREITUNG

1. Die Weizenkörner in gesalzenem Wasser nach Packungsanweisung kochen.

2. Die Melone in Spalten schneiden, das Fruchtfleisch von der Schale abschneiden und in kleine Stücke schneiden. Die Paprikaschote putzen, waschen und würfeln. Die Sprossen waschen und trocken tupfen. Die Minze waschen, trocken tupfen und die Blättchen fein hacken.

3. Den Tempeh in kleine Stücke schneiden, mit Chili würzen und in 1 Esslöffel heißem Öl etwa 5 Minuten braten. Die Weizenkörner abgießen, kalt abschrecken und abtropfen lassen. In eine Schüssel geben. Melone, Paprika und Sprossen dazugeben.

4. Limettensaft, Brühe, Salz, Pfeffer, Senf und restliches Öl verrühren. Abschmecken. Das Dressing über den Salat geben und alles vermischen. Tempeh dazugeben und untermischen. Die Walnüsse grob hacken und darüberstreuen.

Pro Person 580 kcal · 23 g Eiweiß · 56 g Kohlenhydrate · 27 g Fett

Kapitel 3

Bulgur-Bowl mit Avocado

REZEPT 47

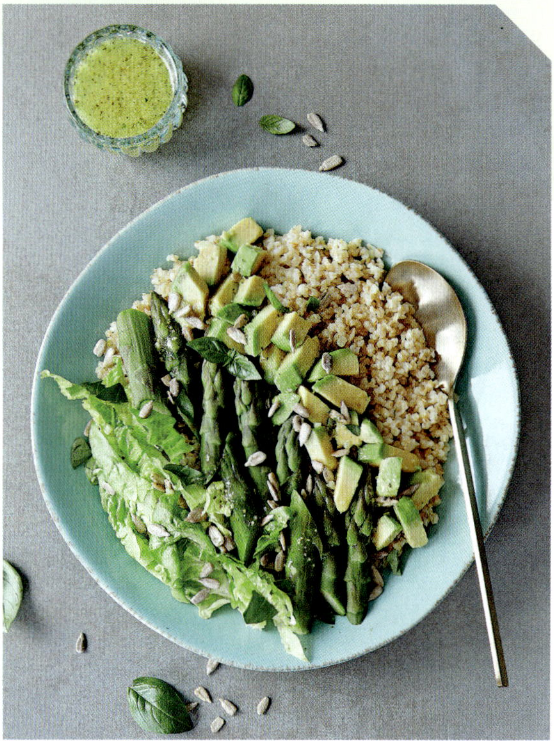

Zutaten für 2 Personen

- 125 g Bulgur
- Salz
- 250 g grüner Spargel
- 1 Avocado
- 1 kleiner Romanasalat (ca. 75 g)
- 2 EL gehacktes Basilikum
- 2–3 EL Zitronensaft
- 1 EL Brühe
- Pfeffer
- 2 EL Rapsöl
- 40 g Sonnenblumenkerne

ZUBEREITUNG

1. Den Bulgur in gesalzenem Wasser nach Packungsanweisung zubereiten. In eine Schüssel geben.

2. Den Spargel waschen, im unteren Drittel schälen und Enden abschneiden. Den Spargel in Stücke schneiden und in gesalzenem Wasser etwa 3 Minuten kochen. Abgießen.

3. Die Avocado halbieren, den Kern entfernen, die Hälften schälen und das Fruchtfleisch würfeln. Den Romanasalat halbieren, den Strunk herausschneiden, die Blätter waschen und trocken tupfen. Den Salat in Streifen schneiden. Die vorbereiteten Zutaten zu dem Bulgur geben. Das Basilikum untermischen.

4. Zitronensaft, Brühe, Salz, Pfeffer und Öl verrühren, abschmecken und über den Salat geben. Die Sonnenblumenkerne darüberstreuen.

Pro Person 540 kcal · 14 g Eiweiß · 56 g Kohlenhydrate · 26 g Fett

Tipp Den Spargel kann man auch gegen Tomaten austauschen.

Kartoffelsalat mit Brokkoli und Chili-Tofu

REZEPT 48

Zutaten für 2 Personen

- 200 g Tofu
- 1 Knoblauchzehe
- 2 EL Olivenöl
- 2 EL Zitronensaft
- Chiliflocken
- 300 g festkochende Kartoffeln
- 100 g Zuckerschoten
- 500 g Brokkoli
- Salz
- 40 g getrocknete Tomaten ohne Öl
- 75 g vegane Salatcreme
- 150 g Sojajoghurt natur
- Pfeffer
- 30 g Mandelblättchen

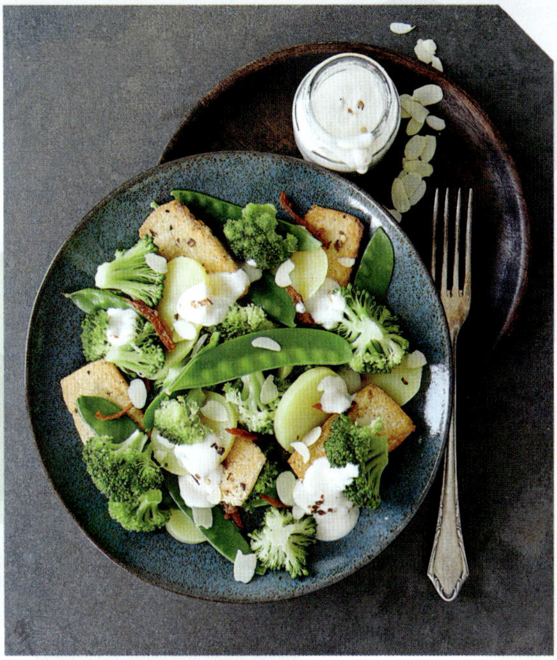

ZUBEREITUNG

1. Den Tofu in Scheiben schneiden. Die Knoblauchzehe schälen und hacken. 1 Esslöffel Öl, 1 Esslöffel Zitronensaft, Chili und Knoblauch verrühren, über den Tofu geben und abgedeckt etwa 45 Minuten durchziehen lassen.

2. Die Kartoffeln waschen und mit Schale etwa 20 Minuten garen. Die Zuckerschoten putzen und waschen. Den Brokkoli putzen, waschen, in Röschen teilen und in gesalzenem Wasser etwa 5 Minuten garen. Die Zuckerschoten 2 Minuten mitgaren. Abgießen.

3. Die Kartoffeln ebenfalls abgießen, abdämpfen lassen, pellen und in Scheiben schneiden. Kartoffeln und das Gemüse mischen. Die getrockneten Tomaten in Streifen schneiden und dazugeben. Salatcreme, Joghurt, restlichen Zitronensaft, Salz, Pfeffer und Chili verrühren, abschmecken und über den Salat geben.

4. Den Tofu aus der Marinade nehmen und in einer beschichteten Pfanne etwa 4 Minuten braten. Auf dem Salat anrichten und mit den Mandelblättchen bestreuen.

Pro Person 640 kcal · 34 g Eiweiß · 40 g Kohlenhydrate · 34 g Fett

Meal-Prep-Tipp Dieser Salat kann ruhig durchziehen und schmeckt auch nach 3 Tagen noch sehr gut. Allerdings empfiehlt es sich dann, die gleiche Menge Salatcreme und Joghurt zu verwenden, damit er nicht verwässert. Den Tofu am besten separat einpacken und die Mandelblättchen erst vor dem Essen über den Salat streuen.

Heidelbeermuffins

REZEPT 49

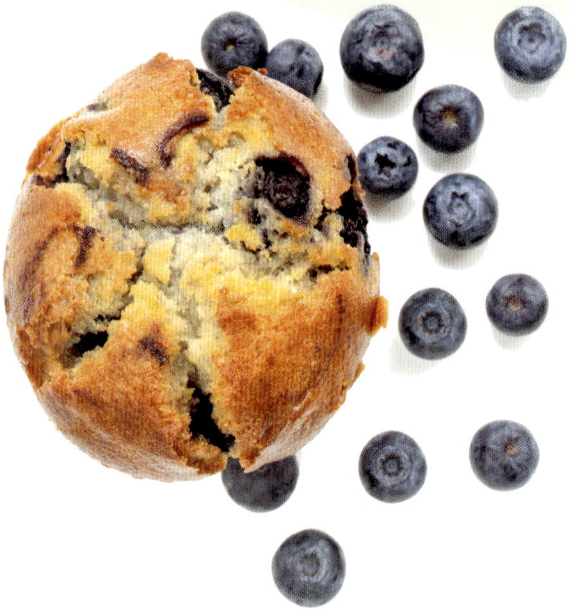

Zutaten für 12 Stück

- 320 g Weizenvollkornmehl
- 30 g gemahlene Mandeln
- 2 EL Backpulver
- 2 Eier
- 7 EL Sonnenblumenöl
- 80 g Honig (z. B. Akazien- oder Blütenhonig)
- 1 Prise Salz
- 1 EL abgeriebene Bio-Zitronenschale
- 200 g Sojajoghurt natur
- 250 g tiefgefrorene Heidelbeeren
- **Außerdem:** Muffinblech und Muffin-Papierförmchen

ZUBEREITUNG

1. Den Backofen auf 180 °C vorheizen. Ein Muffinblech mit Papierförmchen auslegen. Mehl, Mandeln und Backpulver mischen. Eier, Öl, Honig, Salz, Zitronenschale und Joghurt verrühren.

2. Das Mehlgemisch und die tiefgekühlten Heidelbeeren kurz unter die Eiermasse heben. Den Teig in die Backpapierförmchen füllen. Im Ofen auf der 2. Schiene von unten 25–30 Minuten backen.

3. Die Muffins zuerst 10 Minuten im Blech und dann auf einem Kuchengitter abkühlen lassen.

Pro Stück 210 kcal · 6 g Eiweiß · 23 g Kohlenhydrate · 9 g Fett

Meal-Prep-Tipp Die Muffins schmecken auch noch am nächsten Tag sehr gut. Dann abgedeckt beiseitestellen. Oder Sie frieren die Muffins portionsweise ein.

Mini-Pfannkuchen mit Ahornsirup

REZEPT 50

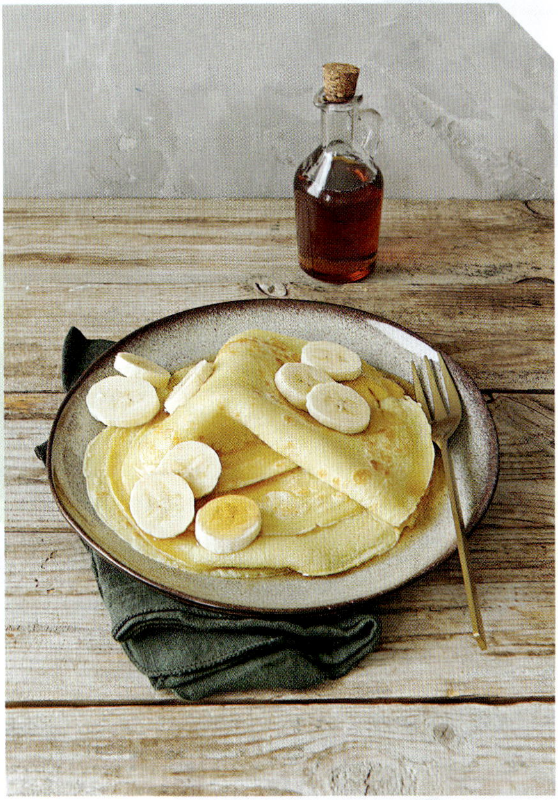

Zutaten für 2 Personen

- 100 g Dinkelmehl
- 1 Prise Salz
- ½ EL Vanillepulver
- ¼ l Mandelmilch
- 2 Eier
- 2 kleine Bananen
- 1 EL Zitronensaft
- 2 EL Rapsöl
- 2 EL Ahornsirup

Kapitel 3

ZUBEREITUNG

1. Mehl, Salz, Vanillepulver, Milch und Eier gut verrühren. Den Teig etwa 30 Minuten quellen lassen.

2. Die Bananen schälen und in Scheiben schneiden. Mit dem Zitronensaft beträufeln.

3. Das Öl in einer beschichteten Pfanne erhitzen. Aus dem Teig nacheinander 6 kleine Pfannkuchen backen. Mit den Bananen anrichten und den Ahornsirup darübergeben.

Pro Person 440 kcal · 14 g Eiweiß · 56 g Kohlenhydrate · 17 g Fett

Puten-Sandwich mit Ei

REZEPT 51

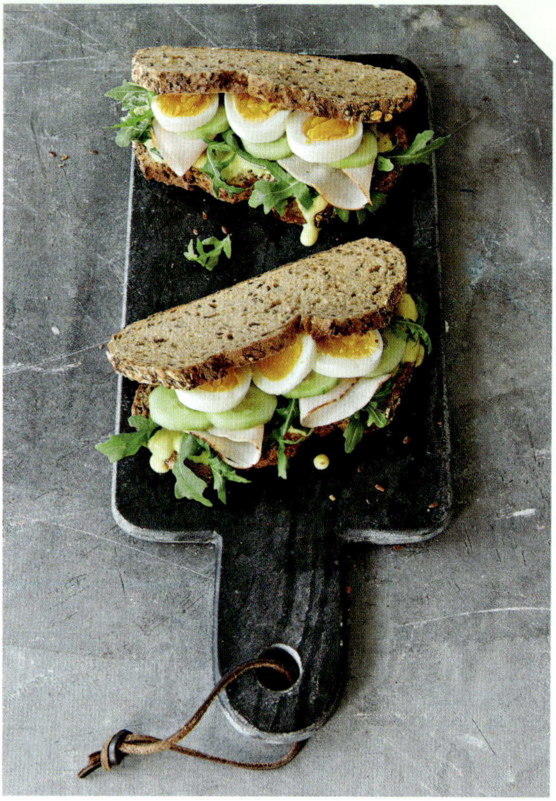

Zutaten für 2 Personen

- 2 Eier
- 100 g Sojajoghurt natur
- Salz
- Pfeffer
- ½ EL Currypulver
- 100 g Salatgurke
- 30 g Rucola
- 4 Scheiben Mehrkornbrot
- 4 Scheiben geräucherte Putenbrust (à 20 g)

ZUBEREITUNG

1. Die Eier hart kochen, pellen und in Scheiben schneiden. Joghurt, Salz, Pfeffer und Curry glatt rühren. Abschmecken. Die Gurke schälen und in Scheiben schneiden. Den Rucola verlesen, waschen und trocken tupfen.

2. Die Brotscheiben mit dem Joghurt bestreichen. Den Salat auf 2 Scheiben verteilen. Mit der Putenbrust und den Eischeiben belegen. Die restlichen Brotscheiben darauflegen und etwas zusammendrücken.

Pro Person 370 kcal · 26 g Eiweiß · 43 g Kohlenhydrate · 8 g Fett

Snacks (ideal vor dem Training)

▶ Low-Carb- beziehungsweise Paläo-Ernährung

Bananen-Schoko-Creme

REZEPT 52

Zutaten für 2 Personen

- 400 g Soja-Quarkalternative
- 20 g Hanfsamen
- 2 EL Ahornsirup
- 1 EL Vanillepulver
- 2 Bananen
- 30 g Low-Carb-Schokolade
- 20 g Walnusskerne

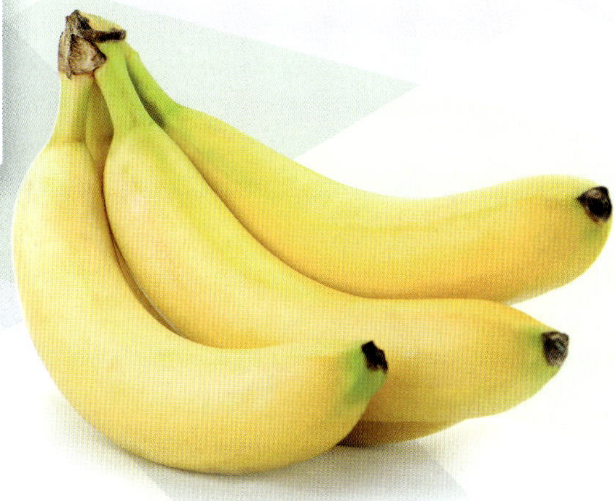

ZUBEREITUNG

Soja-Quarkalternative, Hanfsamen, Ahornsirup und Vanille verrühren. Die Bananen schälen und in Scheiben schneiden. Die Schokolade hacken und zusammen mit den Bananen unterheben. Die Walnüsse grob hacken und darüberstreuen.

Pro Person 490 kcal · 20 g Eiweiß · 35 g Kohlenhydrate · 28 g Fett

Hummus mit Tomate und Gemüsesticks

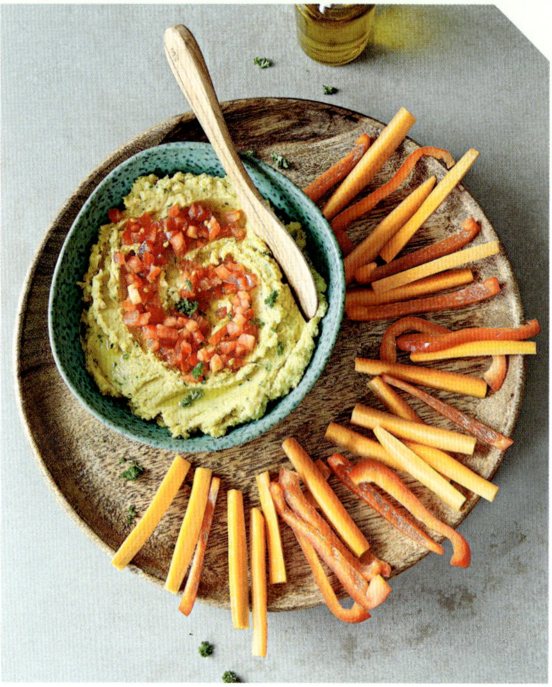

REZEPT 53

Zutaten für 2 Personen

- 1 kleine Dose Kichererbsen (240 g Abtropfgewicht)
- 1 Knoblauchzehe
- 6 EL Wasser
- 2 EL Tahin (Sesampaste)
- 1 EL gehackte Petersilie
- 1 EL Olivenöl
- 1 EL Zitronensaft
- Salz
- Pfeffer
- 1 EL Ras el Hanout
- 100 g Tomaten
- 300 g Möhren
- 1 Paprikaschote

ZUBEREITUNG

1. Die Kichererbsen in ein Sieb abgießen, mit kaltem Wasser abspülen und abtropfen lassen. Die Knoblauchzehe schälen und würfeln. Kichererbsen, Knoblauch und Wasser in einem Rührbecher fein pürieren, bis die Masse cremig ist.

2. Tahin, Petersilie und Olivenöl unterrühren. Das Kichererbsenpüree mit Zitronensaft, Salz, Pfeffer und Ras el Hanout abschmecken. Die Tomaten waschen und in feine Würfel schneiden. Auf das Püree geben.

3. Die Möhren schälen und in Stifte schneiden. Die Paprika putzen, waschen und in Streifen schneiden. Das Gemüse mit dem Püree essen.

Pro Person 400 kcal · 15 g Eiweiß · 37 g Kohlenhydrate · 18 g Fett

Tipp Anstelle des Gemüses kann man auch Low-Carb-Brot essen. Außerdem schmeckt Hummus auch sehr gut zu gegrilltem Fleisch.

Meal-Prep-Tipp Der Hummus kann auch für 3 bis 4 Tage zubereitet werden. Das Gemüse immer frisch schnippeln oder portionsweise in verschließbare Gefrierbeutel füllen.

Tropicsalat mit Orangenjoghurt

REZEPT 54

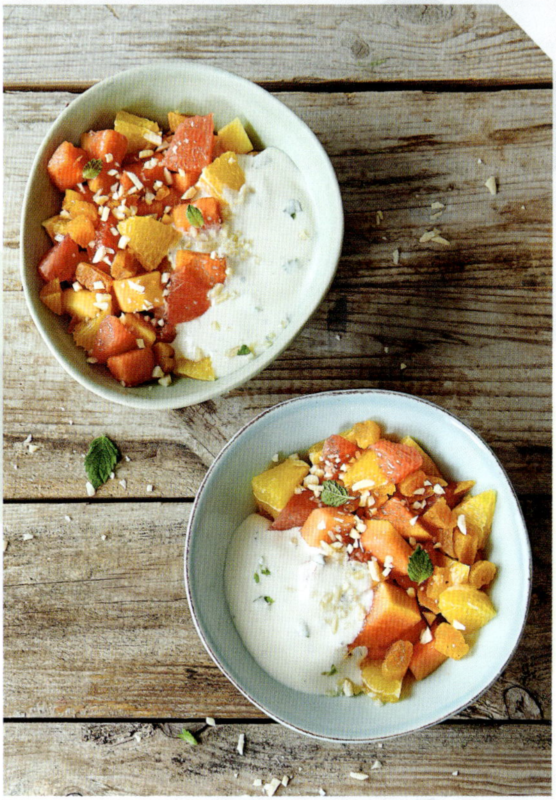

Zutaten für 2 Personen

- 2 Mandarinen oder 1 Orange
- 1 Pink Grapefruit
- 1 Papaya
- 30 g getrocknete Aprikosen
- 300 g Sojajoghurt natur
- 2 EL Orangensaft
- 1 EL gehackte Zitronenmelisse
- ½ EL Vanillepulver
- 30 g gehackte Mandeln

ZUBEREITUNG

1. Die Mandarinen pellen und in Filets zerteilen. Die Grapefruit so dick schälen, dass die weiße Haut mit entfernt wird. Die Filets zwischen den Trennwänden herausschneiden, den Saft dabei auffangen. Die Grapefruit in Stücke schneiden. Die Papaya halbieren, entkernen, schälen und das Fruchtfleisch würfeln. Die Aprikosen in Streifen schneiden.

2. Alle vorbereiteten Zutaten mischen. Sojajoghurt, Orangensaft, aufgefangenen Grapefruitsaft, Zitronenmelisse und Vanillepulver verrühren. Auf das Obst geben und mit den Mandeln bestreuen.

Pro Person 340 kcal · 13 g Eiweiß · 36 g Kohlenhydrate · 13 g Fett

Tipp Anstelle der Aprikosen schmecken auch getrocknete Goji-, Aronia- oder Maulbeeren.

Nuss-Rosinen-Brownies

REZEPT 55

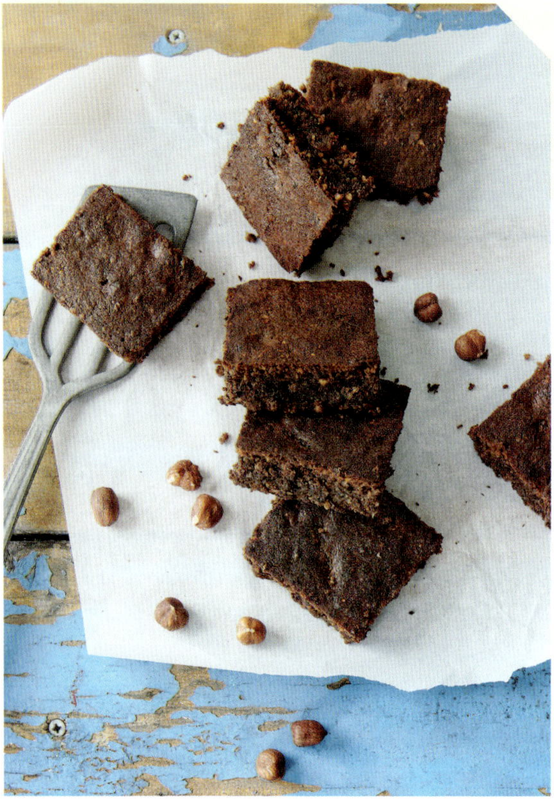

Zutaten für 16 Stücke

- 20 g Rosinen
- 2 EL Orangensaft
- 50 g Zartbitterschokolade
- 2 Eier
- 75 g Butter
- 50 g Honig
- 80 g gemahlene Haselnüsse
- 20 g geschroteter Leinsamen
- 1 Prise Salz

ZUBEREITUNG

1. Den Backofen auf 180 °C vorheizen. Eine Backform (18 × 18 cm) mit Backpapier auslegen. Die Rosinen in dem Orangensaft einweichen.

2. Die Schokolade im warmen Wasserbad schmelzen. Dann etwas abkühlen lassen. Die Eier trennen. Die Eiweiße steif schlagen. Die Butter und den Honig schaumig rühren. Die Eigelbe unterrühren. Haselnüsse, Schokolade, Leinsamen, Rosinen und 1 Prise Salz unterrühren. Den Eischnee unterheben.

3. Die Masse in die Form füllen, glatt streichen und im Ofen etwa 45 Minuten backen. Herausnehmen, etwas abkühlen lassen. Aus der Form lösen und auskühlen lassen. Dann in 4,5 × 4,5 cm große Würfel schneiden.

Pro Stück 110 kcal · 2 g Eiweiß · 5 g Kohlenhydrate · 9 g Fett

Meal-Prep-Tipp Die Brownies bleiben 2 bis 3 Tage frisch. Ansonsten lassen sie sich auch sehr gut einfrieren.

Pancakes mit Apfel-Gojibeeren-Kompott

REZEPT 56

Zutaten für 2 Personen

- 250 g Äpfel
- 125 ml Wasser
- ½ EL Vanillepulver
- ½ EL gemahlener Zimt
- 1 EL Zitronensaft
- 20 g Gojibeeren
- nach Wunsch flüssiges Stevia oder Birkenzucker
- 20 g Butter
- 1 Ei
- 100 g Mehl
- 1 EL Backpulver
- 1 Prise Salz
- 1 EL Honig
- 100 ml Sojamilch
- 1 EL Rapsöl

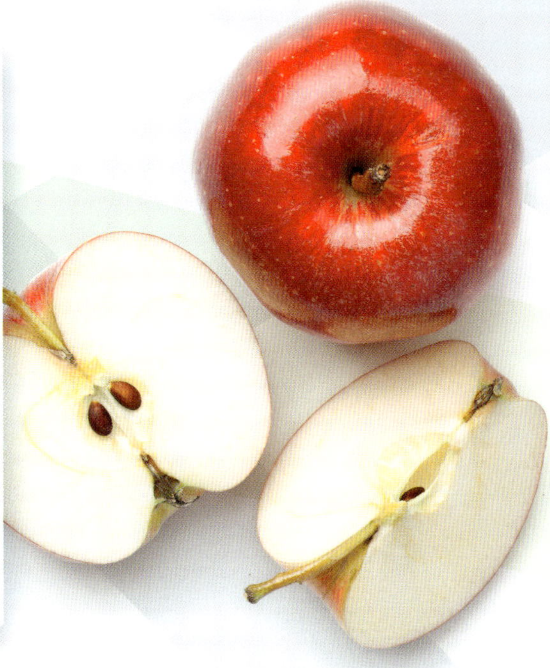

ZUBEREITUNG

1. Die Äpfel schälen, halbieren, entkernen und in Stücke schneiden. Wasser, Vanille und Zimt aufkochen, die Apfelstücke hineingeben und etwa 5 Minuten köcheln lassen. Den Zitronensaft und die Gojibeeren unterrühren. Abkühlen lassen. Nach Wunsch mit Stevia oder Birkenzucker süßen.

2. Die Butter schmelzen und etwas abkühlen lassen. Das Ei leicht verquirlen. Mehl, Backpulver und Salz mischen. Butter, Ei, Honig und Sojamilch zugeben und gut verrühren. Den Teig etwa 30 Minuten ruhen lassen.

3. Das Öl in einer beschichteten Pfanne erhitzen und aus dem Teig portionsweise 8 kleine Pancakes backen. Herausnehmen und mit dem Kompott essen.

Pro Person 500 kcal · 12 g Eiweiß · 69 g Kohlenhydrate · 18 g Fett

Vollkornbrötchen mit Gemüseaufstrich

REZEPT 57

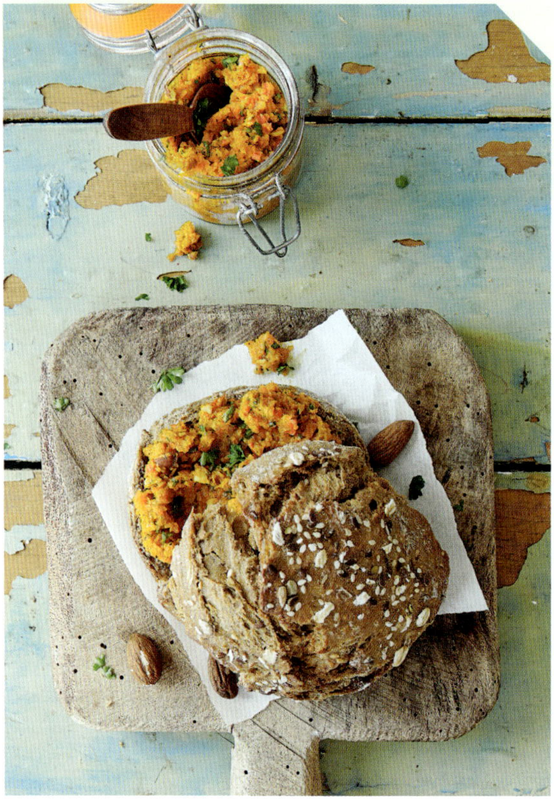

Zutaten für 2 Personen

- 200 g Möhren
- 1 Paprikaschote
- 1 Schalotte
- 1 Knoblauchzehe
- 1 EL Olivenöl
- 2 EL Gemüsebrühe
- Salz
- Chiliflocken
- ½ EL Kurkumapulver
- ½ –1 EL Currypulver
- 1 EL gehackte Petersilie
- 20 g gehackte Mandeln
- 2 Vollkorn-Baguettebrötchen

ZUBEREITUNG

1. Die Möhren schälen und in kleine Stücke schneiden. Die Paprikaschote putzen, waschen und in kleine Stücke schneiden. Die Schalotte und den Knoblauch schälen, fein hacken und im heißen Öl andünsten. Das Gemüse dazugeben, würzen und andünsten. Die Brühe dazugeben und das Gemüse etwa 10 Minuten dünsten.

2. Das Gemüse pürieren und kräftig mit Salz, Chili, Kurkuma und Curry abschmecken. Die Petersilie und die Mandeln untermischen. Auskühlen lassen. Die Brötchen damit dick bestreichen

Pro Person 390 kcal · 12 g Eiweiß · 52 g Kohlenhydrate · 12 g Fett

Meal-Prep-Tipp Der Aufstrich bleibt in einer gut verschließbaren Dose auf jeden Fall 3 Tage im Kühlschrank frisch. Übrigens, der Gemüseaufstrich ist auch ideal für einen Brunch.

Snacks (ideal vor dem Training)

▶ vegane Ernährung

Müsli mit getrockneten Datteln und Erdnüssen

REZEPT 58

Zutaten für 2 Personen

- 40 g getrocknete Datteln
- 40 g getrocknete Aprikosen
- 60 g Dinkelvollkornflocken
- 300 g Sojajoghurt Vanillegeschmack
- 20 g Eiweißpulver
- 20 g Erdnüsse

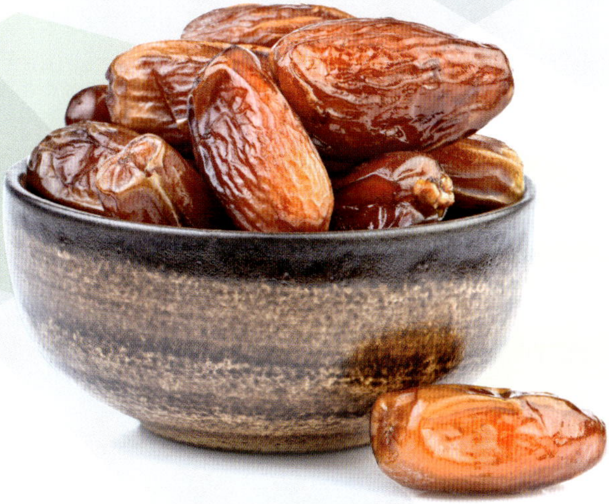

ZUBEREITUNG

Die Datteln und die Aprikosen klein schneiden. Die Dinkelflocken dazugeben. Sojajoghurt und Eiweißpulver verrühren und über das Müsli geben. Mit den Erdnüssen bestreuen.

Pro Person 400 kcal · 23 g Eiweiß · 48 g Kohlenhydrate · 20 g Fett

Meal-Prep-Tipp Die Müslimischung aus Trockenfrüchten und Dinkelflocken kann für mehrere Tage zubereitet und in einem verschließbaren Glas aufbewahrt werden. Dann jeweils nur noch die restlichen Zutaten kurz vor dem Verzehr untermischen.

Kokospudding mit Mango

REZEPT 59

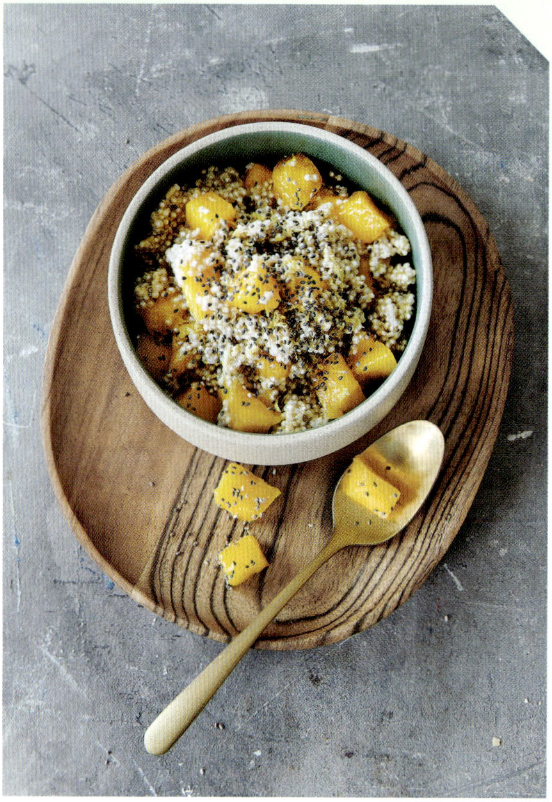

Zutaten für 2 Personen

- 200 ml ungesüßte Kokosmilch
- 75 g Quinoa
- 1 Prise Salz
- 1 Mango
- 1 EL Agavendicksaft
- 1 EL abgeriebene Bio-Zitronenschale
- 10 g Chiasamen

ZUBEREITUNG

1. Die Kokosmilch erhitzen, die Quinoa und Salz dazugeben und bei geringer Hitze etwa 15 Minuten quellen lassen.

2. Die Mango aufrecht stellen und das Fruchtfleisch rechts und links vom Kern abschneiden. Schälen und in kleine Würfel schneiden. Die Mango unter die Quinoa mischen. Mit Agavendicksaft und Zitronenschale abschmecken. Mit den Chiasamen bestreuen.

Pro Person 470 kcal · 8 g Eiweiß · 51 g Kohlenhydrate · 24 g Fett

Vanille-Erdbeer-Shake

REZEPT 60

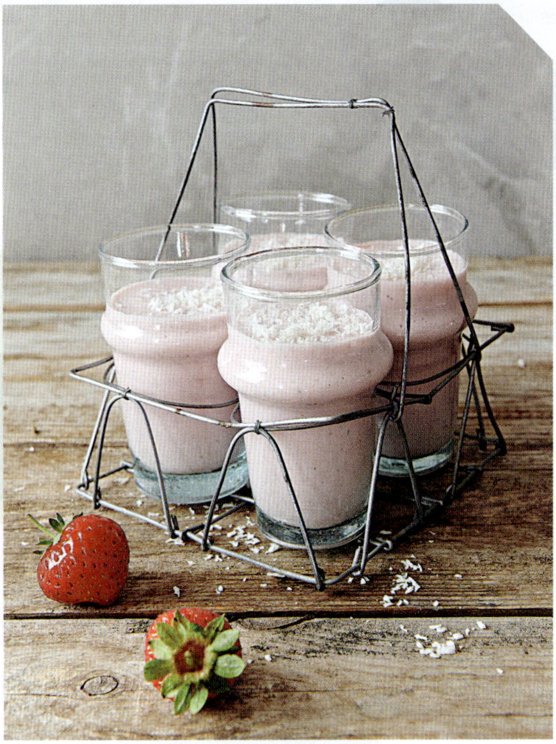

Zutaten für 2 Personen

- 250 g Erdbeeren
- 250 g Sojajoghurt natur
- ¼ l Kokosmilch
- 20 g Eiweißpulver
- 20 g Kokosraspel
- 1–2 EL Vanillepulver
- etwas Zitronensaft
- nach Wunsch etwas flüssiges Stevia

ZUBEREITUNG

Die Erdbeeren waschen, putzen, in Stücke schneiden und in einen Rührbecher hineingeben. Den Joghurt und die Kokosmilch dazugeben und fein pürieren. Das Eiweißpulver und die Kokosraspel unterrühren. Mit Vanillepulver, Zitronensaft und eventuell Stevia abschmecken.

Pro Person 430 kcal · 16 g Eiweiß · 14 g Kohlenhydrate · 33 g Fett

Wraps mit Schinken und Blattsalat

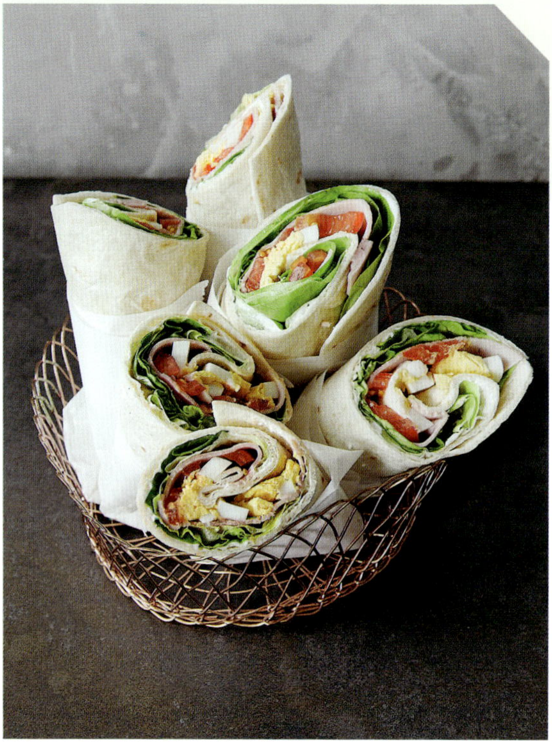

REZEPT 61

Zutaten für 2 Personen

- 1 Ei
- 2 Blätter Kopfsalat
- 1 Tomate
- 2 Protein-Tortilla-Wraps (à 70 g)
- 40 g Ziegenfrischkäse
- 4 Scheiben gekochter Schinken (à 25 g)
- Salz
- Pfeffer

ZUBEREITUNG

1. Das Ei hart kochen. Pellen und in Scheiben schneiden. Die Salatblätter waschen und trocken tupfen. Die Tomate waschen und in Scheiben schneiden, dabei den Stielansatz entfernen.

2. Die Wraps mit dem Ziegenkäse bestreichen. Mit Salat, Schinken, Tomate und Ei belegen, mit etwas Salz und Pfeffer würzen. Die Wraps aufrollen und in Stücke schneiden.

Pro Person 390 kcal · 32 g Eiweiß · 24 g Kohlenhydrate · 17 g Fett

Tipp Wer keine Protein-Tortilla-Wraps bekommt, kann auch Wraps aus Weizenmehl verwenden. Dann sinkt der Eiweißgehalt und es erhöht sich die Kohlenhydratmenge.

Meal-Prep-Tipp Einfach alle Zutaten portionieren und verpacken. Wer mag, kann die Wraps 3 bis 4 Tage hintereinander essen – solange der gekochte Schinken gut ist. Die Salatblätter in verschließbare Gefrierbeutel geben und im Gemüsefach lagern.

Eiersalat mit Krabben und Sprossen

REZEPT 62

Zutaten für 2 Personen

- 4 Eier
- 1 Stange Porree
- 100 g Staudensellerie
- 100 g Mungobohnensprossen
- 150 g Nordseekrabbenfleisch
- 200 g Sojajoghurt natur
- 1 EL vegane Salatcreme
- Salz
- Pfeffer
- Currypulver
- 1 EL Schnittlauchröllchen
- 2 Scheiben Mehrkornknäckebrot

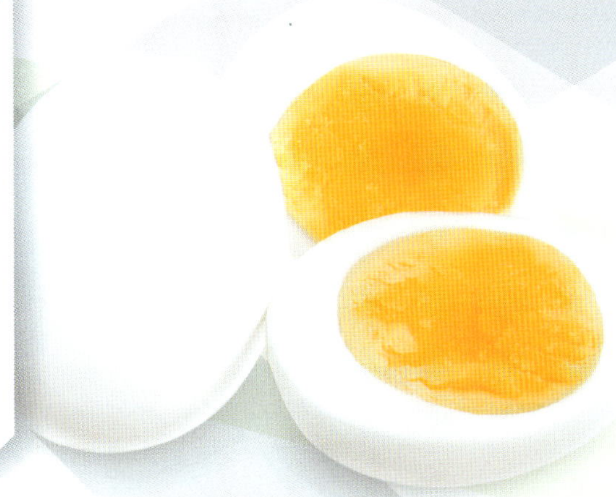

ZUBEREITUNG

1. Die Eier hart kochen. Pellen und in grobe Würfel schneiden. Den Porree und den Staudensellerie putzen, waschen und in sehr feine Scheiben schneiden. Die Sprossen waschen und gut abtropfen lassen.

2. Das Gemüse mischen. Das Krabbenfleisch dazugeben. Sojajoghurt, Salatcreme, Salz, Pfeffer und Curry verrühren. Abschmecken. Über den Salat geben und gut vermischen. Die Eier unterheben und den Salat mit Schnittlauch bestreuen. Das Brot dazu essen.

Pro Person 390 kcal · 35 g Eiweiß · 20 g Kohlenhydrate · 17 g Fett

Lachssalat mit Gurke und Sesam

REZEPT 63

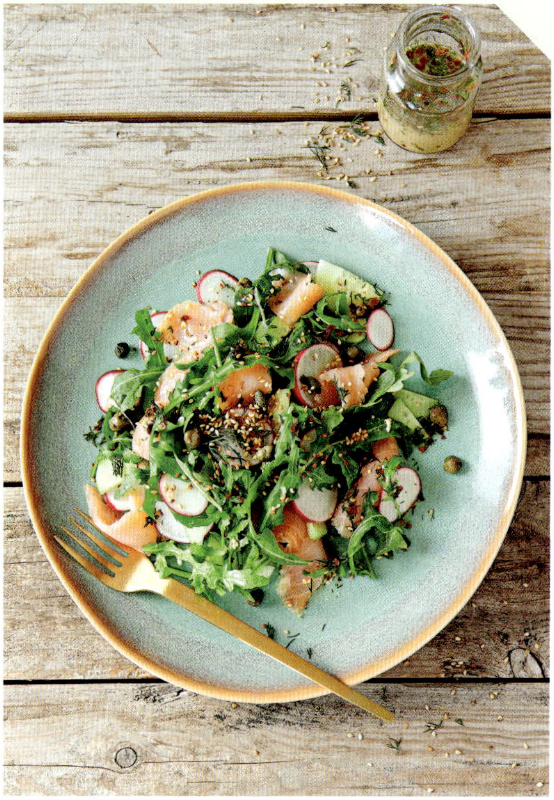

Zutaten für 2 Personen

- 200 g Räucherlachs in Scheiben
- 75 g Rucola
- 200 g Salatgurke
- 1 Bund Radieschen
- 1 EL Kapern
- 2 EL Weißweinessig
- 1 EL Brühe
- Salz
- Chiliflocken
- 1 EL mittelscharfer Senf
- 1 EL gehackter Dill
- 1 EL Rapsöl
- 20 g Sesam

ZUBEREITUNG

1. Den Lachs in Streifen schneiden. Den Rucola verlesen, waschen und trocken tupfen. Die Gurke schälen, längs halbieren und in Scheiben schneiden. Die Radieschen putzen, waschen und in Scheiben schneiden.

2. Die vorbereiteten Zutaten mischen. Die Kapern dazugeben. Essig, Brühe, Salz, Chili, Senf, Dill und Öl verrühren. Über den Salat geben. Abschmecken. Den Sesam in einer beschichteten Pfanne ohne Fett rösten und über den Salat streuen.

Pro Person 330 kcal · 25 g Eiweiß · 4 g Kohlenhydrate · 22 g Fett

Meal-Prep-Tipp Der Salat hält sich 2 Tage im Kühlschrank. Nach Möglichkeit den Rucola frisch untermischen.

Walnuss-Proteinshake

REZEPT 64

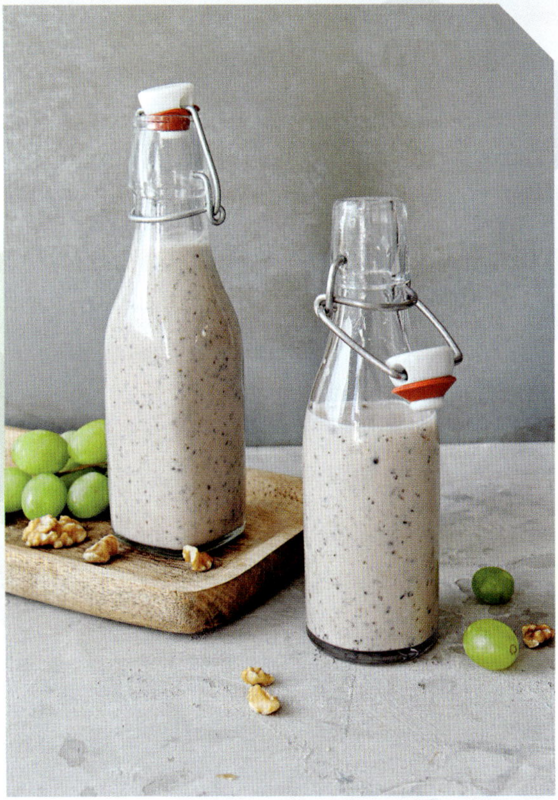

Zutaten für 2 Personen

- 250 g kernlose Weintrauben
- ½ l Sojamilch
- 20 g Hanfsamen
- 30 g Walnusskerne
- 40 g Eiweißpulver
- Chiliflocken
- 1 EL Zitronensaft

ZUBEREITUNG

Die Weintrauben waschen, halbieren und in den Mixer geben. Die restlichen Zutaten dazugeben und alles fein pürieren. Abschmecken. Nach Wunsch noch mit etwas Wasser auffüllen.

Pro Person 430 kcal · 30 g Eiweiß · 30 g Kohlenhydrate · 20 g Fett

Meal-Prep-Tipp Der Shake kann morgens zubereitet werden. Kalt stellen. Kurz vor dem Verzehr noch einmal durchmixen.

Paprika mit Hackfleisch-Pilz-Füllung

REZEPT 65

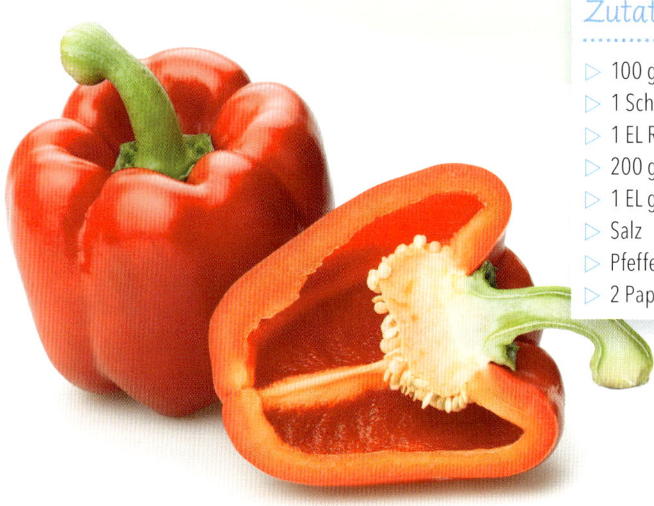

Zutaten für 2 Personen

- 100 g Champignons
- 1 Schalotte
- 1 EL Rapsöl
- 200 g Thüringer Mett
- 1 EL gehackte Petersilie
- Salz
- Pfeffer
- 2 Paprikaschoten

ZUBEREITUNG

1. Die Champignons putzen und fein würfeln. Die Schalotte schälen und hacken. Beides im heißen Öl 2 Minuten braten. Das Mett und die Petersilie dazugeben. Mit Salz und Pfeffer abschmecken. Abkühlen lassen.

2. Von den Paprikaschoten einen Deckel abschneiden, die Kerne herauslösen und waschen. Das Mett hineinfüllen. Oder die Paprikaschoten halbieren, putzen, waschen und das Mett auf die Hälften verteilen.

Pro Person 340 kcal · 22 g Eiweiß · 5 g Kohlenhydrate · 25 g Fett

Avocado-Spinat-Smoothie

REZEPT 66

Zutaten für 2 Personen

- 1 Avocado
- 1 EL Limettensaft
- 2 Kiwis
- 100 g Babyspinat
- ca. ¼ l kaltes Wasser (nach Wunsch Mineralwasser)
- 200 ml Orangensaft
- 30 g Eiweißpulver
- 20 g Chiasamen

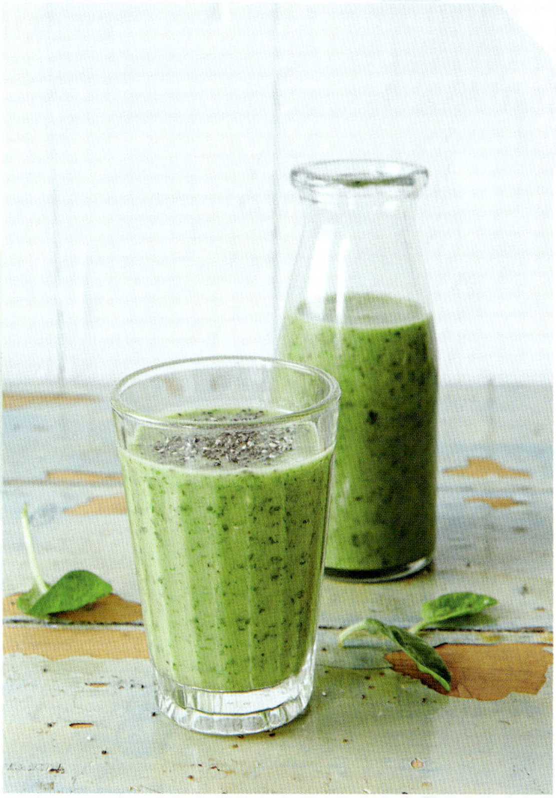

ZUBEREITUNG

1. Die Avocado halbieren, den Kern entfernen, die Hälften schälen und in dünne Spalten schneiden. Mit dem Limettensaft beträufeln. Die Kiwis schälen und in Stücke schneiden. Den Spinat verlesen, waschen und hacken.

2. Alle vorbereiteten Zutaten in einen Mixer geben und fein pürieren. Wasser, Orangensaft und Eiweißpulver unterrühren. Sollte der Smoothie zu dick sein, einfach mit etwas Wasser auffüllen. Nach Wunsch Eiswürfel in Gläser geben und den Smoothie daraufgießen. Mit den Chiasamen bestreuen.

Pro Person 270 kcal · 17 g Eiweiß · 18 g Kohlenhydrate · 11 g Fett

Himbeer-Kokos-Shake mit Leinsamen

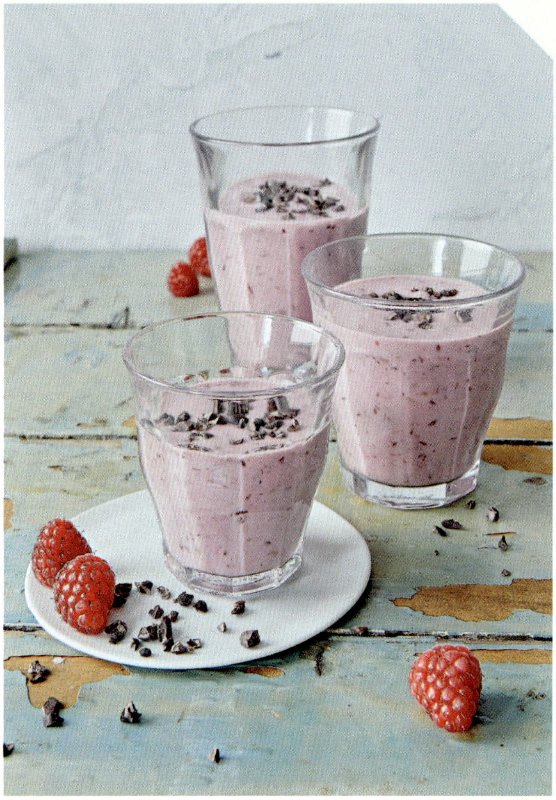

REZEPT 67

Zutaten für 2 Personen

- 250 g Himbeeren
- ¼ l ungesüßte Kokosmilch
- ¼ l Mandeldrink
- 20 g geschroteter Leinsamen
- 10 g Kokosraspel
- 30 g Eiweißpulver
- 1 EL Limettensaft
- 10 g Kakaonibs

ZUBEREITUNG

Die Himbeeren verlesen und in einen Mixer geben. Kokosmilch, Mandeldrink, Leinsamen, Kokosraspel und Eiweißpulver dazugeben und pürieren. Mit dem Limettensaft abschmecken. Auf Gläser verteilen und mit den Kakaonibs bestreuen.

Pro Person 470 kcal · 18 g Eiweiß · 16 g Kohlenhydrate · 34 g Fett

Meal-Prep-Tipp Den Shake möglichst frisch zubereiten und erst direkt vor dem Verzehr mit den Kakaonibs bestreuen.

Gemüsetörtchen

REZEPT 68

Zutaten für 2 Personen

- 100 g Mais (aus der Dose)
- 1 Möhre
- 200 g Champignons
- 1 Knoblauchzehe
- 1 EL Rapsöl
- Salz
- Pfeffer
- 1 EL gehackter Majoran
- 4 Eier
- 4 EL Wasser
- 30 g geriebener Manchego

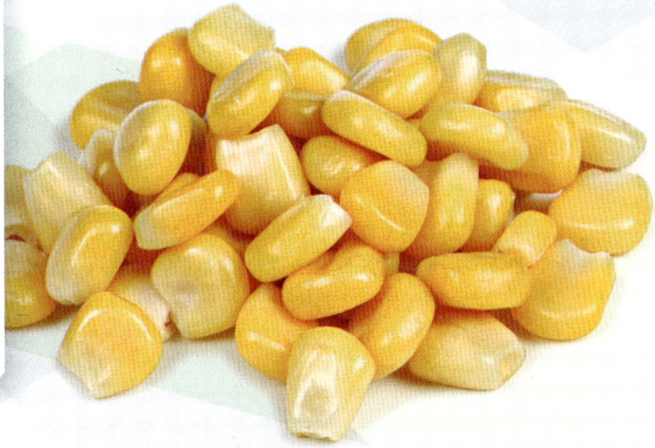

ZUBEREITUNG

1. Den Backofen auf 200 °C vorheizen. Den Mais abtropfen lassen. Die Möhre schälen und in kleine Würfel schneiden. Die Champignons putzen und in Würfel schneiden. Die Knoblauchzehe schälen und fein hacken. Das Öl in einer beschichteten Pfanne erhitzen und die vorbereiteten Zutaten darin etwa 2 Minuten braten. Mit Salz, Pfeffer und Majoran würzen. Herausnehmen.

2. Eier, Wasser, Manchego, Salz und Pfeffer verrühren. Die Gemüsemischung unterrühren. Alles in 4 gefettete Portionsförmchen (à 200 ml Inhalt) füllen und im Ofen etwa 18 Minuten backen.

3. Die Förmchen herausnehmen, kurz abkühlen lassen und auf Teller stürzen.

Pro Person 340 kcal · 22 g Eiweiß · 13 g Kohlenhydrate · 21 g Fett

Tipp Wer mag, isst dazu noch ein Vollkornbrötchen.

Meal-Prep-Tipp Die Törtchen können Sie auch für 3 Tage zubereiten. Dann abgedeckt oder in kleinen verschließbaren Dosen im Kühlschrank aufbewahren.

Pfirsich-Vanille-Smoothie

REZEPT 69

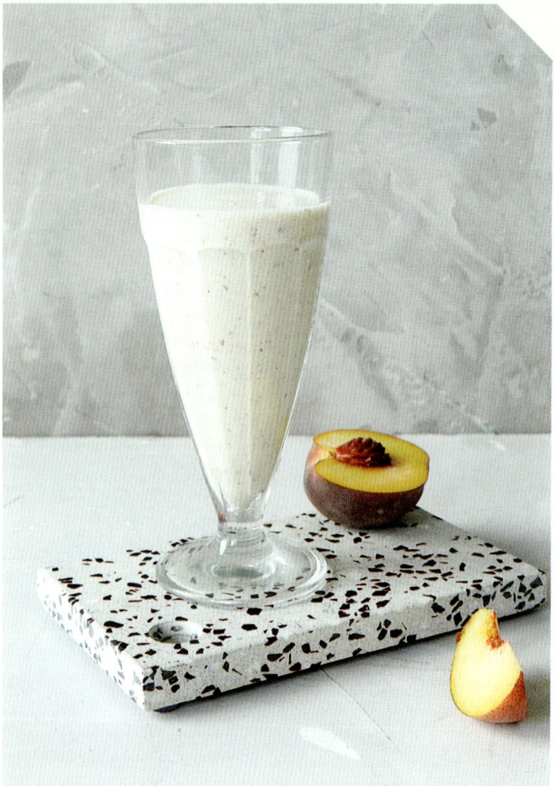

Zutaten für 2 Personen

- 2 Pfirsiche
- 200 g Soja-Quarkalternative
- 250 g Sojadrink
- 2 EL Orangensaft
- 1 EL Vanillepulver
- 20 g gehackte Haselnüsse
- 30 g Eiweißpulver

ZUBEREITUNG

Die Pfirsiche waschen, halbieren, den Stein entfernen und das Fruchtfleisch in Stücke schneiden. In einen Rührbecher geben. Die restlichen Zutaten dazugeben und mit dem Stabmixer fein pürieren. Nach Wunsch noch mit etwas Mineralwasser auffüllen.

Pro Person 280 kcal · 25 g Eiweiß · 17 g Kohlenhydrate · 11 g Fett

Tipp Die Pfirsiche kann man auch durch Melone (zum Beispiel Galia oder Ogen) ersetzen.

Bananen-Mandel-Shake

Snacks (ideal nach dem Training)

▸ vegane Ernährung

REZEPT 70

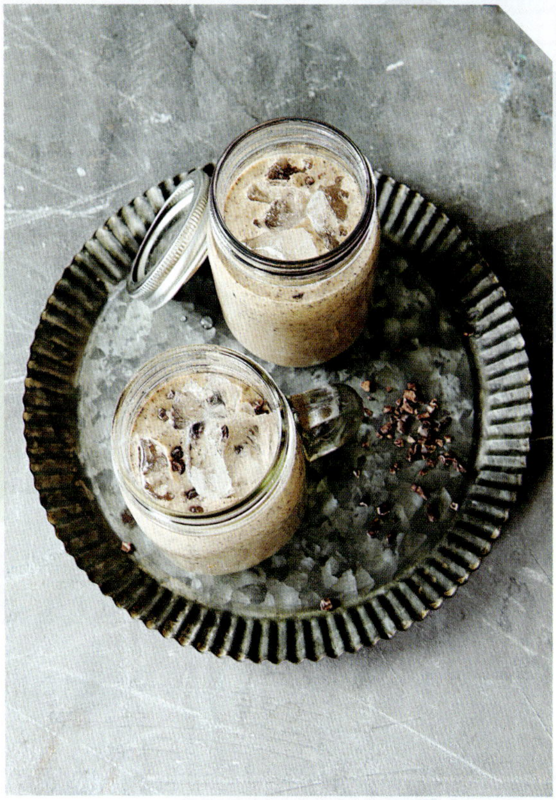

Zutaten für 2 Personen

- 2 Bananen
- 30 g Kakaonibs
- ½ l Mandelmilch
- 30 g Eiweißpulver
- 20 g gemahlene Mandeln
- 2 EL Ahornsirup
- 1 EL Zimtpulver

ZUBEREITUNG

Die Bananen schälen, in Stücke schneiden und in einen Mixer geben. Kakaonibs, Mandelmilch, Eiweißpulver und Mandeln zu den Bananen geben und fein pürieren. Mit Ahornsirup und Zimt abschmecken. Sollte der Shake zu dickflüssig sein, einfach noch etwas Mineralwasser unterrühren. Nach Wunsch auf Eiswürfeln servieren.

Pro Person 400 kcal · 18 g Eiweiß · 42 g Kohlenhydrate · 16 g Fett

Tipp Dekorativ sieht der Shake aus, wenn Sie vor dem Servieren noch etwas Kakaopulver darüberstreuen.

Traubensalat mit Nussquark

REZEPT 71

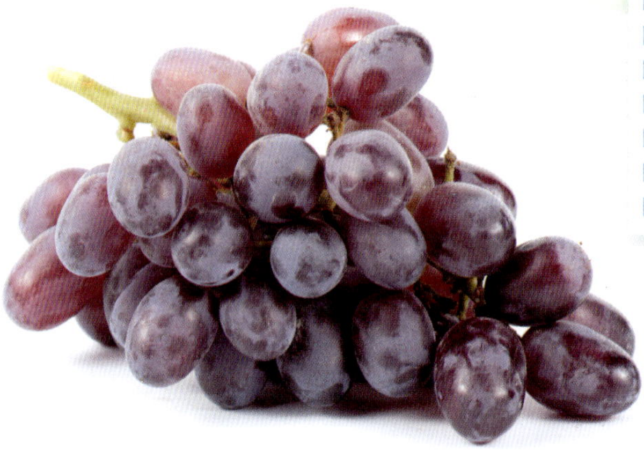

Zutaten für 2 Personen

- 200 g kernlose Weintrauben
- 2 Nektarinen
- 200 g Soja-Quarkalternative
- 200 g Sojajoghurt natur
- 1 EL Orangensaft
- 40 g Walnusskerne
- 20 g Chiasamen

ZUBEREITUNG

1. Die Weintrauben waschen und halbieren. Die Nektarinen waschen, halbieren, den Stein entfernen und das Fruchtfleisch in kleine Würfel schneiden.

2. Quark, Joghurt und Orangensaft verrühren. Die Walnüsse grob hacken. Obst, Walnüsse und Chiasamen unter die Quarkspeise mischen.

Pro Person 470 kcal · 18 g Eiweiß · 39 g Kohlenhydrate · 24 g Fett

Tipp Wer es lieber etwas süßer mag, rührt noch etwas Agavendicksaft unter den Quark.

Meal-Prep-Tipp Dieser Snack eignet sich sehr gut zum Vorbereiten. Morgens schnippeln und rühren, in eine gut verschließbare Dose füllen, kalt stellen und abends genießen. Oder den Quark für 2 Tage vorbereiten und das Obst vor dem Essen frisch untermischen.

Salat von zweierlei Bohnen mit Seitan

REZEPT 72

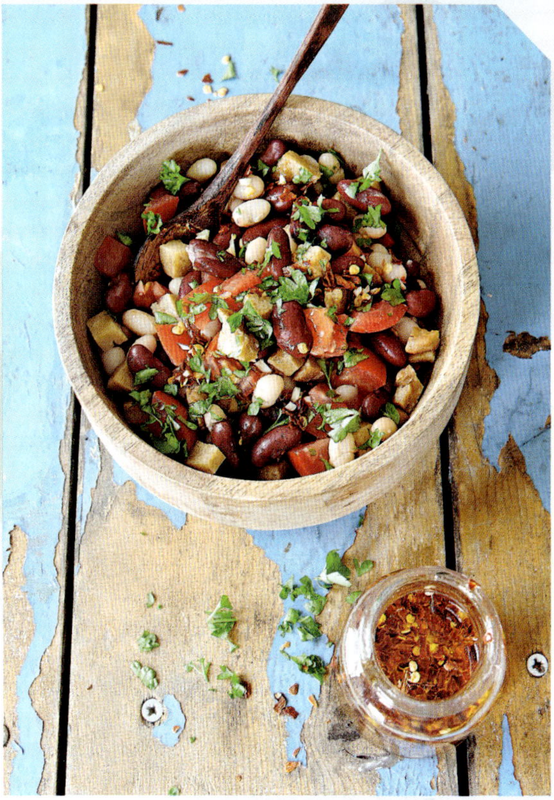

Zutaten für 2 Personen

- 1 kleine Dose Kidneybohnen (240 g Abtropfgewicht)
- 1 kleine Dose weiße Bohnen (240 g Abtropfgewicht)
- 2 Tomaten
- 150 g Seitan
- 2 EL Olivenöl
- 2 EL Weißweinessig
- Salz
- Chiliflocken
- 1 Knoblauchzehe
- 1 EL gehackte Petersilie

ZUBEREITUNG

1. Die Bohnen in ein Sieb abgießen, mit kaltem Wasser abspülen und gut abtropfen lassen. Die Tomaten waschen und würfeln, dabei die Stielansätze entfernen. Den Seitan in kleine Würfel schneiden und in 1 Esslöffel heißem Olivenöl kräftig anbraten. Alle Zutaten mischen.

2. Essig, Salz, Chili und restliches Olivenöl verrühren. Den Knoblauch schälen und dazudrücken. Die Marinade über den Salat geben und untermischen. Abschmecken. Die Petersilie darüberstreuen.

Pro Person 370 kcal · 29 g Eiweiß · 31 g Kohlenhydrate · 12 g Fett

Meal-Prep-Tipp Dieser Salat schmeckt am 3. Tag noch sehr gut. Er ist dann schön durchgezogen.

Kapitel 4

Training – Übungen & Workouts zur MEN'S HEALTH Diät

Insgesamt 44 Bodyweight-Übungen wollen wir Ihnen im Rahmen der MEN'S HEALTH Diät ans Herz legen. Wenn Sie bereits Trainingserfahrung mitbringen oder Ihren eigenen Sport betreiben – nur zu! Sie sind herzlich eingeladen, Ihre eigenen Lieblingsübungen, Erfahrungen und Trainingsmöglichkeiten einzubauen und zu nutzen. Grundsätzlich sollten Sie dabei vermeiden, zu einseitig zu trainieren oder bestimmte Bereiche zu vernachlässigen. Beides kann Ihnen mit unserer Übungsauswahl nicht geschehen. Lassen Sie sich anleiten oder einfach inspirieren – die vorgestellten Übungen sollen eine Erleichterung für Sie darstellen, keine Einschränkung.

Eine optimal auf die Abnehmziele ausgerichtete Übungsauswahl

Sie finden hier Übungen für folgende Schwerpunkte:

- ▷ Übungen mit hohem Kardio-Anteil,
- ▷ Ganzkörperübungen,
- ▷ Übungen mit Schwerpunkt Beine und Gesäß (große Muskelgruppe!),
- ▷ Übungen mit Schwerpunkt Rumpf (große Muskelgruppe!),
- ▷ Übungen mit Schwerpunkt Oberkörper (Brust und Rücken = große Muskelgruppen!).

Die kleineren Muskelgruppen werden in den Bewegungsabläufen, die diese Übungsauswahl abdeckt, gezielt und ausreichend berücksichtigt – ein Ratgeber für maximale Bizeps-Vergrößerung ist dieses Buch aber nicht.

Übungen für Einsteiger und Übungen für Fortgeschrittene

Es gibt Übungen für Einsteiger und für Fortgeschrittene. Die Aufteilung orientiert sich dabei zum einen daran, wie komplex eine Übung auszuführen ist, zum anderen daran, wie sehr Gelenke bei der Ausführung belastet sein könnten: Dies ist wichtig für alle, die (deutlich) mehr als 20 Kilogramm zu viel mit sich herumschleppen – ihr Körpergewicht sorgt einfach für eine sehr hohe Belastung bei gleichzeitig noch nicht ausgebildeter Stabilität.

Dementsprechend sind Übungen mit potenziell höherer Gelenkbelastung als „Fortgeschrittenen"-Übungen klassifiziert und für wirklich Schwergewichtige erst einmal nicht die erste Wahl. Nach und nach können Sie diese Übungen dann einbauen, wenn Sie sich sicherer fühlen und auf eine saubere Ausführung sowie Ihre persönlichen körperlichen Einschränkungen achten.

Die Einsteiger- (und somit für alle nutzbaren) Übungen sind mit einer kleinen Hantel, die Fortgeschrittenen-Übungen mit zwei kleinen Hanteln gekennzeichnet.

ÜBUNGEN FÜR EINSTEIGER	ÜBUNGEN FÜR FORTGESCHRITTENE
▶ einfachere, leicht verständliche Bewegungsabläufe	▶ teils etwas komplexere Bewegungsabläufe, die möglicherweise etwas Trainingserfahrung bedürfen
▶ Übungen, die die Gelenke weniger belasten, deshalb für jede Gewichtsklasse geeignet	▶ Übungen, die potenziell etwas stärker die Gelenke belasten können, deshalb für stark Übergewichtige (> 20 Kilo zu viel) zunächst nicht die erste Wahl

ICH HABE KEINE TRAININGSERFAHRUNG. WORAUF MUSS ICH ACHTEN?

Prof. Geisler: Es gibt ein paar allgemeine Grundsätze, die für ein gesundes und zielführendes Training unerlässlich sind.

▷ Die erste Regel lautet: Nicht ohne ärztlichen Segen loslegen.
Führen Sie einen Gesundheits-Check beim Arzt durch – vor allem dann, wenn Sie gesundheitlich vorbelastet sind, extremes Übergewicht haben oder noch gänzlich ohne Trainingserfahrung sind. Sicher ist sicher.

▷ Die zweite Regel lautet: Ohne Schweiß kein Preis.
Training ist so gedacht, dass Sie zumindest etwas aus Ihrer Komfortzone kommen und Ihren Körper vor ungewohnte Belastungen stellen. Wir Wissenschaftler sprechen hier vom Trainingsreiz. Dies ist umso wichtiger, wenn Sie an der Infrastruktur Ihres Körpers arbeiten wollen, also nicht nur Kalorien verbrennen, sondern etwa Muskelgewebe aufbauen wollen. Das funktioniert nur, wenn der Körper wirklich zu Wachstum und Leistungsverbesserung gedrängt wird. Dann greift das sogenannte Superkompensationsprinzip: Der Körper wird mit steigenden Anforderungen leistungsfähiger. Wenn Sie schwitzen und/oder außer Atem kommen: Voilà, das ist Ausdruck des Trainingsreizes, dann machen Sie alles richtig.

▷ Die dritte Regel: Halten Sie Pausen ein.
Ihr Körper braucht eine gewisse Regenerationszeit, bevor er wieder gefordert werden sollte. Je intensiver ein Workout, desto länger sollte diese Regenerationszeit sein – sonst funktioniert das mit der Superkompensation nicht. In der Regel sind 24 bis 48 Stunden optimal, bevor Sie ein und dieselbe Muskelgruppe oder ein und dasselbe Training wieder ausführen. Wenn Sie sich an die Pläne der MEN'S HEALTH Diät halten, sind Sie auf der sicheren Seite.

▷ Die vierte Regel: Einmal ist keinmal.
Natürlich zählt jeder Schritt. Aber Ihr Körper wird sich nur dann wunschgemäß verändern, wenn er merkt, dass Sie es ernst meinen und Ihre Trainingseinheit nicht ein versehentlicher Ausrutscher war. Regelmäßiges Training führt zum Erfolg – was für Leistungssportler gilt, gilt auch für Gewichtsreduktion. Wer mindestens drei-, besser vier- oder fünfmal pro Woche trainiert und sich im Laufe der Zeit steigert, sodass das Training immer ein bisschen fordernd bleibt, wird sehr schöne Erfolge feiern.

▷ Die fünfte Regel: Hören Sie auf Ihren Körper.
Sie wollen alles geben? Sehr gut! Aber bitte alles außer Ihrer Gesundheit und den Spaß am Training und Leben! Wenn Sie eines Tages mal angeschlagen sind, weil Sie schlecht geschlafen, am Vorabend gefeiert oder sich eine Erkältung eingefangen haben, dann treten Sie kürzer. Ideal ist, wenn Sie Ihr Training nicht (ganz) ausfallen lassen – und zur Not einfach nur spazieren gehen.

▷ Die sechste Regel: Bewegungsqualität geht vor Quantität.
Insbesondere wenn Ihnen eine Bewegung noch nicht vertraut ist, sollten Sie immer auf eine saubere Ausführung achten. Ihr Körper ist lernfähig, und wenn Sie eine Übung häufiger konzentriert und richtig durchführen, merkt er sich dieses Bewegungsmuster. Schwung ist übrigens auch ein schlechter Ratgeber, insbesondere für Einsteiger: Selbst wenn Sie auf Zeit eine maximale Anzahl an Wiederholungen schaffen wollen – Qualität geht immer vor!

▷ Die siebte und letzte Regel beschreibt das Erste, was vor jedem Training ansteht: ein Warm-up!
Vor jedes Training gehört ein Aufwärmprogramm! Warum? Es ist der Schutz schlechthin vor Verletzungen. Bei hohem Körpergewicht sind Sie anfälliger für Verletzungen, etwa an Gelenken. Aufwärmen macht Sie zudem leistungsfähiger. Und wer intensiver trainieren kann, nimmt schneller ab. Das Warm-up sollte wenigstens 5, besser 10 Minuten dauern und möglichst den ganzen Körper mit allen Gelenken aktivieren.

Die Übungen

Die folgenden 44 Seiten widmen sich jeweils einer anderen Bewegung. Bei vielen Übungen finden Sie Hinweise zur Intensivierung (zumeist bei Einsteigerübungen) beziehungsweise zur Erleichterung (bei Fortgeschrittenenübungen) – greifen Sie bei Bedarf gerne darauf zurück.

Zudem werden Sie feststellen, dass einige Übungen mit einem Handtuch als Tool daherkommen. Das sollte eigentlich immer verfügbar sein und macht ausgewählte Übungen intensiver. Dann gibt es noch Übungen mit Hilfsmitteln aus der Umgebung: Hierbei geht es zum einen darum, eine (kleine) Erhöhung zu schaffen (nutzen Sie Bänke, stabile Stühle, Betten, Steine, Baumstämme, Mauern … dafür). Zum anderen geht es darum, eine Möglichkeit zu schaffen, um Klimmzüge auszuführen. Letztere Übung ist ein wichtiger Bestandteil der Übungsauswahl der MEN'S HEALTH Diät, sodass es sich in jedem Fall für Sie lohnt, nach einem festen Ast im Garten, einem Turngerät auf dem Spielplatz, einem Querbalken oder Ähnlichem Ausschau zu halten.

SPRINTEN AUF DER STELLE

Trainiert Beine, Gesäß und Rumpf.

ÜBUNG 1

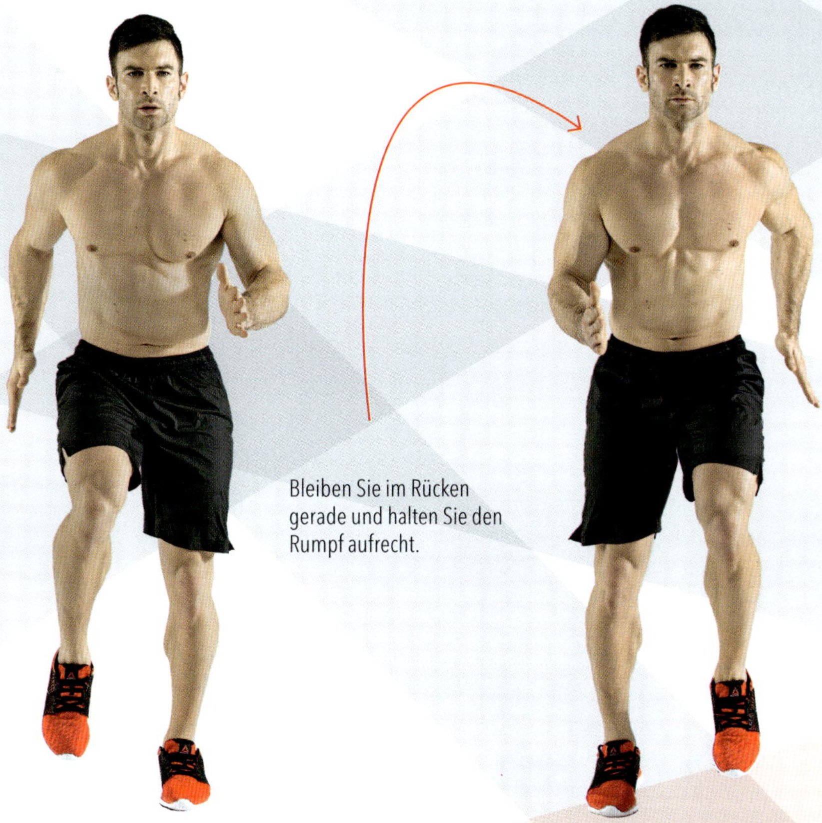

Bleiben Sie im Rücken gerade und halten Sie den Rumpf aufrecht.

Kapitel 4

AUSFÜHRUNG

A • Hüftbreit und aufrecht hinstellen. Körperspannung aufbauen, die Arme leicht anwinkeln, dann auf der Stelle lossprinten: den rechten Fuß explosiv abdrücken und dabei den linken Arm vorschwingen, dann …

B • … blitzschnell wechseln: den rechten Fuß in den Boden drücken, den linken explosiv anheben und so in der Folge bei maximalem Tempo auf der Stelle laufen. Dabei die Bodenkontaktzeiten möglichst kurz halten.

HAMPELMANN

Trainiert den ganzen Körper.

ÜBUNG 2

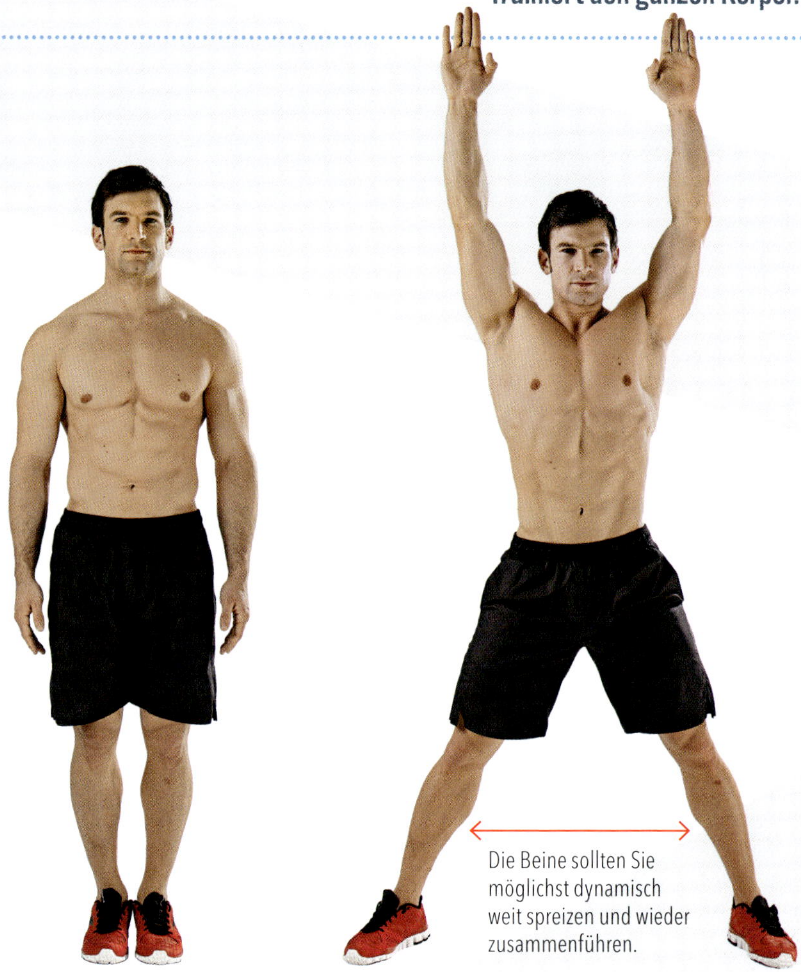

Die Beine sollten Sie möglichst dynamisch weit spreizen und wieder zusammenführen.

AUSFÜHRUNG

A • Aufrecht mit geschlossenen Füßen hinstellen. Die Hände seitlich an die Oberschenkel legen.

B • Explosiv die gestreckten Arme seitlich über den Kopf reißen. Gleichzeitig mit den Beinen abspringen und in breiter Grätschposition wieder aufkommen.

• Sofort in die Ausgangsposition zurückspringen und fortfahren mit dem Ziel, möglichst viele saubere Wiederholungen in der vorgegebenen Zeit (zum Beispiel 30 oder 60 Sekunden) zu schaffen.

Power-Variante Halten Sie in jeder Hand ein Gewicht (Buch, Stein oder Ähnliches).

HAMPELMANN AUS DER HOCKE

Trainiert den ganzen Körper.

ÜBUNG 3

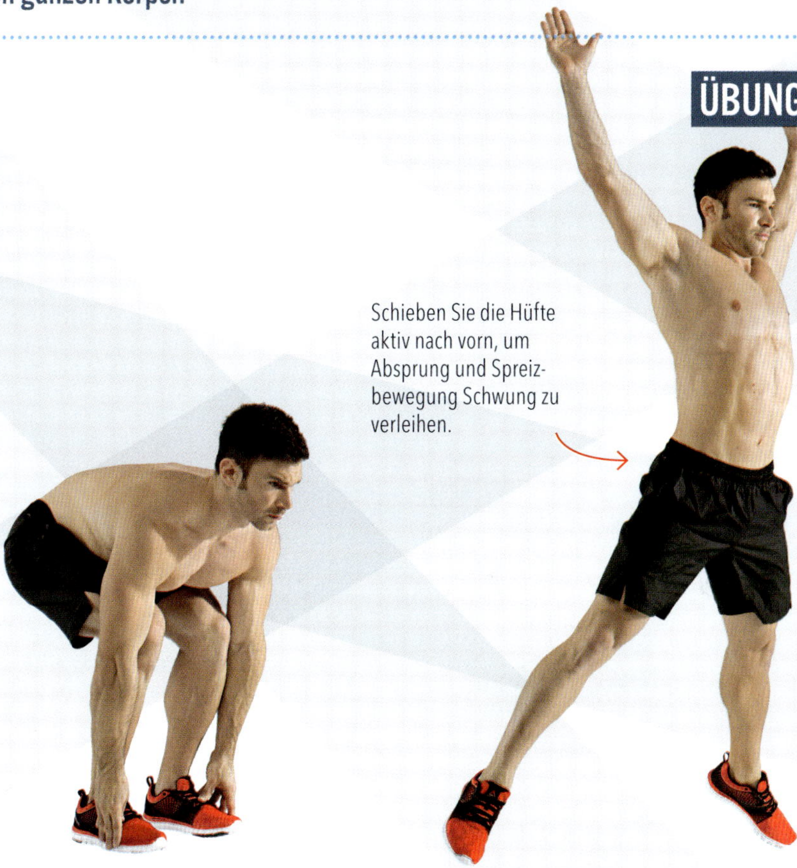

Schieben Sie die Hüfte aktiv nach vorn, um Absprung und Spreizbewegung Schwung zu verleihen.

AUSFÜHRUNG

A • Hüftbreit hinstellen und Körperspannung aufbauen. Das Gesäß nach hinten schieben und die Beine beugen, sodass der Oberkörper mit geradem Rücken nach vorn kommt. Mit den Händen die Füße berühren. Der Blick geht geradeaus.

B • Explosiv nach oben abdrücken. Dabei die Arme gestreckt zu den Seiten nach oben reißen und nach dem Abdrücken vom Boden mit den Beinen eine Spreizbewegung in der Luft machen.

- Blitzschnell die Füße wieder zusammenführen, hüftbreit landen und in die Startposition hinein abfedern. Auch die Arme kommen mit zurück.
- Die Position kurz checken, dann sofort mit der nächsten Wiederholung fortfahren.

Einstiegsvariante Springen Sie, ohne die Beine in der Luft zu spreizen. Bei Bedarf machen Sie die Übung noch leichter, wenn Sie etwas weniger Sprungkraft einsetzen.

HOHE TRITTE AUS DEM AUSFALLSCHRITT

Trainieren Beine und Gesäß.

ÜBUNG 4

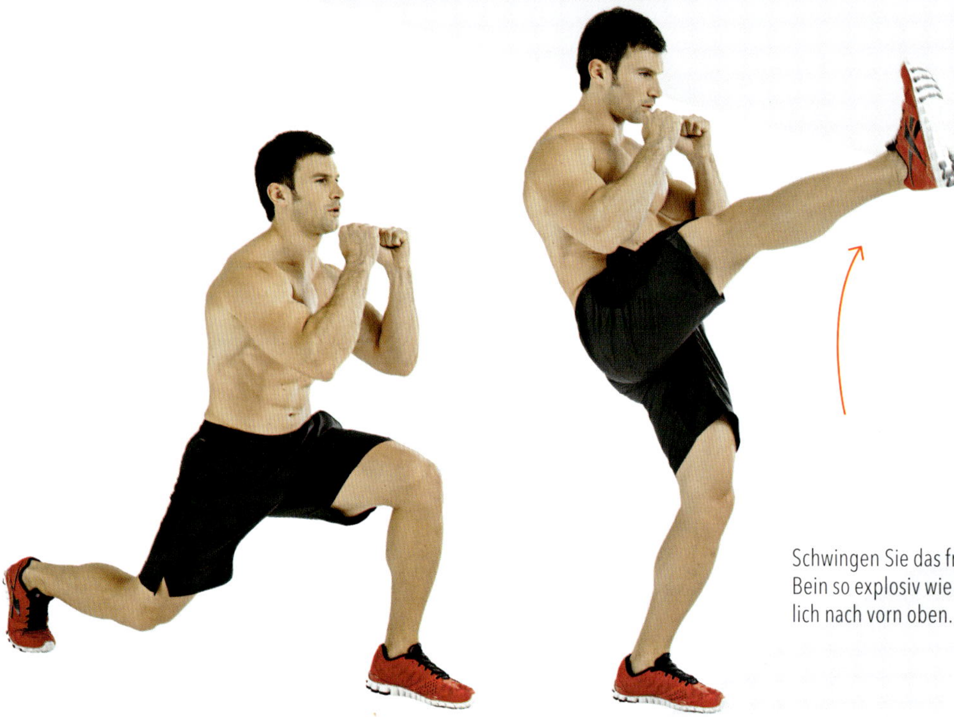

Schwingen Sie das freie Bein so explosiv wie möglich nach vorn oben.

AUSFÜHRUNG

A • In einen tiefen Ausfallschritt gehen, der linke Fuß steht vorn und das rechte Knie berührt fast den Boden. Den Oberkörper gerade und die Hände zu Fäusten geballt vor der Brust halten.

B • Explosiv das linke Bein strecken und mit dem rechten kräftig nach vorn oben treten, sodass der Fuß etwa Kopfhöhe erreicht. Den Oberkörper dabei möglichst ruhig halten.

- Direkt wieder in der Ausgangsposition landen.
- Im nächsten Satz Seitenwechsel.

Einstiegsvariante Anstatt das freie Bein hochzuschwingen, tippen Sie mit dem Fuß nur leicht kurz vor dem Standbein auf den Boden und kehren dann blitzschnell in die Ausgangsposition zurück.

SPRÜNGE AUF EINE ERHÖHUNG

Trainieren Beine und Gesäß.

ÜBUNG 5

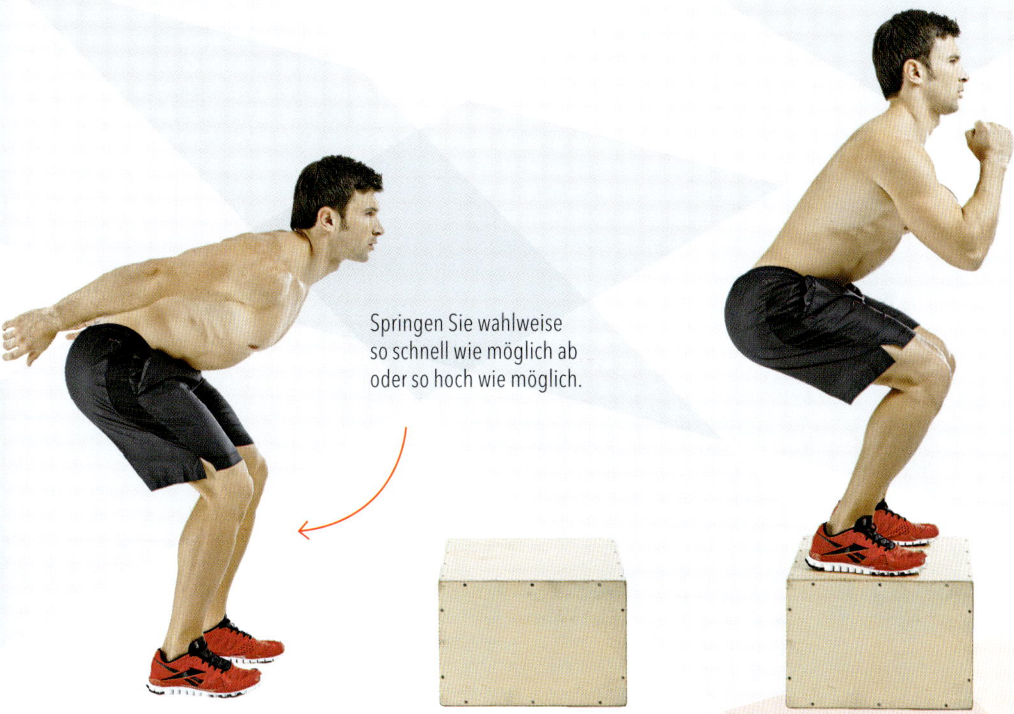

Springen Sie wahlweise so schnell wie möglich ab oder so hoch wie möglich.

AUSFÜHRUNG

A • In wenigstens 30 Zentimeter Abstand vor eine Erhöhung stellen, die stabil genug ist, um darauf zu landen. Die Füße hüftbreit setzen, leicht in die Knie gehen und den Oberkörper gerade vorbeugen. Die Arme parallel neben dem Rumpf halten.

B • Kräftig abdrücken und mit gebeugten Knien auf der Erhöhung landen. Dabei die Arme zum Schwungholen aktiv einsetzen. Der Rücken bleibt gerade. In der Landeposition kurz verharren, dann zurück.

Power-Varianten
- Springen Sie von der Erhöhung bei jeder Wiederholung sofort rückwärts wieder herunter.
- Ziehen Sie die Knie in der Luft möglichst hoch.
- Für sehr Sportliche: Führen Sie die Übung auf einem Bein aus.

SCHNELLE STEP-UPS

Trainieren Beine und Gesäß.

ÜBUNG 6

Die Arme schwingen stets entgegengesetzt zu den Beinen vor und zurück und geben wie beim schnellen Laufen den Takt an.

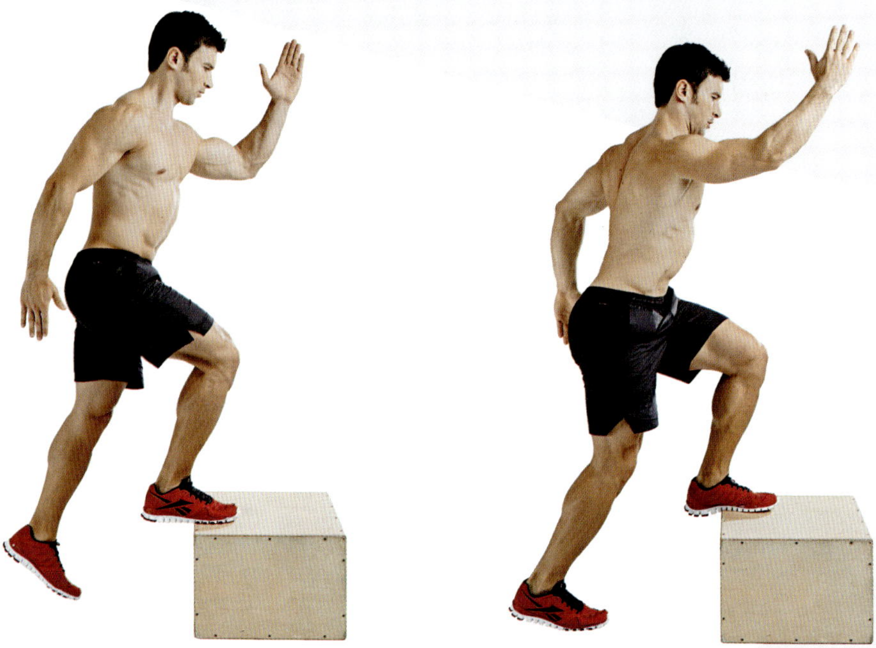

AUSFÜHRUNG

A • Vor eine Erhöhung (Treppenstufe, Kantstein, Parkbank oder Ähnliches) stellen und den rechten Fuß daraufsetzen. Den Rumpf anspannen und leicht nach vorn neigen. Mit dem linken Fuß auf die Zehenspitzen gehen und die Arme wie in einer dynamischen Laufpose anwinkeln, der linke Arm ist vorn.

B • Mit beiden Füßen kräftig abstoßen, das linke Knie schnell anziehen und den linken Fuß auf die Erhöhung stellen. Gleichzeitig den rechten Fuß auf den Boden setzen, die Arme schwingen mit.

• Sofort wieder abspringen, die Füße wechseln und ohne Pause fortfahren.

Alternativen Variieren Sie die Höhe des Gegenstands: Auf einer Bank fällt der Kniehub viel größer aus als auf einer Treppenstufe – welche für schnellere Wechselschritte ideal ist.

Power-Variante Springen Sie beidbeinig auf und ab oder betonen Sie bei der einbeinigen Ausführung den Kniehub.

AUSFALLSCHRITT-WECHSELSPRÜNGE

Trainieren Beine und Gesäß.

ÜBUNG 7

Setzen Sie die Arme kraftvoll ein. Sie geben das Tempo vor.

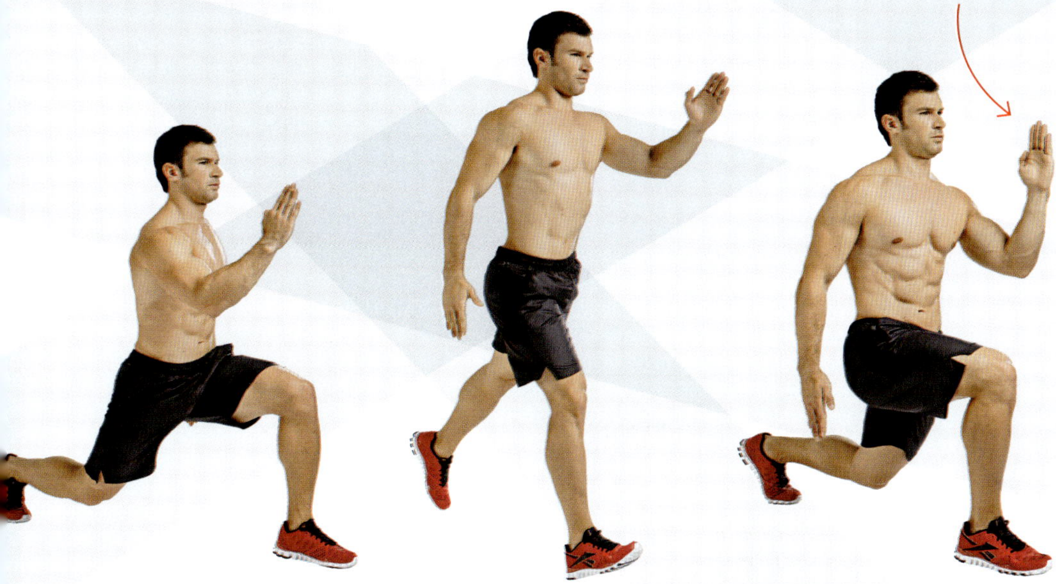

AUSFÜHRUNG

A • Mit dem linken Fuß nach vorn in einen tiefen Ausfallschritt gehen. Den rechten Arm angewinkelt nach vorn führen, den linken zurückziehen. Körperspannung aufbauen.

B • Mit beiden Beinen explosiv abspringen und möglichst schnell vom Boden lösen. In der Luft die Arme und die Beine wechseln, sodass …

C • … Sie mit dem rechten Fuß vorn in einem weiten Ausfallschritt landen. Der linke Arm ist jetzt vorn. Abfedern und kurz halten, dann direkt wieder zurückspringen und im Wechsel fortfahren.

Power-Varianten • Versuchen Sie, so hoch wie möglich zu springen.
• Führen Sie die Übung mit angelegten Armen durch.

LIEGESTÜTZ-STRECKSPRUNG-KOMBINATIONEN (BURPEES)

Trainieren den ganzen Körper.

ÜBUNG 8

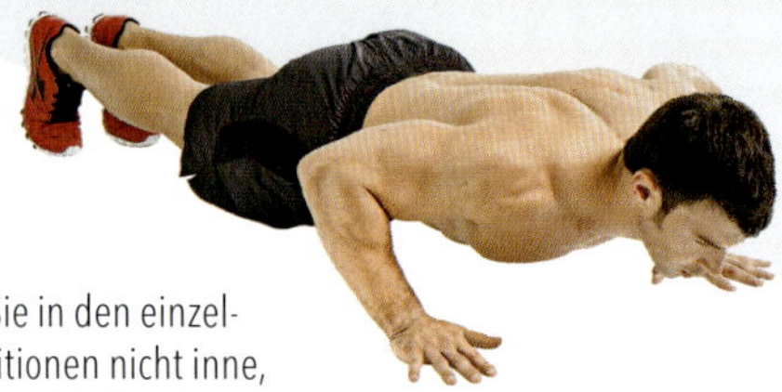

Halten Sie in den einzelnen Positionen nicht inne, sondern verbinden Sie sie direkt miteinander in einer schwungvollen, flüssigen Bewegung.

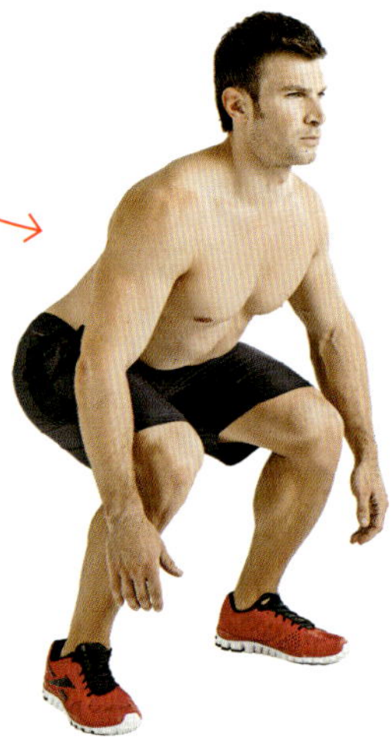

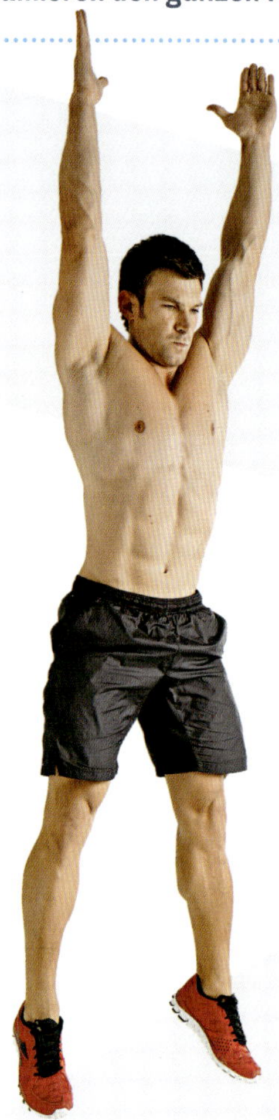

AUSFÜHRUNG

A • In eine Liegestützposition gehen, den Körper auf einer Linie halten. Die Arme beugen, bis die Brust knapp über dem Boden ist.

B • Zügig wieder hochdrücken, dann die Füße vom Boden lösen und die Knie unter die Brust ziehen. Den Schwung nutzen, die Hände vom Boden lösen und das Körpergewicht nach hinten verlagern, sodass Sie in einer Hocke landen.

C • Die Beine kräftig durchdrücken und einen Strecksprung machen. Die Arme dabei nach oben schwingen. Landen und auf gleichem Weg zurück in die Ausgangsposition, von dort ohne Pause weiter fortfahren.

Einstiegsvariante Lassen Sie entweder den Strecksprung oder den tiefen Liegestütz weg.

Power-Variante Legen Sie den Körper bei der Liegestützbewegung ganz auf dem Boden ab, dann ziehen Sie aktiv die Schulterblätter zusammen, sodass sich die Hände vom Boden wegbewegen. Dann nur aus der Kraft von Armen und Brust wieder in den hohen Liegestütz drücken und wie beschrieben zügig fortfahren.

HOLZHACKEN IM SPRUNG

Trainiert den ganzen Körper.

ÜBUNG 9

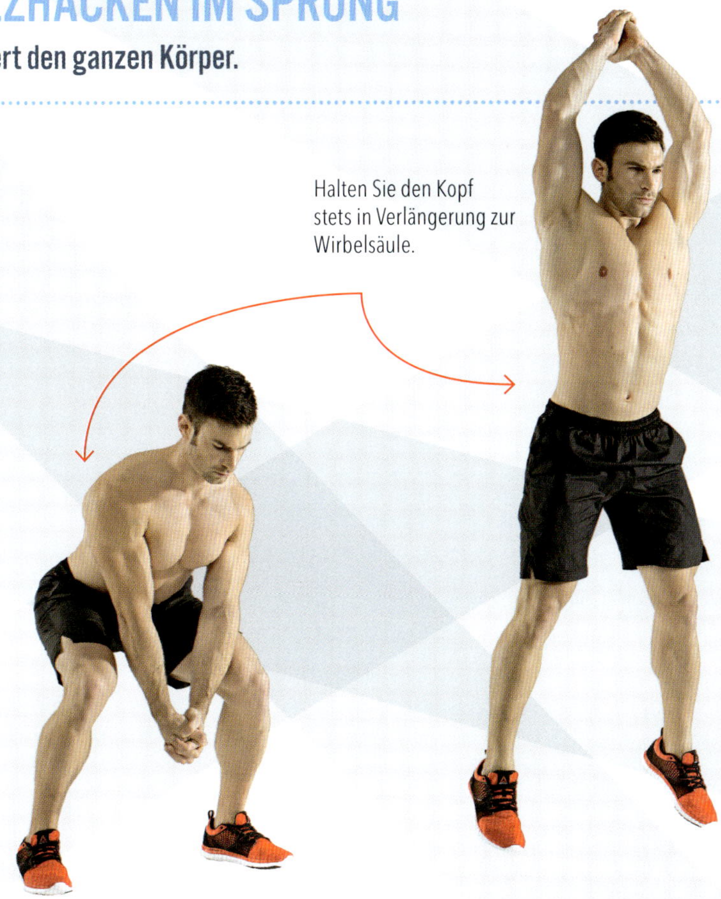

AUSFÜHRUNG

A • Weiter als hüftbreit hinstellen, die Zehen zeigen leicht nach außen. Das Gesäß nach hinten schieben und die Knie beugen, bis der Oberkörper um etwa 45 Grad vorgeneigt ist. Dabei und während des gesamten Satzes den Rücken gerade halten.

• Die Finger ineinander verschränken und die Arme gestreckt zwischen den Beinen platzieren. Spannung im ganzen Körper aufbauen.

B • Explosiv mit beiden Beinen nach oben abdrücken, sodass Sie möglichst hoch springen. Gleichzeitig die gestreckten Arme nach oben reißen.

• Bei der Landung die Arme mit voller Wucht wieder gestreckt zwischen die Beine führen, als würden Sie mit einer Axt ein Stück Holz zerteilen wollen. Dabei den Rücken nicht krümmen, sondern die Bewegung mit herausgestrecktem Gesäß und gebeugten Knien abfedern.

• Sofort zur nächsten Wiederholung ansetzen und ohne Pause fortfahren.

Einstiegsvariante Springen Sie etwas weniger dynamisch.

KNIEBEUGE-STRECKSPRUNG-KOMBINATIONEN

Trainieren den ganzen Körper.

ÜBUNG 10

Setzen Sie die Arme vehement ein und pushen Sie sich durch den Armzug regelrecht nach oben.

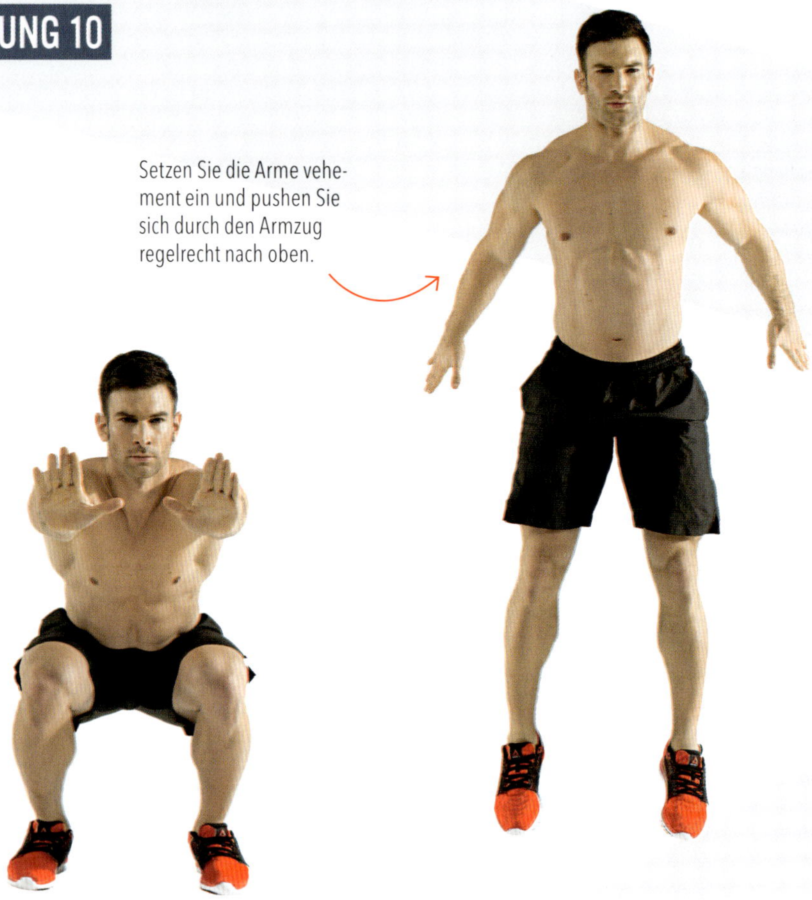

AUSFÜHRUNG

A • Hüftbreit hinstellen, dann das Gesäß nach hinten schieben und die Knie beugen, bis die Hüfte auf Kniehöhe ist. Den Oberkörper dabei mit geradem Rücken vorbeugen. Die Arme waagerecht nach vorn strecken und Körperspannung aufbauen.

B • Explosiv nach oben abdrücken und so hoch wie möglich springen. Dabei die Arme nach hinten unten wegdrücken.

• Sanft landen und abfedern. Sogleich wieder in die Startposition begeben und die nächste Wiederholung durchführen.

Einstiegsvariante Führen Sie jeweils nur einen kleinen Hopser aus.

VIERFÜSSLERGANG

Trainiert den ganzen Körper.

ÜBUNG 11

Variieren Sie das Tempo und die Schrittlänge und bewegen Sie sich auch mal seit- oder rückwärts.

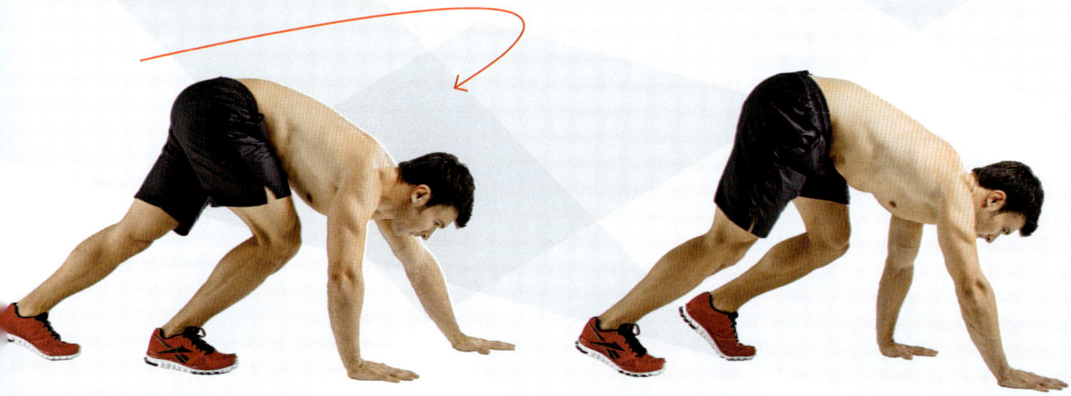

AUSFÜHRUNG

A • Auf den Boden knien, den Oberkörper vorbeugen und die Hände auf dem Boden abstützen. Das Gesäß in die Luft drücken, sodass die Knie den Bodenkontakt verlieren.

• Nun quasi wie ein Hund durch den Raum laufen: Dazu mit dem linken Arm und dem rechten Bein einen Schritt nach vorn machen, dann …

B • … sofort die rechte Hand und den linken Fuß nach vorn bewegen. Auf diese Weise möglichst zügig fortfahren, ohne die Knie auf den Boden zu setzen.

Einstiegsvariante Knien Sie sich zwischendurch kurz hin.

Power-Variante Heben Sie einen Fuß durchgehend an, während der andere zusammen mit den Händen die Arbeit machen muss.

RÜCKWÄRTIGER STÜTZGANG

Trainiert den ganzen Körper.

ÜBUNG 12

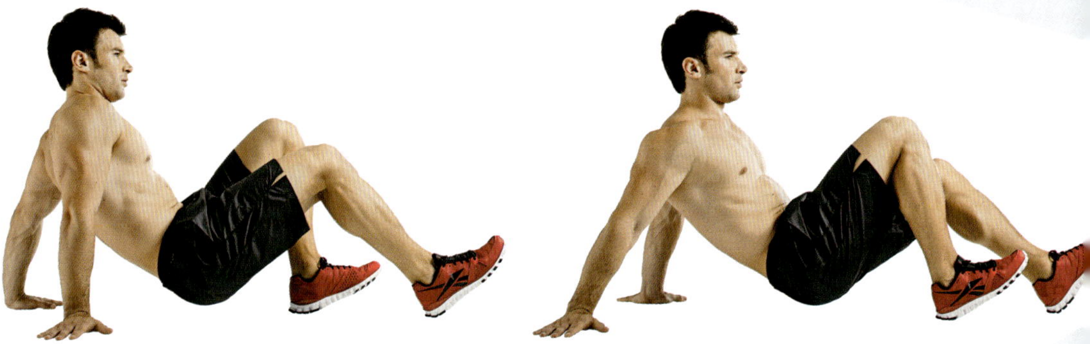

Das Gesäß bleibt die ganze Zeit über in der Luft.

AUSFÜHRUNG

A • Auf den Boden setzen, die Knie rechtwinklig beugen, die Füße aufstellen und die Hände neben dem Gesäß platzieren. Das Gesäß anheben und den Oberkörper etwas nach hinten lehnen.

• Erst mit rechts einen Schritt nach vorn machen, dann …

B • … den linken Fuß nachziehen und auf diese Weise durch den Raum bewegen. Die Hände setzen Sie entweder gleichzeitig mit einem Fuß auf oder in der Phase, in der sich beide Füße auf dem Boden befinden.

Alternativen Probieren Sie verschiedene Bewegungsrichtungen aus: Bewegen Sie sich rückwärts, seitwärts oder drehen Sie sich auf der Stelle.

RAUPENGANG

Trainiert den ganzen Körper.

ÜBUNG 13

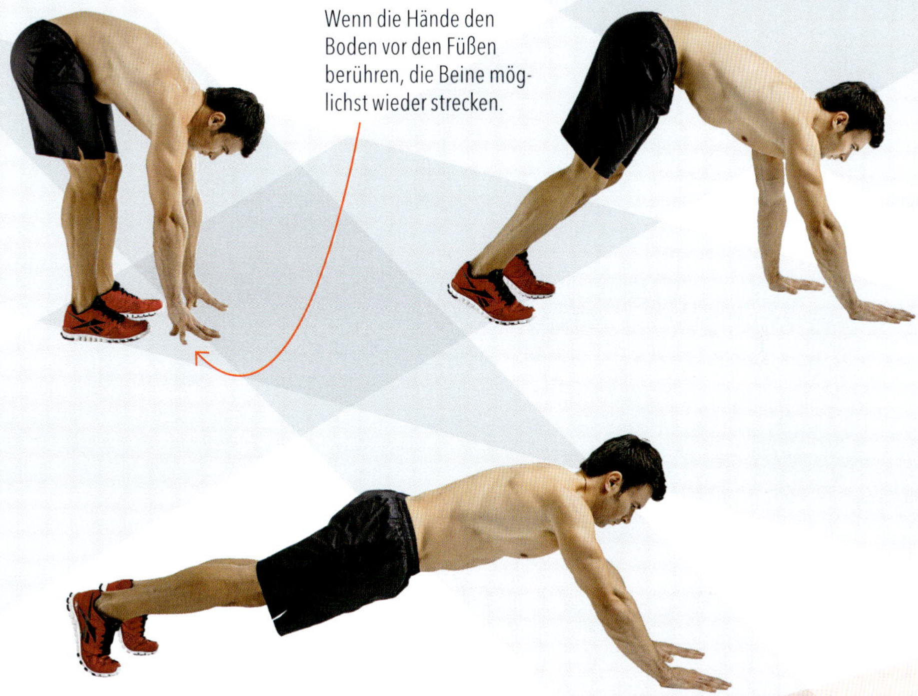
Wenn die Hände den Boden vor den Füßen berühren, die Beine möglichst wieder strecken.

AUSFÜHRUNG

A • Hüftbreit hinstellen, das Gesäß nach hinten schieben, die Knie leicht beugen und den geraden Oberkörper so weit vorbeugen, dass die Hände den Boden vor den Füßen berühren können.

B • Mit den Händen nach vorn wandern, während die Füße stehen bleiben. Nur die Fersen heben vom Boden ab. Die Hände weiterbewegen, bis Sie …

C • … eine lang gestreckte Position erreichen, die Sie noch halten können.

• Kurz halten, dann mit den Füßen zu den Händen „wandern", ohne die Beine zu beugen. Dabei das Gesäß wieder nach oben schieben. In Position A angekommen, mit den Händen die nächste Wiederholung einleiten.

Einstiegsvariante Wandern Sie mit den Händen so weit es geht vor, dann setzen Sie die Knie auf, stehen auf und beginnen von Neuem.

ESELSTRITTE AUS DEM VIERFÜSSLERSTAND

Trainieren den ganzen Körper.

ÜBUNG 14

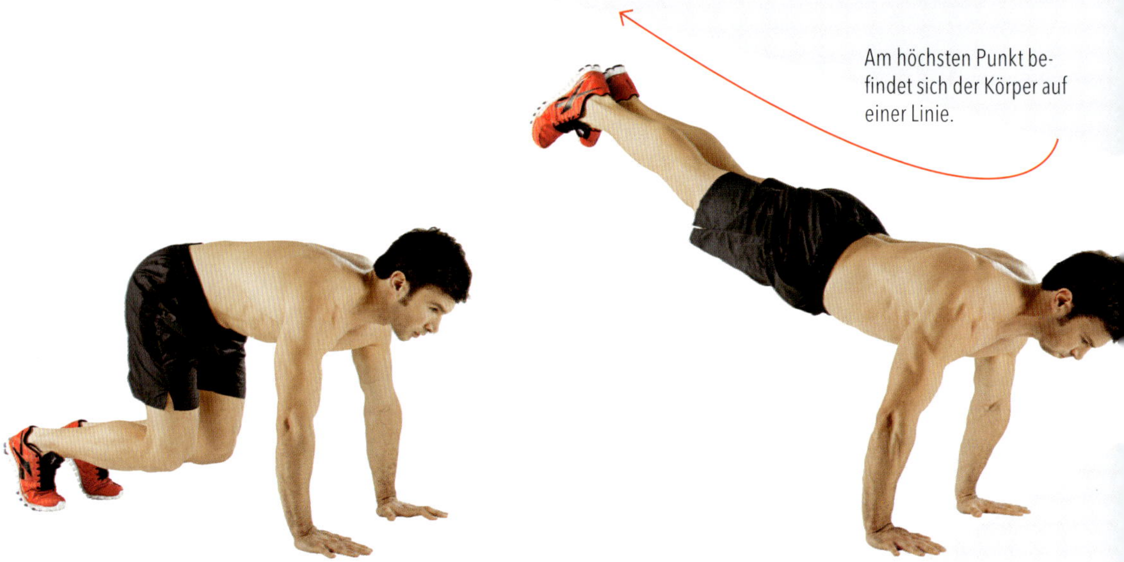

Am höchsten Punkt befindet sich der Körper auf einer Linie.

AUSFÜHRUNG

A • In einen Vierfüßlerstand gehen, dann die Knie anheben, sodass die Unterschenkel waagerecht stehen.

B • Explosiv mit den Füßen abspringen und die Beine nach hinten oben strecken. Die Knie wieder anwinkeln und in der Ausgangshaltung landen.

Einstiegsvariante Strecken Sie ohne Sprung abwechselnd ein Bein aus.

LIEGESTÜTZ-WECHSELSPRÜNGE

Trainieren den ganzen Körper.

ÜBUNG 15

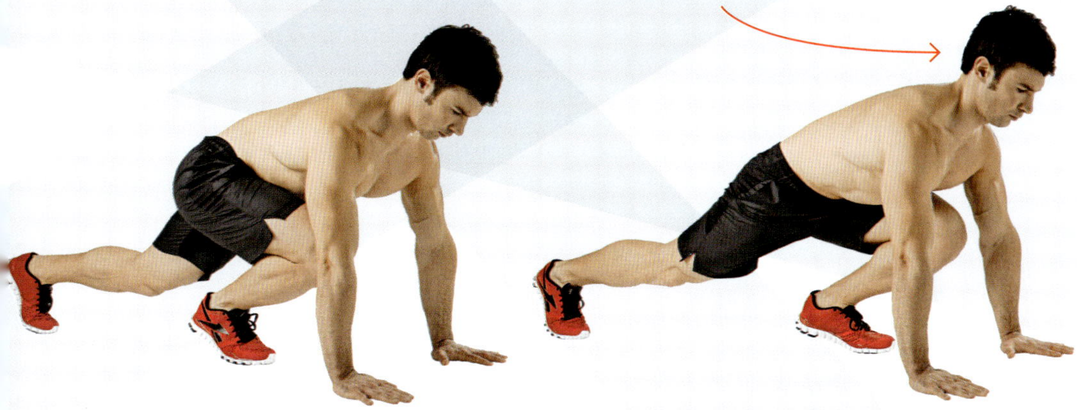

Halten Sie den Rücken möglichst gerade und den Kopf in der Verlängerung zur Wirbelsäule.

AUSFÜHRUNG

A • Eine Liegestützposition einnehmen, die Arme senkrecht aufstützen und die Beine geschlossen halten.

• Das rechte Knie anziehen und den Fuß unterhalb der Hüfte aufsetzen.

B • Kraftvoll mit beiden Füßen abdrücken, das linke Knie anziehen und das rechte Bein strecken, sodass die Fußpositionen bei der Landung getauscht sind.

• Sofort wieder abdrücken und die Beine abermals umsetzen. Dynamisch wechselseitig fortfahren.

Alternative Springen Sie mit beiden Beinen gleichzeitig abwechselnd in eine Hock- und eine Liegestützposition.

LIEGESTÜTZE MIT BEIDSEITIGEM AUFDREHEN

Trainieren den Oberkörper.

ÜBUNG 16

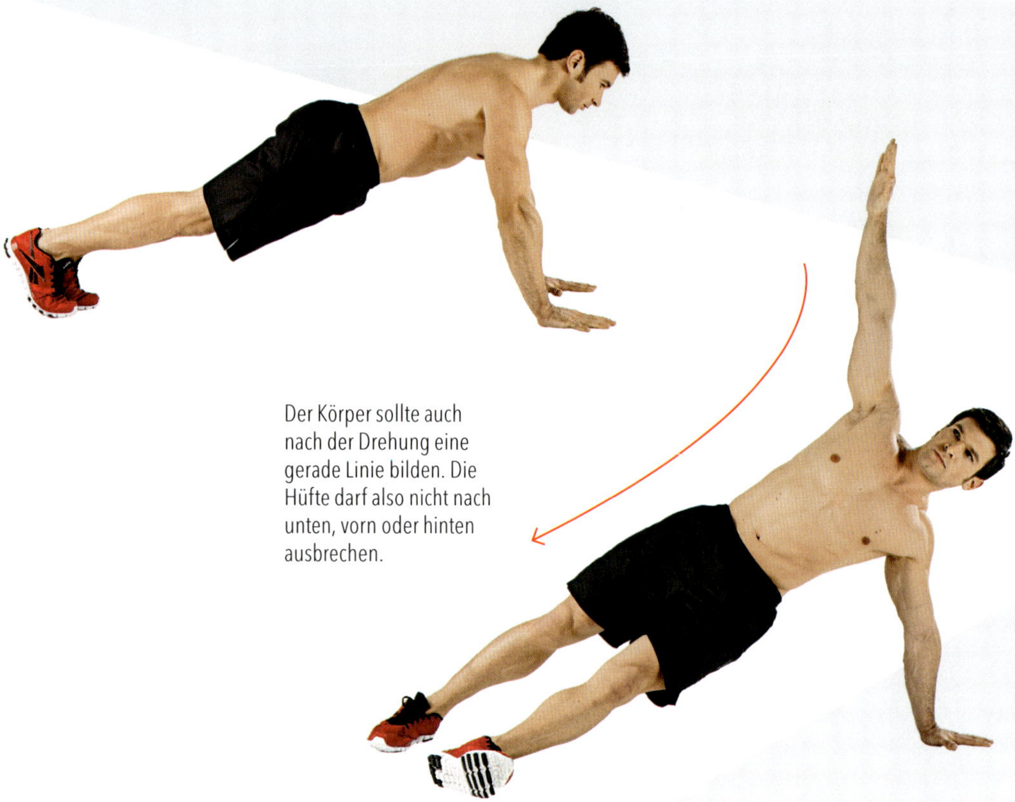

Der Körper sollte auch nach der Drehung eine gerade Linie bilden. Die Hüfte darf also nicht nach unten, vorn oder hinten ausbrechen.

AUSFÜHRUNG

A • Eine Liegestützposition einnehmen und den Körper in einer geraden Linie halten.

B • Das Gewicht auf den linken Arm verlagern, den Rumpf nach rechts aufdrehen. Dabei den rechten Arm zur Decke strecken und das linke Bein unter dem rechten hindurch nach vorn strecken. Der linke Fuß ruht nun auf der Außenkante.

• Zurück in die Ausgangsposition, dann sofort zur anderen Seite drehen. Wechselweise fortfahren.

Power-Variante Versuchen Sie, die Übung in hohem Tempo sauber auszuführen.

Einstiegsvariante Führen Sie die Übung im Unterarmstütz aus.

STANDWAAGE MIT KNIEBEUGEN

Trainiert den ganzen Körper.

ÜBUNG 17

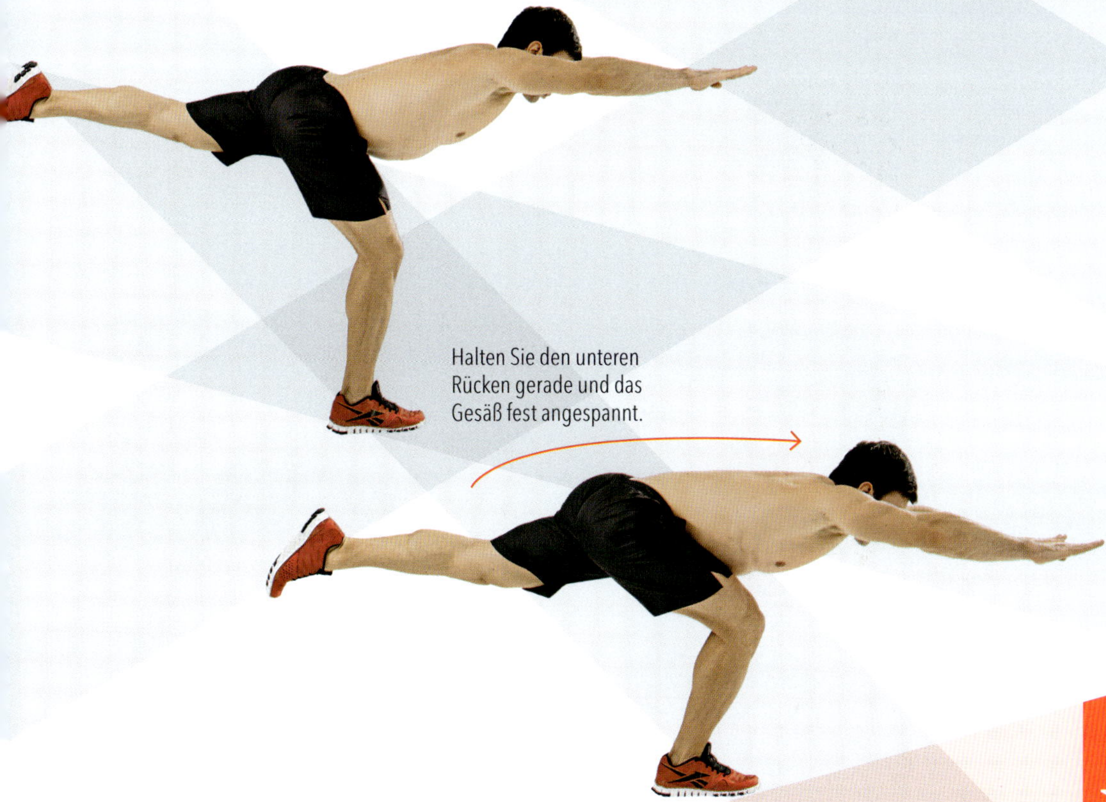

Halten Sie den unteren Rücken gerade und das Gesäß fest angespannt.

AUSFÜHRUNG

A • Auf das rechte Bein stellen. Den Oberkörper in die Waagerechte vorbeugen, die Arme über den Kopf strecken und das linke Bein gestreckt anheben, bis es mit Rumpf und Armen eine gerade Linie bildet.

B • In der Waage einbeinige Kniebeugen ausführen. Der ganze Körper bleibt dabei möglichst unbewegt in Position. Die tiefe Position kurz halten, dann wieder hochdrücken.

• Im nächsten Satz die Seite wechseln.

Einstiegsvariante Gehen Sie nach jeder Kniebeuge in den aufrechten Stand. So können Sie die Beine auch abwechselnd belasten.

KRIEGER-VARIANTE

Trainiert den ganzen Körper.

ÜBUNG 18

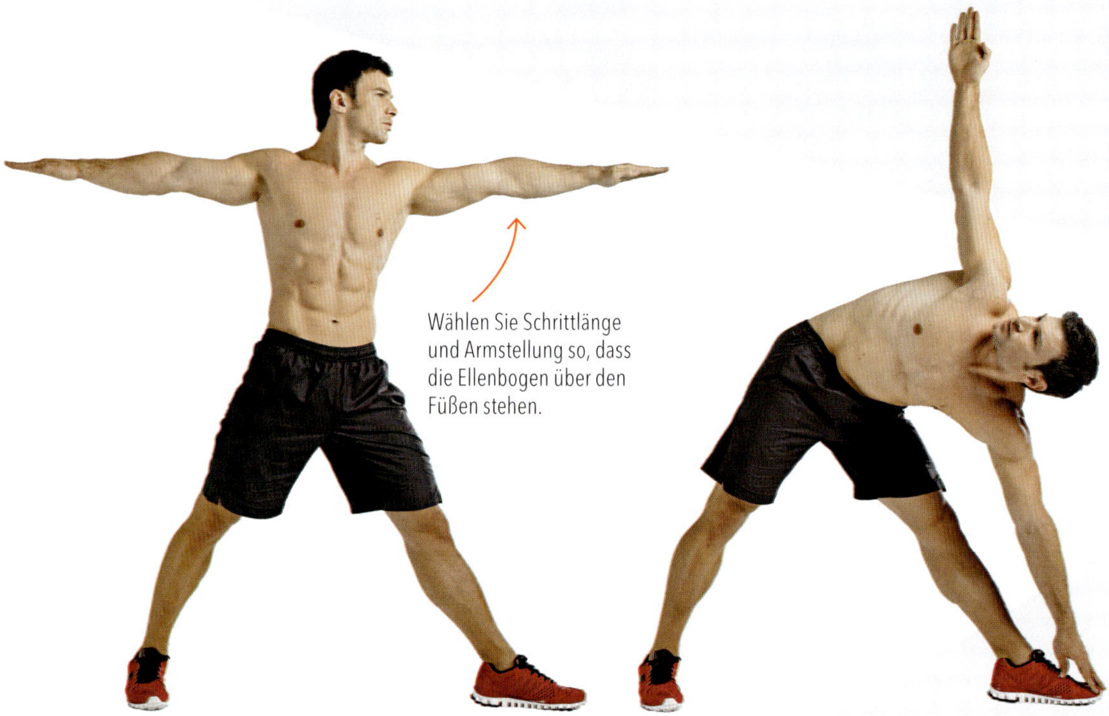
Wählen Sie Schrittlänge und Armstellung so, dass die Ellenbogen über den Füßen stehen.

AUSFÜHRUNG

A • Mit links einen größeren Ausfallschritt nach vorn machen, den hinteren Fuß um etwa 45 Grad aufdrehen. Den Rumpf nach rechts drehen und die Arme auf Schulterhöhe ausstrecken. Der linke Arm zeigt nach vorn, der rechte nach hinten. Der Blick geht nach vorn.

B • Den Oberkörper zur Seite beugen, bis die linke Hand den linken Fuß berührt. Den rechten Arm senkrecht nach oben strecken, sodass beide Arme weiterhin eine gerade Linie bilden. Der Blick ist nun nach oben zur rechten Hand gerichtet. Die Dehnung in Oberschenkel und Oberkörper vier, fünf ruhige Atemzüge halten, dann langsam wieder hochkommen. Drei bis fünf Mal wiederholen, danach die Seiten wechseln.

WANDSITZEN

Trainiert Beine und Gesäß.

ÜBUNG 19

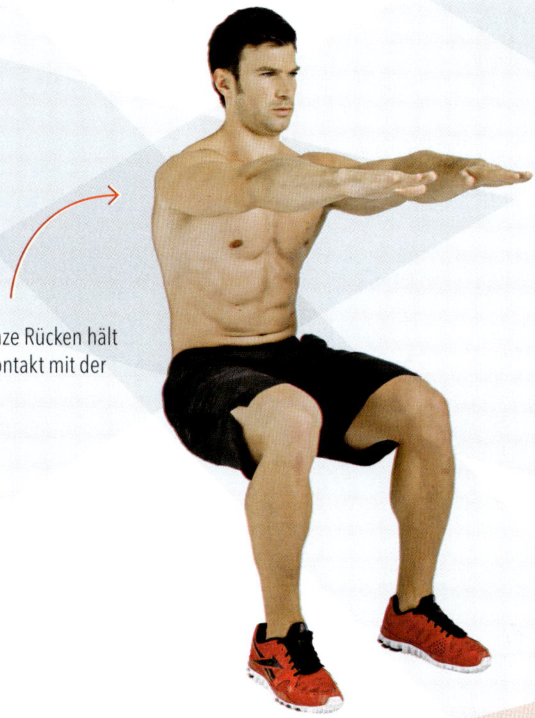

Der ganze Rücken hält stets Kontakt mit der Wand.

AUSFÜHRUNG

A • Rücklings vor eine Wand stellen und anlehnen. Mit dem Oberkörper nach unten rutschen, bis die Oberschenkel etwa waagerecht sind. Die Füße stehen hüftbreit auseinander, die Unterschenkel sind senkrecht unterhalb der Knie. Den Oberkörper aufrecht halten. Die gestreckten Arme auf Schulterhöhe anheben. Diese Sitzposition halten.

Einstiegsvarianten Drei Erleichterungsmöglichkeiten: Stehen Sie zwischendurch kurz auf. Halten Sie das Gesäß etwas höher an der Wand. Stützen Sie die Hände auf die Oberschenkel.

VORWÄRTSGEHEN IN DER KNIEBEUGE

Trainiert Beine, Gesäß und Rumpf.

ÜBUNG 20

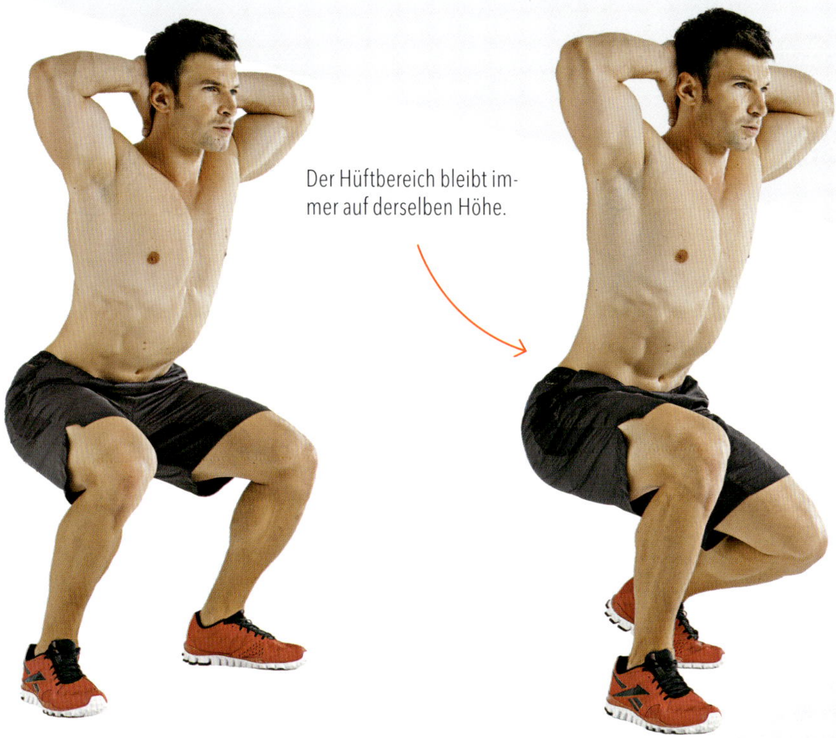

AUSFÜHRUNG

A • Hüftbreit hinstellen und die Finger locker an den Hinterkopf legen. Die Schulterblätter zusammenziehen und die Ellenbogen zu den Seiten aufklappen. Die Brust vorstrecken.

• Das Gesäß nach hinten drücken und die Knie beugen, bis die Oberschenkel etwa waagerecht sind. Im Oberkörper gerade bleiben.

B • Ohne die Körperhaltung zu verändern, einen Schritt mit dem rechten Fuß machen, dann als Nächstes den linken Fuß vorsetzen und in dieser Form ohne Pause durch den Raum bewegen.

Einstiegsvariante Beugen Sie die Knie nicht ganz so tief oder gehen Sie zwischendurch kurz in den aufrechten Stand, wenn Sie nicht mehr können.

TIEFE KNIEBEUGEN

Trainieren Beine und Gesäß.

ÜBUNG 21

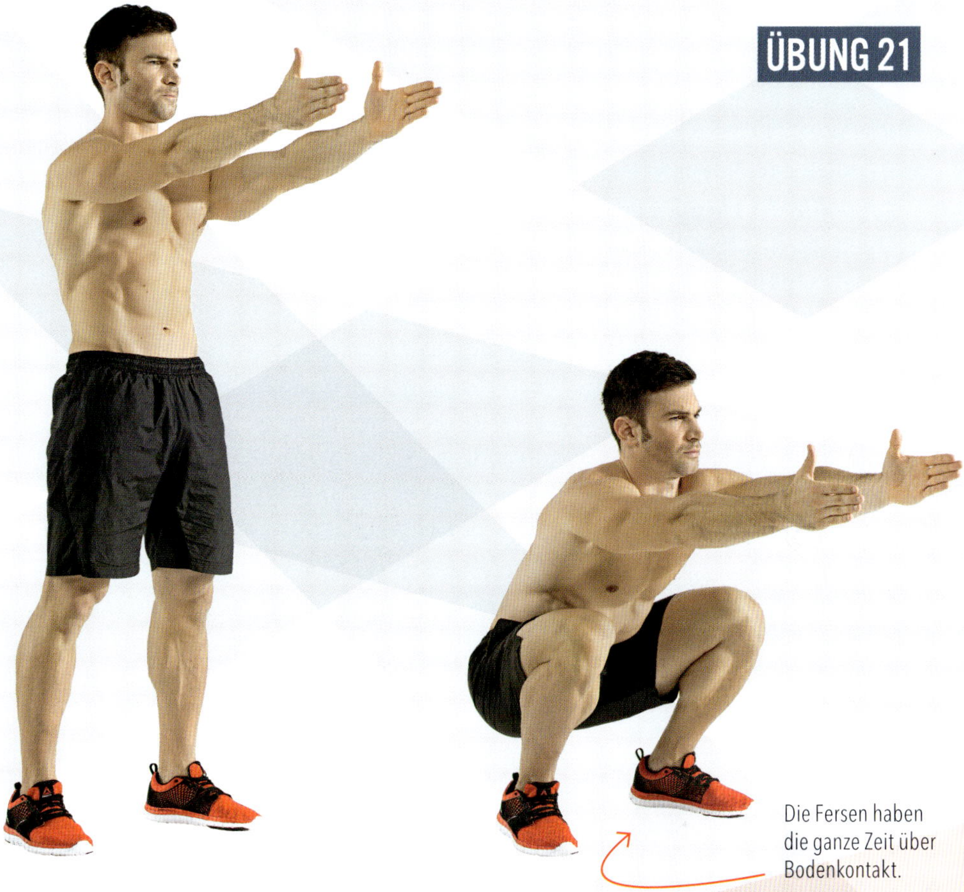

Die Fersen haben die ganze Zeit über Bodenkontakt.

Kapitel 4

AUSFÜHRUNG

A • Etwas weiter als hüftbreit hinstellen. Den Körper lang machen, den Rumpf anspannen und die Arme waagerecht vorstrecken.

B • Das Gesäß kontrolliert nach hinten schieben und die Knie so tief wie möglich beugen, bis Sie mit dem Gesäß fast auf den Fersen sitzen. Ebenso kontrolliert wieder hochdrücken, dann sofort die nächste Wiederholung anschließen.

• Achten Sie darauf, dass der Rücken stets gerade ist und die Knie nicht nach innen oder nach vorn wandern – dazu leiten Sie den Weg nach unten mit dem Wegschieben des Gesäßes ein.

Einstiegsvariante Tasten Sie sich an die tiefe Position langsam heran. Zur Absicherung können Sie sich anfangs einen niedrigen Hocker quasi zum „Abfangen" unterstellen.

TIEFE KNIEBEUGEN MIT HANDTUCH ÜBER DEM KOPF

Trainieren den ganzen Körper.

ÜBUNG 22

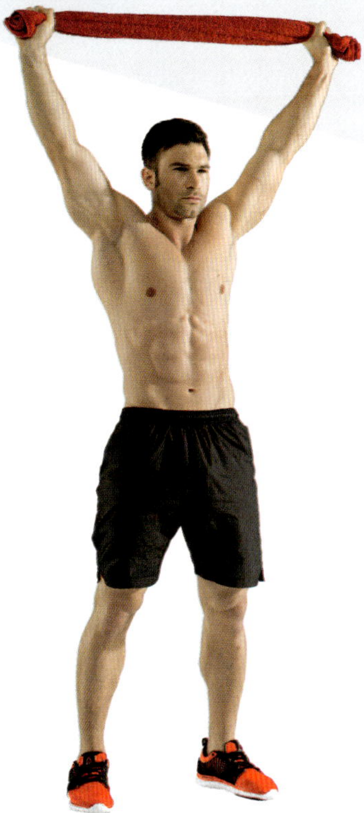

Versuchen Sie, die Armposition zum Oberkörper zu halten – das Handtuch sollte nicht nach vorn wandern.

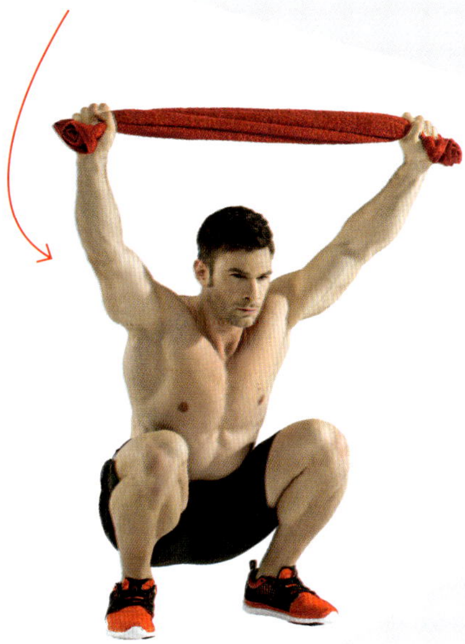

AUSFÜHRUNG

A • Hüftbreit und aufrecht hinstellen. Mit beiden Händen ein zusammengerolltes Handtuch schulterbreit greifen und mit gestreckten Armen über dem Kopf auseinanderziehen. Die Schulterblätter zusammenziehen, die Knie leicht anwinkeln.

B • Die Knie tief beugen und das Gesäß nach hinten schieben, bis es unterhalb der Knie ist. Dabei den Rücken stets gerade und den Oberkörper möglichst aufrecht halten. Die Fersen bleiben die ganze Zeit über auf dem Boden. Kontrolliert zurück in die Startposition hochdrücken.

Einstiegsvariante Lassen Sie das Handtuch weg oder halten Sie es vor der Brust unter Spannung.

TIEFE RÜCKWÄRTIGE AUSFALLSCHRITTE

Trainieren Beine und Gesäß.

ÜBUNG 23

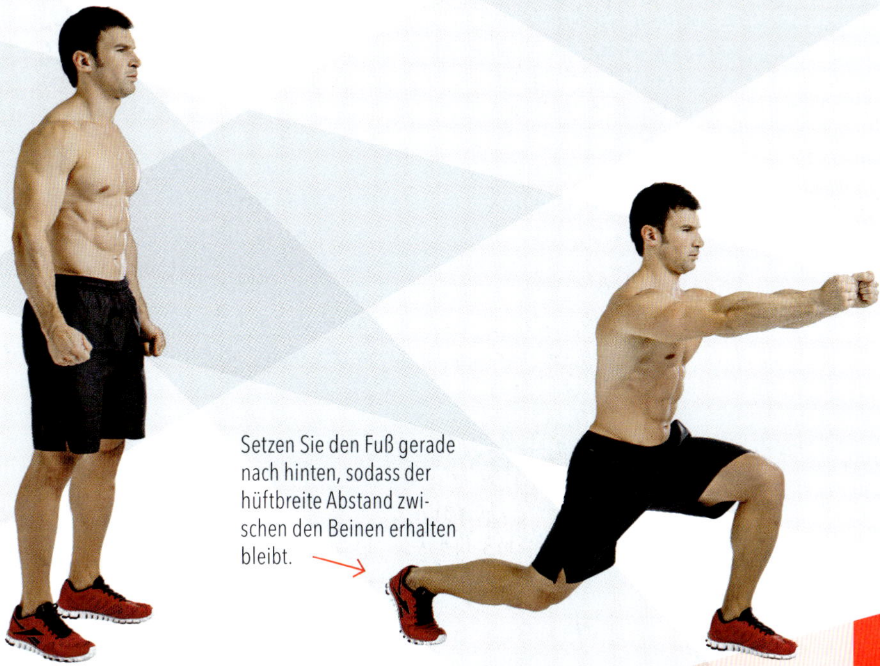
Setzen Sie den Fuß gerade nach hinten, sodass der hüftbreite Abstand zwischen den Beinen erhalten bleibt.

AUSFÜHRUNG

A • Aufrecht hüftbreit hinstellen. Die Hände zu Fäusten ballen, die Arme anspannen und neben dem Körper halten.

B • Mit rechts einen weiten Schritt nach hinten machen. Die Fußspitze aufsetzen und die Beine so weit beugen, bis der vordere Oberschenkel waagerecht und das hintere Knie knapp über dem Boden ist. Während des Schrittes die Arme gestreckt nach vorn bringen. Der Oberkörper bleibt aufrecht. Kurz halten und auf gleichem Weg zurück. Als Nächstes einen Schritt mit links machen, im Wechsel fortfahren.

Power-Varianten
- Führen Sie den hinteren Fuß aus Position B direkt in einen Ausfallschritt nach vorn. Dann zurück zu Position A.
- Stellen Sie sich auf eine kleine Erhöhung, von der Sie den rückwärtigen Ausfallschritt nach unten ausführen.

AUSFALLSCHRITTE ZUR SEITE

Trainieren Beine und Gesäß.

ÜBUNG 24

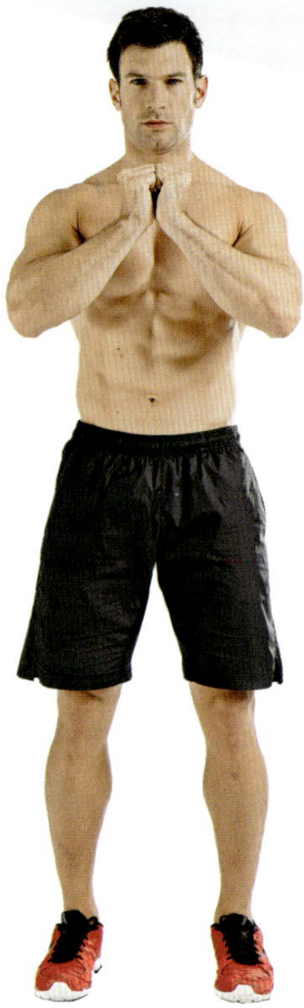

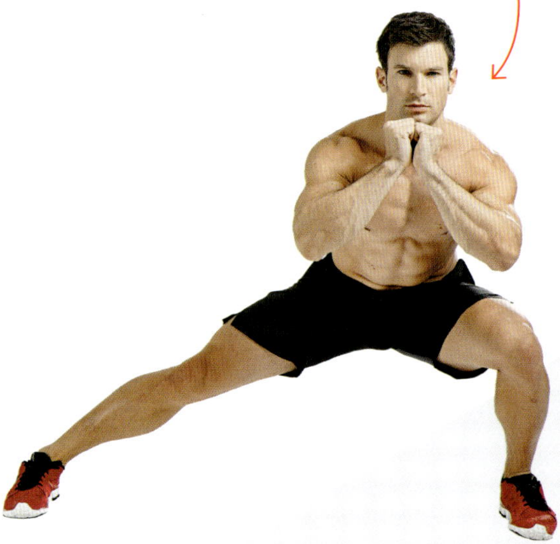

Der Oberkörper ist in der Endposition leicht vorgeneigt, kippt aber nicht zur Seite.

AUSFÜHRUNG

A • Aufrecht schulterbreit hinstellen, die Hände zu Fäusten ballen und diese vor der Brust nebeneinander halten, sodass die Daumen zum Körper zeigen. Den Rumpf anspannen.

B • Das Gewicht minimal auf das rechte Bein verlagern, dann mit links einen weiten Schritt zur Seite machen. Den linken Fuß aufsetzen, das linke Knie tief beugen. Fuß und Knie zeigen nach vorn – das Knie darf nicht nach innen kippen! Das rechte Bein ist gestreckt. Kurz halten, dann in die Mitte zurückkehren und die gleiche Bewegung zur rechten Seite ausführen. Im Wechsel fortfahren.

Einstiegsvariante Verringern Sie die Schrittweite zur Seite.

SKATER-KNIEBEUGEN

Trainieren Beine, Gesäß und Rumpf.

ÜBUNG 25

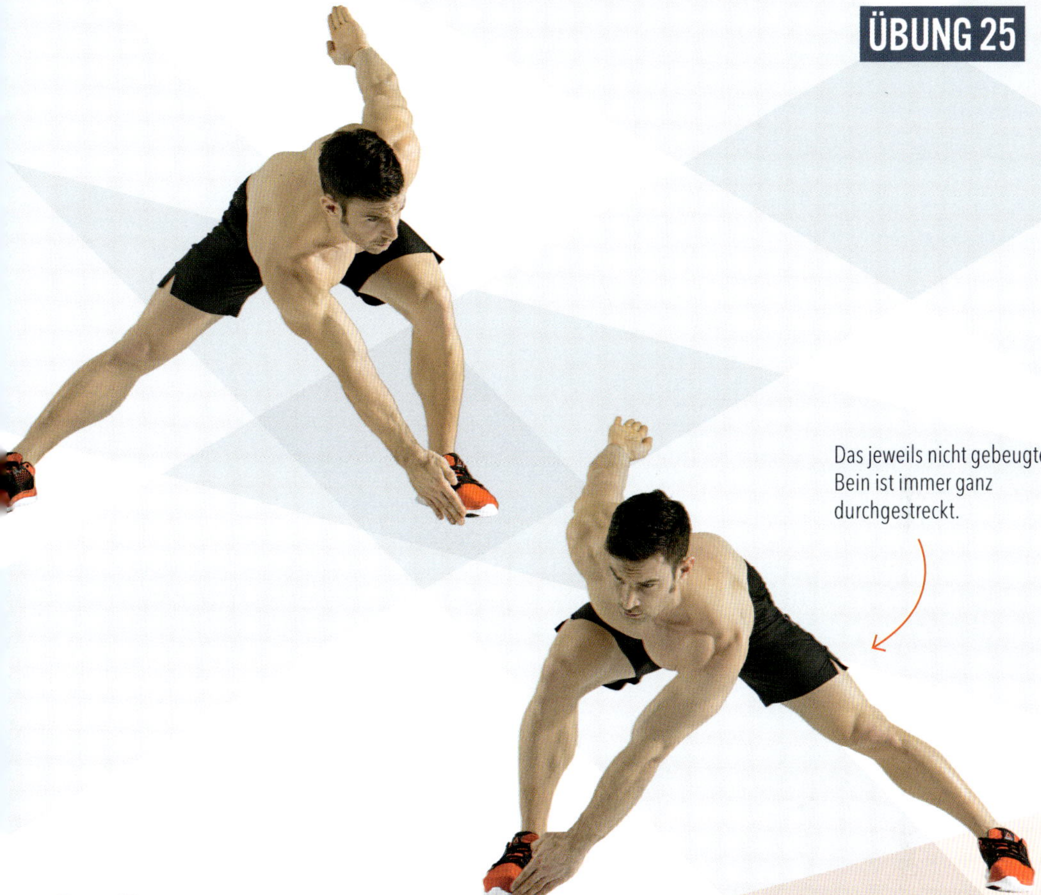

Kapitel 4

AUSFÜHRUNG

A • Mehr als doppelt schulterbreit hinstellen. Die Knie ganz leicht beugen, die Füße zeigen stets nach vorn. Körperspannung aufbauen, dann das Gesäß nach hinten schieben, das linke Knie beugen und den Oberkörper zum linken Fuß absenken, bis Sie den Fuß mit der rechten Hand berühren können. Der linke Arm ist nach hinten gestreckt.

• Zurück in die mittige, aufrechte Position, dann die Übung sofort …

B • … zur anderen Seite ausführen: Das rechte Knie beugen, den Oberkörper nach rechts absenken. Mit der linken Hand den rechten Fuß berühren und den rechten Arm nach hinten strecken. Ohne Pause wieder aufrichten, dann wechselseitig zügig fortfahren. Den Rücken dabei immer gerade halten.

Einstiegsvariante Stellen Sie sich weniger breit hin und/oder gehen Sie mit Ihrer Hand nur so weit nach unten, wie es geht, auch wenn Sie den Fuß dann nicht berühren können.

UNTERARMSTÜTZ

Trainiert Rumpf und Schultern.

ÜBUNG 26

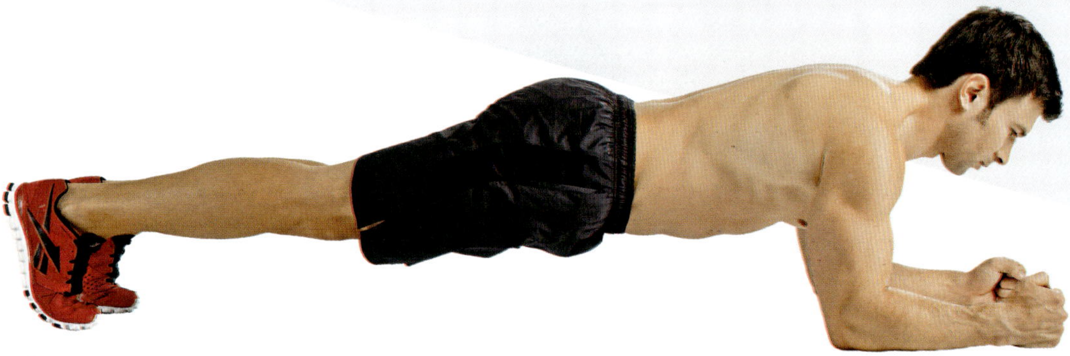

Versuchen Sie, sich bei dieser statischen Übung in die Länge zu ziehen, indem Sie die Fersen nach hinten und den Oberkörper nach vorn schieben.

AUSFÜHRUNG

A • In einen Vierfüßlerstand gehen, die Beine ausstrecken und die Fußspitzen geschlossen aufstellen. Die Unterarme mit den Ellenbogen unterhalb der Schultern ablegen, den Bauchnabel zur Wirbelsäule einziehen und so den Rumpf anspannen. Das Becken anheben, sodass der Körper von den Fersen bis zum Kopf eine gerade Linie bildet. Diese Position halten.

Power-Varianten Heben Sie entweder mehrmals hintereinander oder durchgängig ein Bein oder einen Arm an und halten Sie das Bein oder den Arm parallel zum Boden.

UNTERARMSTÜTZ MIT CRUNCH ÜBER KREUZ

Trainiert den ganzen Körper.

ÜBUNG 27

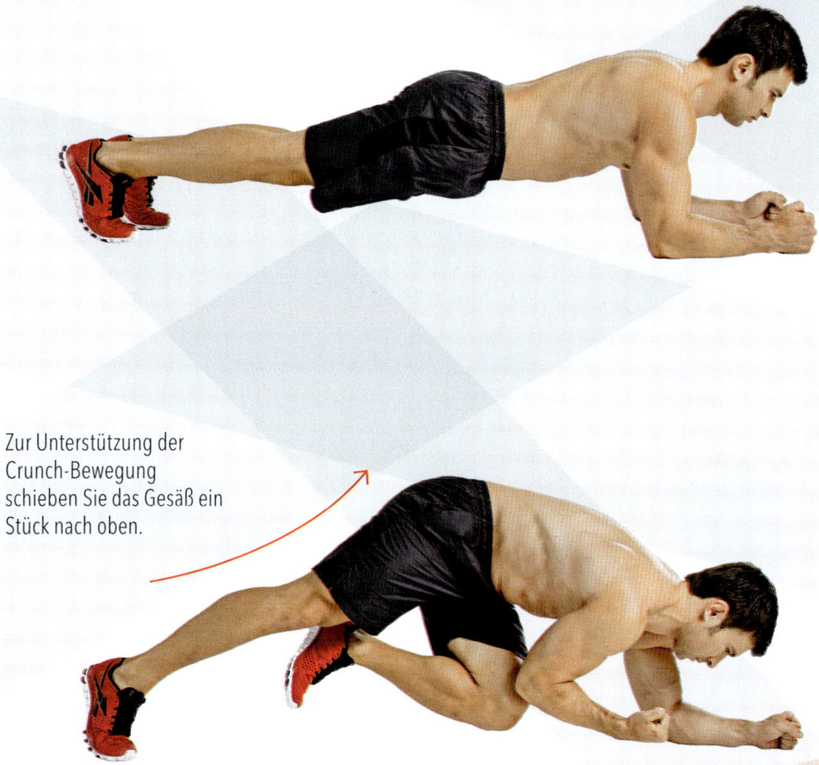
Zur Unterstützung der Crunch-Bewegung schieben Sie das Gesäß ein Stück nach oben.

AUSFÜHRUNG

A • In einen sauberen Unterarmstütz gehen: Die Ellenbogen sind unterhalb der Schultern, der ganze Körper ist auf einer geraden Linie ausgerichtet.

B • Den rechten Arm und das linke Bein anheben und parallel zum Boden strecken, dann den Rumpf beugen und das linke Knie und den rechten Ellenbogen unter dem Körper zueinanderführen. Die Position halten, dann Arm und Bein zurück in die Streckung, wieder absetzen und die Seiten wechseln.

• Wechselseitig fortfahren.

Einstiegsvariante Ziehen Sie zur Erleichterung nur das Knie unter dem Körper an. Der Arm bleibt auf dem Boden.

Power-Varianten Führen Sie die Übung in der Liegestützposition aus oder wechseln Sie Arme und Beine nur satzweise.

UNTERARMSTÜTZ-LIEGESTÜTZ-KOMBINATIONEN

Trainieren Rumpf, Schultern und Arme.

ÜBUNG 28

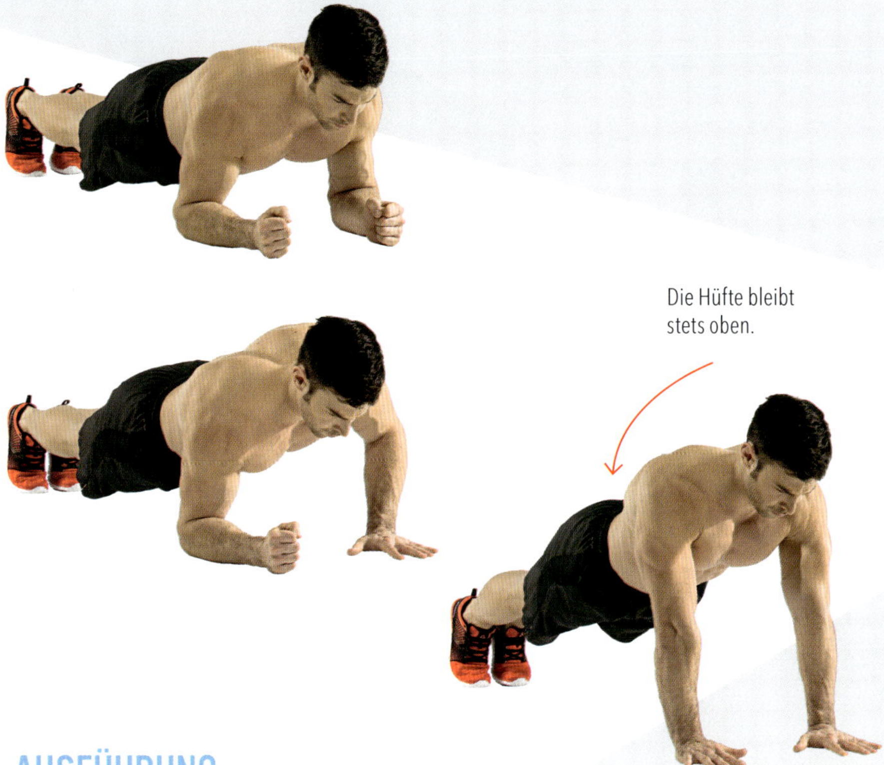

Die Hüfte bleibt stets oben.

AUSFÜHRUNG

A • In einen sauberen Unterarmstütz gehen: Die Ellenbogen sind unterhalb der Schultern auf dem Boden, der ganze Körper bildet eine Linie vom Scheitel bis zu den Sohlen.

B • Den linken Ellenbogen vom Boden lösen und dafür die linke Hand unter der Schulter aufsetzen.

C • Das Gewicht auf die linke Hand verlagern, dann auch den rechten Ellenbogen lösen und die rechte Hand unter der Schulter aufsetzen. So in den hohen Liegestütz gelangen.

- Ohne Pause mit rechts wieder auf den Ellenbogen gehen, dann mit links nachziehen und in der Startposition landen. Die nächste Wiederholung sofort mit der rechten Seite beginnen, dann im Wechsel fortfahren.

Einstiegsvariante Gehen Sie zwischendurch kurz auf die Knie.

SEITLICHER UNTERARMSTÜTZ

Trainiert Rumpf und Schultern.

ÜBUNG 29

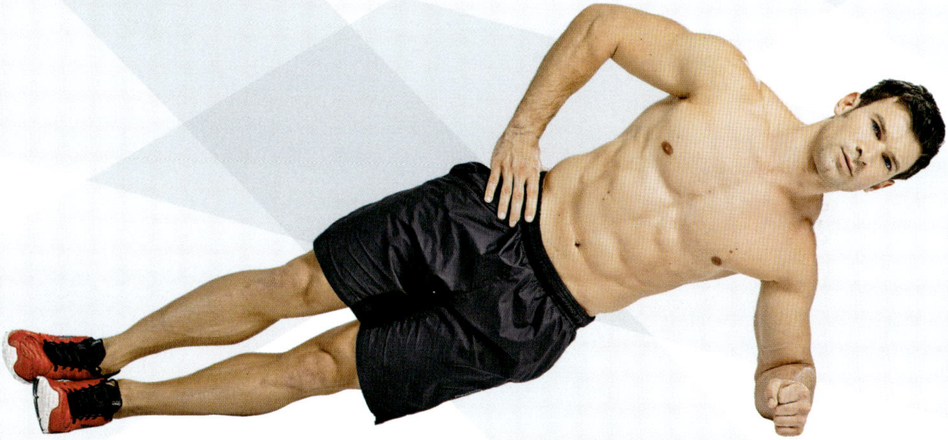

Die Beine ruhen auf der Außenkante des unteren Fußes.

AUSFÜHRUNG

A • Auf der linken Körperseite ablegen, den linken Ellenbogen unter der Schulter aufstellen, der Unteram zeigt nach vorn. Die Beine gestreckt aufeinanderlegen, den Rumpf und das Gesäß anspannen. Die Hüfte anheben, bis der gesamte Körper vom Kopf bis zu den Füßen eine gerade Linie bildet. Die freie rechte Hand in die Hüfte stützen. Die Position halten.

• Gleich danach im nächsten Durchgang auf den rechten Unterarm stützen.

Power-Variante Heben Sie das obere Bein bis in die Waagerechte oder noch höher gestreckt an. Halten Sie diese Position oder bewegen Sie das Bein wiederholt auf und ab, ohne es abzulegen.

Alternative Heben und senken Sie die Hüfte, anstatt die Position zu halten.

SEITLICHER UNTERARMSTÜTZ MIT RUMPFROTATION

Trainiert Rumpf und Schultern.

ÜBUNG 30

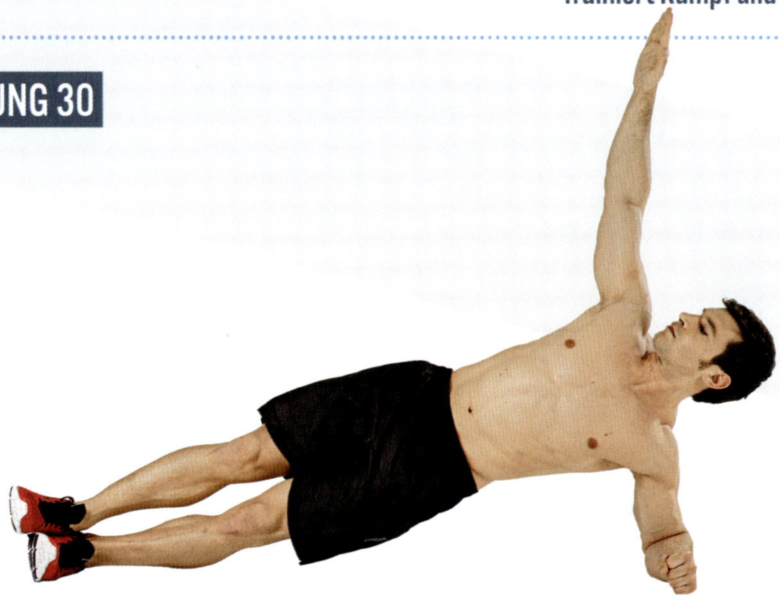

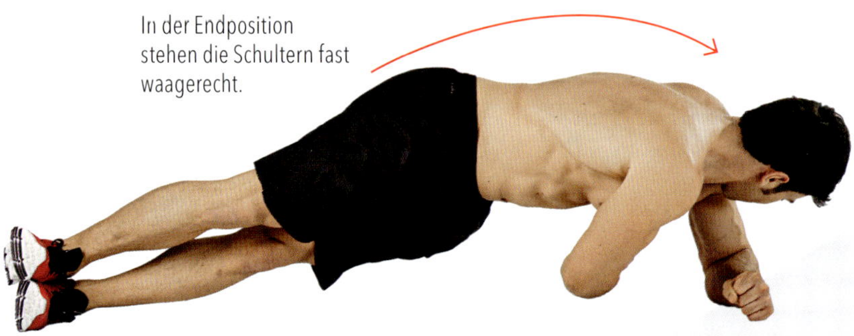

AUSFÜHRUNG

A • Mit der linken Seite auf den Boden legen und den linken Ellenbogen senkrecht unter der Schulter auf dem Boden abstützen. Die Beine strecken, den Rumpf anspannen und das Becken anheben, bis der Körper von Kopf bis Fuß eine Linie bildet.

• Den freien rechten Arm senkrecht nach oben strecken.

B • Den Rumpf nach links drehen, den rechten Arm vor die Brust führen und dann möglichst weit unter dem Körper hindurchstrecken. Der Blick folgt der rechten Hand. Kurz halten, dann zurück in die Ausgangsposition.

• Im nächsten Satz die Seite wechseln.

Einstiegsvariante Knien Sie sich seitlich hin und führen Sie dann die Drehbewegungen aus.

KLETTER-CRUNCHES

Trainieren den gesamten Bauch.

ÜBUNG 31

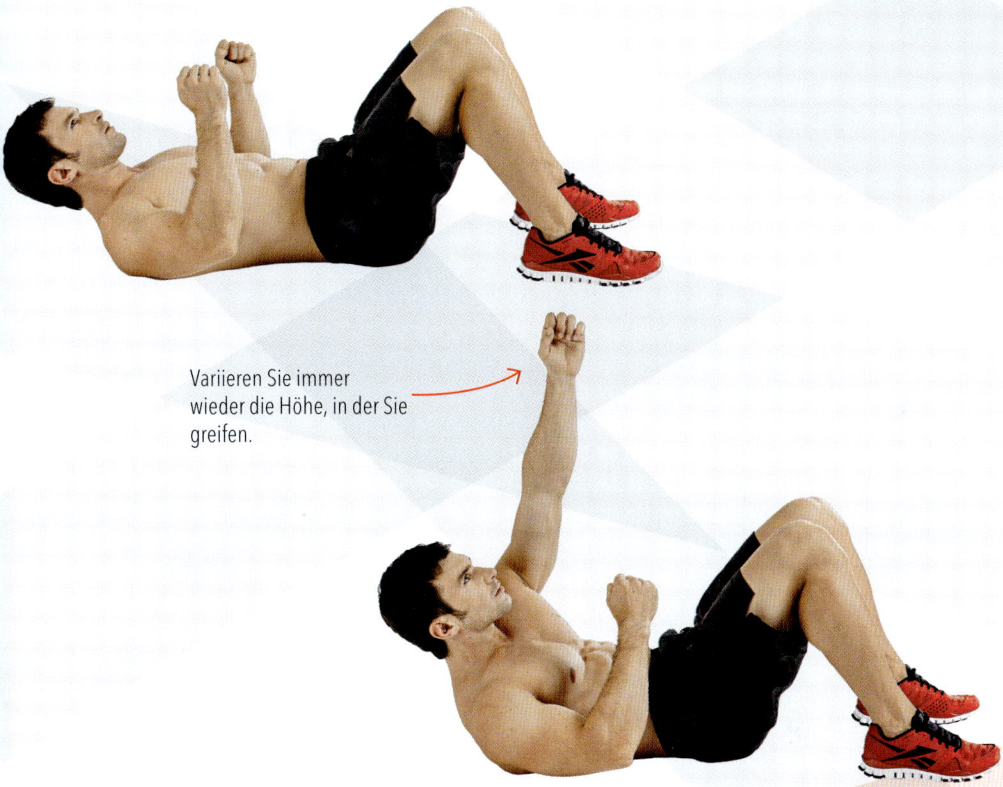
Variieren Sie immer
wieder die Höhe, in der Sie
greifen.

AUSFÜHRUNG

A • Auf den Rücken legen, die Füße aufstellen und die Arme anwinkeln, sodass die Unterarme zur Decke zeigen. Rumpfspannung aufbauen.

B • Mit der linken Hand nach oben greifen und den Oberkörper an einem imaginären Seil hochziehen. Dabei den Kopf und die Schultern vom Boden abheben.

• Ehe Sie die Schultern wieder auf dem Boden ablegen, mit der rechten Hand über die linke greifen. Stellen Sie sich vor, Sie ziehen sich am Seil weiter nach oben.

• Im Wechsel immer „höher klettern", ohne den Oberkörper ganz aufzurichten oder wieder abzulegen.

Alternative Bei Aufzug-Crunches teilen Sie den Bewegungsablauf in verschiedene „Stockwerke" ein. Hierbei „fahren Sie Fahrstuhl" und halten auf allen Etagen in beliebiger Abfolge jeweils für ein paar Sekunden an.

HÜFTHEBEN

Trainiert die geraden Bauchmuskeln.

ÜBUNG 32

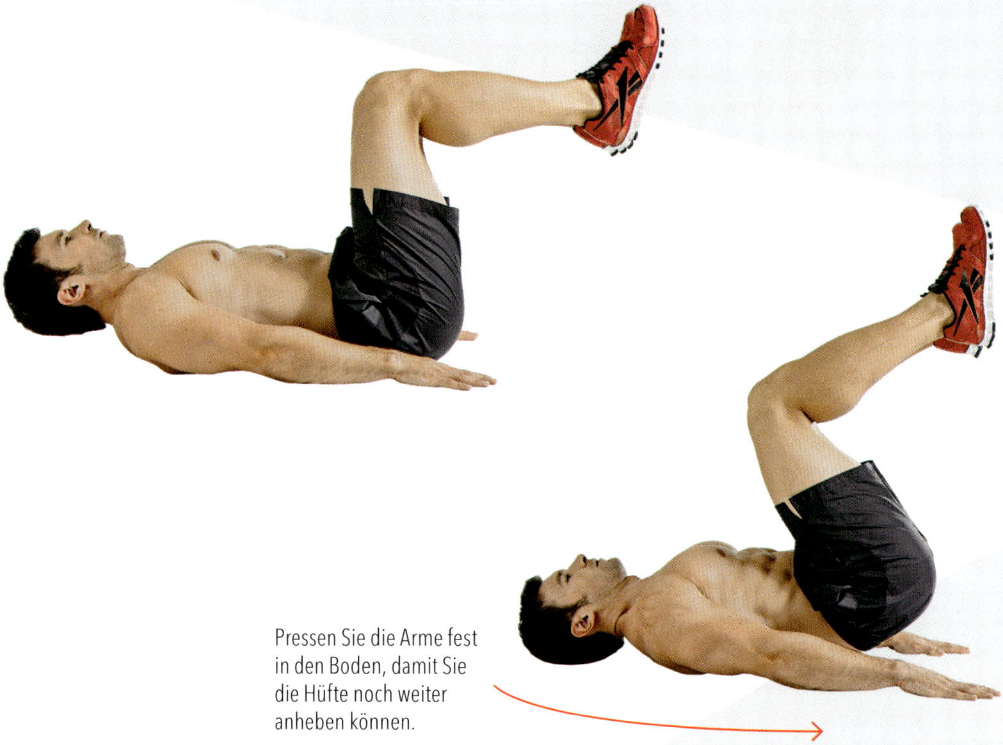

Pressen Sie die Arme fest in den Boden, damit Sie die Hüfte noch weiter anheben können.

AUSFÜHRUNG

A • Rücklings hinlegen, die Arme seitlich ablegen und die Beine rechtwinklig beugen, sodass die Oberschenkel senkrecht und die Unterschenkel waagerecht stehen.

B • Den Bauch anspannen und die Knie zur Decke drücken, die Hüfte dabei möglichst weit vom Boden abheben. Oben kurz halten, dann betont langsam zurück in die Ausgangsposition. Das Gesäß während des gesamten Satzes nicht mehr ganz ablegen.

Einstiegsvariante Die Übung wird einfacher, wenn Sie eine Kerze ausführen und die Beine zur Decke strecken.

BEINSCHERE

Trainiert Bauch und Beine.

ÜBUNG 33

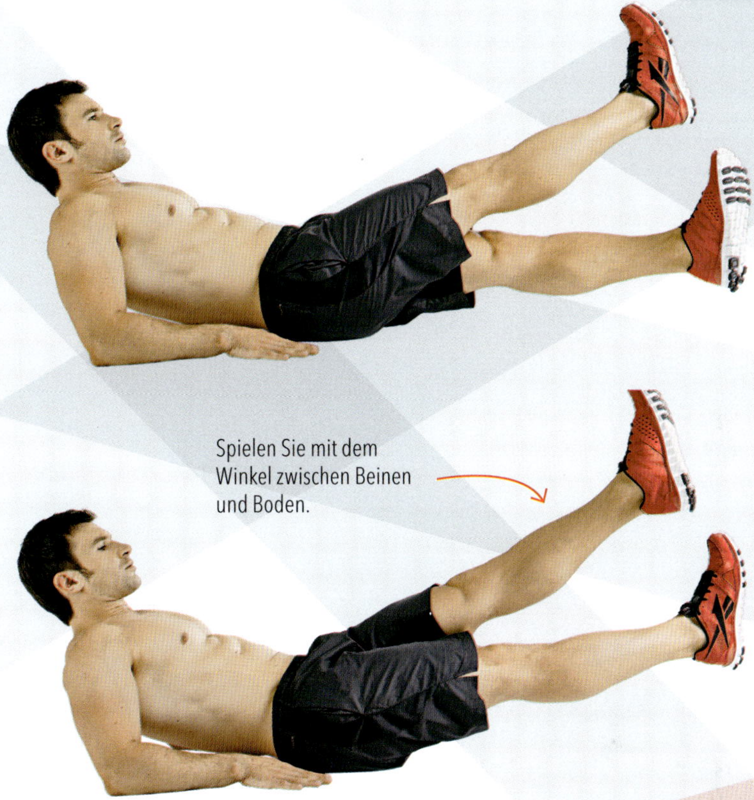

Kapitel 4

AUSFÜHRUNG

A • Hinsetzen, zurücklehnen und auf den Unterarmen abstützen. Die Beine strecken und über dem Boden halten. Das rechte Bein anheben und über das linke schieben, dabei gleichzeitig das linke unter dem rechten hindurchdrücken.

B • Die Beine wieder nach außen bewegen, dabei das linke anheben und das rechte bis dicht über den Boden absenken und die Beine wieder überkreuzen.

• Im Wechsel fortfahren, ohne die Beine abzulegen.

Power-Variante Spreizen Sie die Beine zwischen jedem Seitenwechsel so weit wie möglich.

KÄFER

Trainiert Bauch und Schultern.

ÜBUNG 34

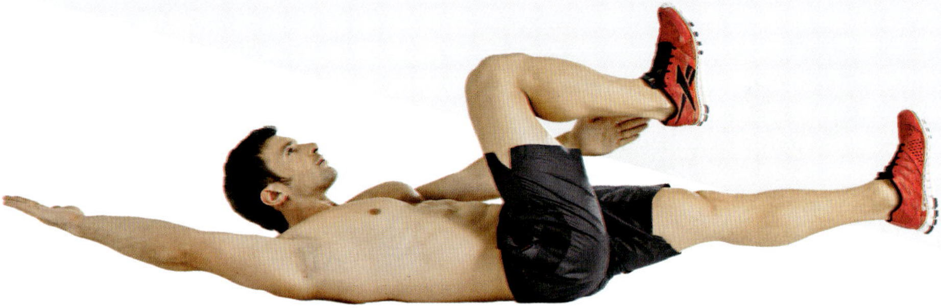

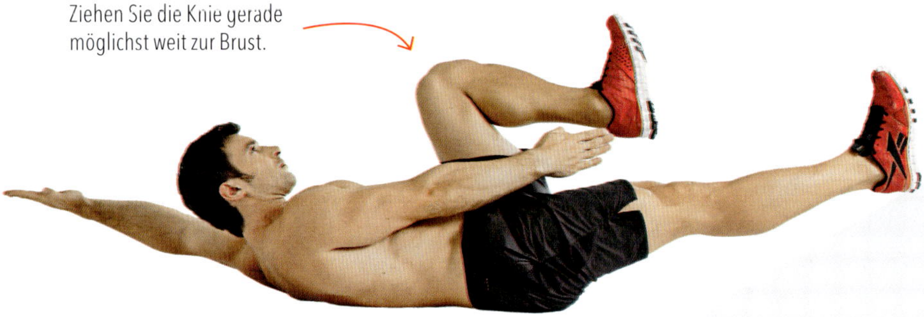

AUSFÜHRUNG

A • Rücklings hinlegen und die Arme am Kopf vorbei ausstrecken. Die Bauchmuskeln anspannen und den Schulterbereich leicht vom Boden abheben. Das rechte Knie anwinkeln, zur Brust ziehen und mit der linken Hand den Fuß berühren.

B • Flüssig die Seiten wechseln: Den linken Arm neben den Kopf zurückschwingen, das rechte Bein strecken, das linke beugen und den Fuß mit der rechten Hand berühren.

• Wechselseitig zügig wiederholen, ohne Arme, Beine oder oberen Rücken abzulegen.

Einstiegsvariante Berühren Sie in Position A mit der Hand das Knie, nicht den Fuß, und fahren Sie so wechselseitig fort.

CRUNCHES IM STEHEN MIT KNIEHEBEN UND RUMPFDREHUNG

Trainieren den Rumpf.

ÜBUNG 35

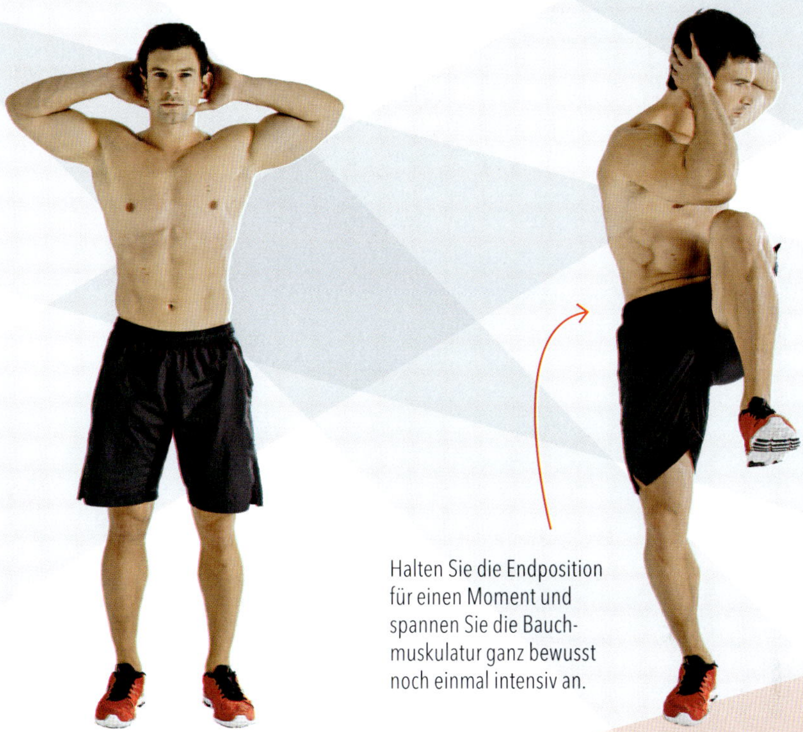

Halten Sie die Endposition für einen Moment und spannen Sie die Bauchmuskulatur ganz bewusst noch einmal intensiv an.

AUSFÜHRUNG

A • Aufrecht schulterbreit hinstellen, die Hände locker an den Hinterkopf legen.

B • Das linke Knie dynamisch anheben, dabei den Oberkörper nach links drehen, bis Sie mit dem rechten Ellenbogen das angewinkelte Knie (fast) berühren.

• Zurück in die Ausgangsposition, dann die gleiche Bewegung sofort auf der anderen Seite wiederholen. Wechselseitig fortfahren.

Alternative Im aufrechten Stand zunächst das linke Bein nach hinten und den linken Arm nach oben strecken, dann das linke Knie und den linken Ellenbogen mit maximaler Rumpfspannung vor dem Körper zusammenführen. Im nächsten Satz Seitenwechel.

HÜFTHEBEN MIT BEINSTRECKEN

Trainiert Beine, Gesäß und Rumpf.

ÜBUNG 36

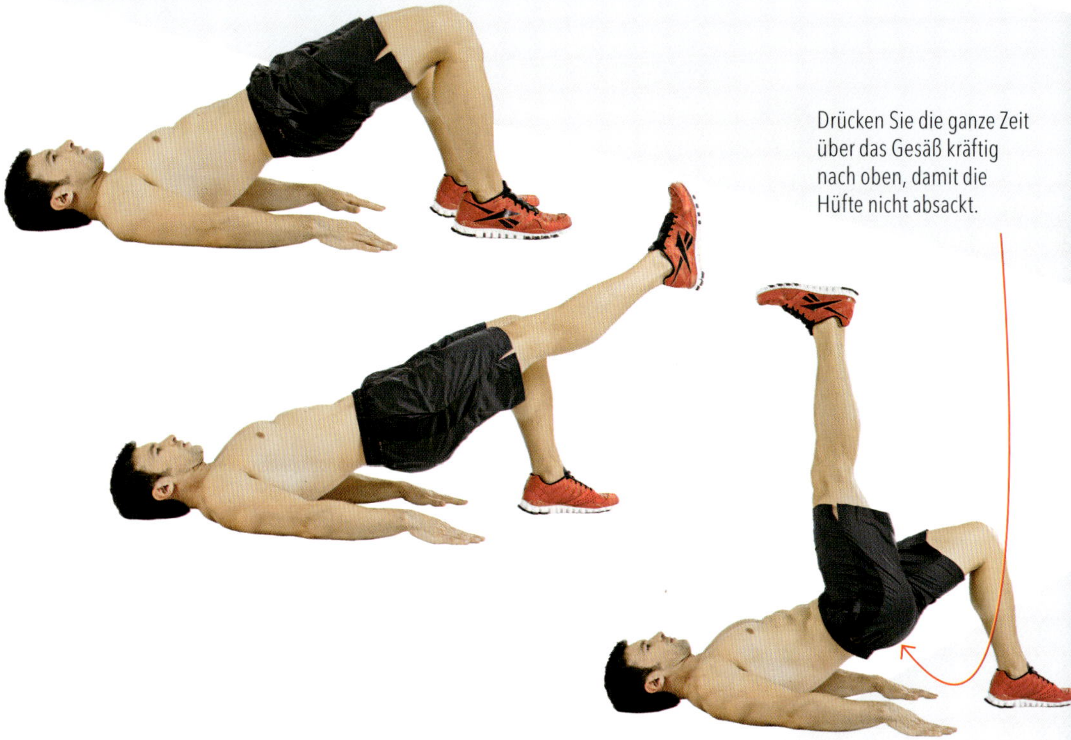

Drücken Sie die ganze Zeit über das Gesäß kräftig nach oben, damit die Hüfte nicht absackt.

AUSFÜHRUNG

A • In Rückenlage die Füße hüftbreit und dicht vor dem Gesäß aufstellen. Die Arme nah am Körper mit den Handflächen nach unten ablegen, dann die Hüfte anheben, bis Oberschenkel, Becken und Oberkörper eine gerade Linie bilden.

B • Den rechten Fuß vom Boden lösen und das Bein nach vorn parallel zum linken Oberschenkel ausstrecken.

C • Das gestreckte Bein weiter nach oben bewegen. Kurz halten und über Position B zurück zur Ausgangsposition unter A, ohne das Gesäß wieder vollends abzulegen.

• Seitenwechsel im nächsten Satz.

Einstiegsvariante Stellen Sie den Fuß nach jeder Streckung in die Endposition wieder auf den Boden. Bei Bedarf legen Sie auch das Gesäß ab. So können Sie auch innerhalb eines Satzes das Bein wechseln.

RUMPFAUFDREHEN IM VIERFÜSSLERSTAND

Trainiert den ganzen Körper.

ÜBUNG 37

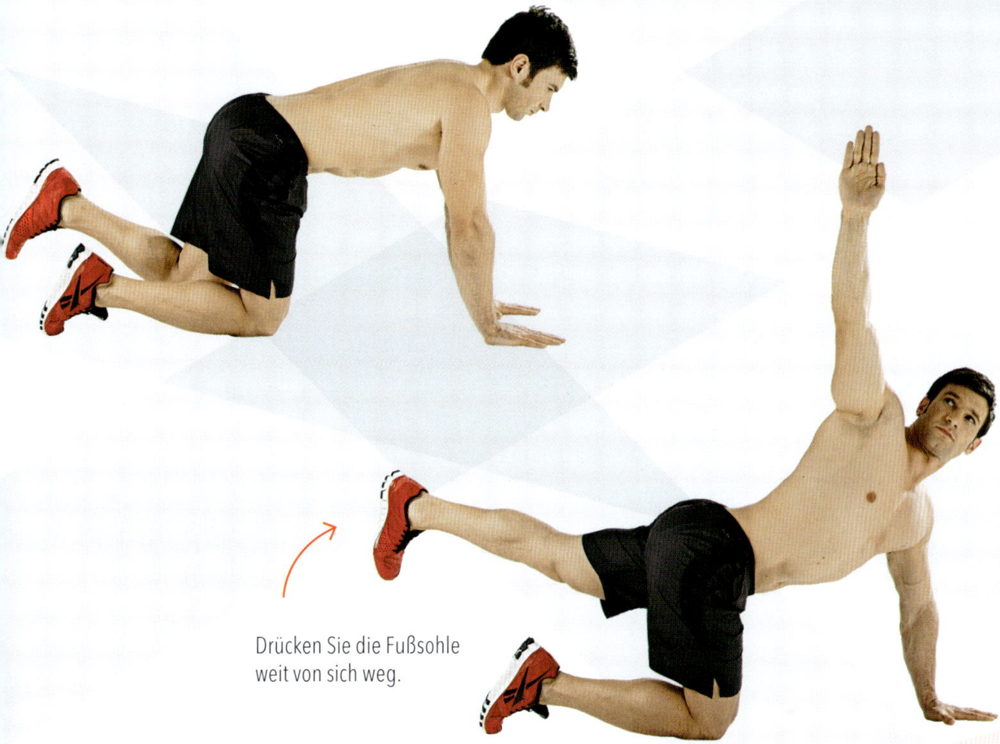

Drücken Sie die Fußsohle weit von sich weg.

AUSFÜHRUNG

A • In einen Vierfüßlerstand gehen, das linke Knie leicht anheben und in der Luft halten.

B • Den Rumpf nach rechts aufdrehen, dabei den rechten Arm gestreckt nach oben führen. Der Blick folgt der Hand. Gleichzeitig das linke Bein nach hinten strecken. 3 bis 5 Sekunden halten. Zurück, ohne Knie und Hand abzusetzen.

• Im nächsten Satz die Seiten wechseln.

Alternative Legen Sie die rechte Hand locker auf das rechte Ohr, der Ellenbogen zeigt zum Boden. Beim Aufdrehen nach rechts den Ellenbogen möglichst senkrecht nach oben strecken. Im Anschluss Seitenwechsel.

RÜCKWÄRTIGES SCHULTERHEBEN IN BAUCHLAGE

Trainiert die Schultern und den oberen Rücken.

ÜBUNG 38

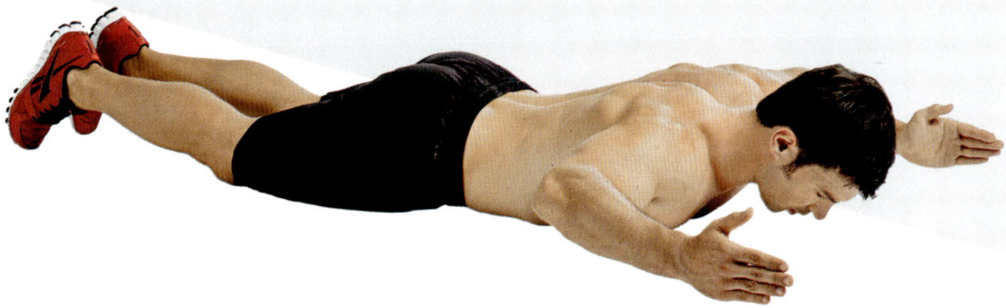

Pressen Sie das Becken in den Boden, um den unteren Rücken zu schützen.

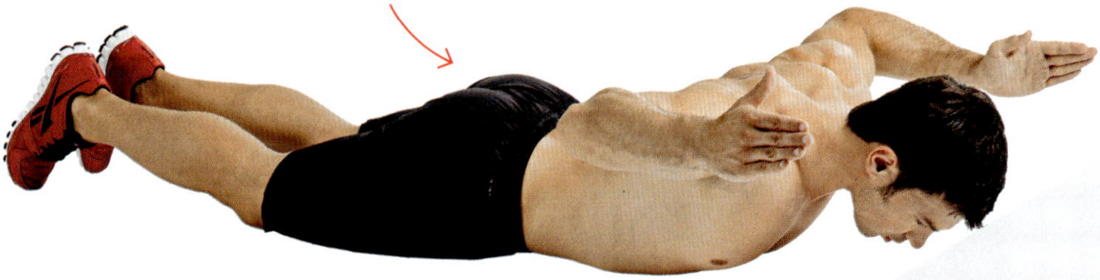

AUSFÜHRUNG

A • Bäuchlings hinlegen, die Fußspitzen auf dem Boden aufstellen. Die Arme rechtwinklig beugen, die Oberarme befinden sich seitlich auf Schulterebene. Kopf und Arme anheben und die Daumen nach oben drehen.

B • Die Arme so weit wie möglich nach hinten oben heben und dabei die Schulterblätter kraftvoll zusammenführen. Die Endposition halten, dann langsam wieder lösen, ohne die Arme oder den Kopf abzulegen.

Alternative Strecken Sie die Arme seitlich vom Körper weg und heben Sie sie an.

Power-Variante Zur Intensivierung der Rumpfspannung können Sie bei jeder Ausführung zusätzlich zu den Armen die gestreckten Beine anheben oder diese dauerhaft über dem Boden halten.

RUMPFBEUGEN MIT HANDTUCHSTRECKEN

Trainiert Rumpf, Schultern und Beine.

ÜBUNG 39

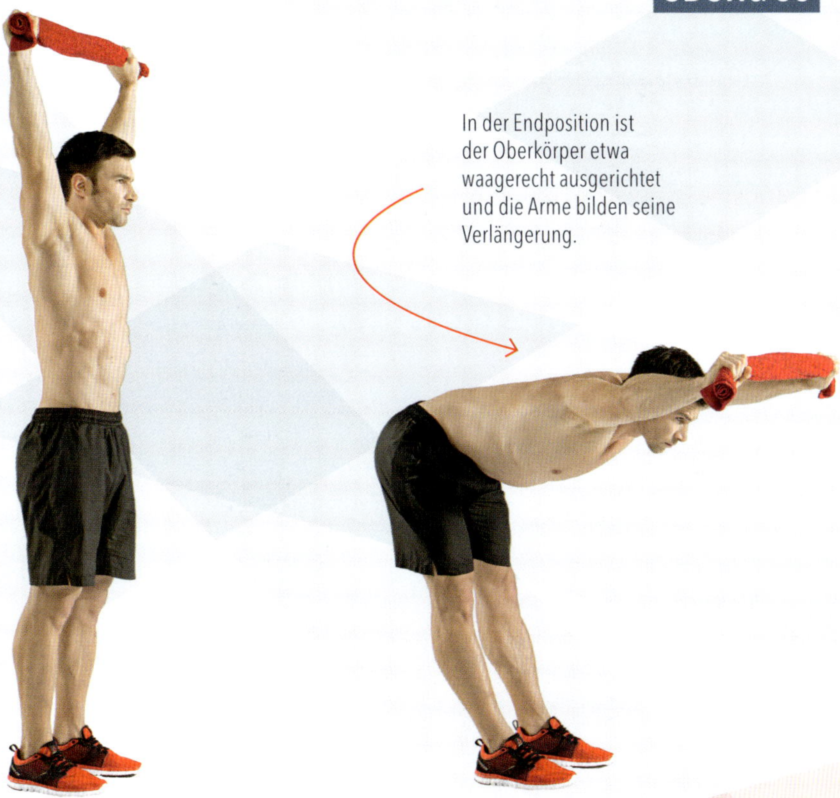
In der Endposition ist der Oberkörper etwa waagerecht ausgerichtet und die Arme bilden seine Verlängerung.

AUSFÜHRUNG

A • Hüftbreit und aufrecht hinstellen. Mit beiden Händen ein zusammengerolltes Handtuch greifen und mit gestreckten Armen hoch über dem Kopf auseinanderziehen. Körperspannung aufbauen.

B • Bei gestreckten Beinen den Rumpf langsam nach vorn beugen, bis Sie die Dehnung in den hinteren Oberschenkeln spüren. Das Gesäß wandert dabei nach hinten, der Rücken bleibt gerade. Die Füße behalten vollen Bodenkontakt und die maximal gestreckten Arme samt Handtuch bleiben in Position. Die Spannung kurz halten, dann kontrolliert zurück.

Einstiegsvariante Lassen Sie die Beine bei Bedarf etwas gebeugt – eine Dehnspannung sollten Sie im hinteren Oberschenkel aber spüren.

KLASSISCHE LIEGESTÜTZE

Trainieren Brust, Schultern und Trizeps.

ÜBUNG 40

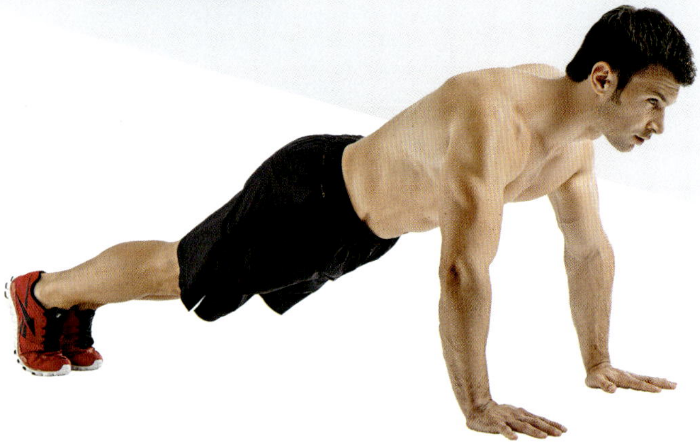

Spannen Sie auch das Gesäß an, um die Hüfte in Position zu halten.

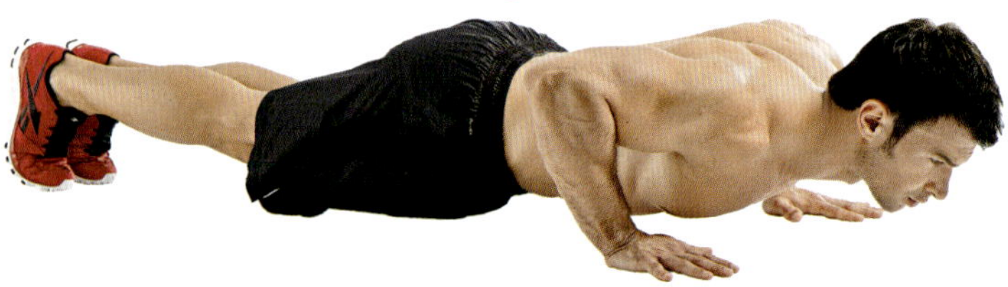

DIE GRUNDREGELN FÜR JEDE ART DES LIEGESTÜTZ:

- Die Hüfte darf nicht durchhängen. Vielmehr sollte der Körper während des gesamten Satzes eine gerade Linie von Kopf bis Fuß bilden. Das erreichen Sie vor allem dadurch, dass Sie den Rumpf durchgehend unter Spannung halten. Ziehen Sie dazu den Bauchnabel ein – schon sind die Bauchmuskeln angespannt.
- Stützen Sie sich mit den Händen unterhalb der Schultern auf dem Boden auf. Jede Abweichung von dieser lotgerechten Position erzeugt zusätzlichen Druck auf die Schultern. Das kann allerdings auch gewollt sein (etwa in Liegestütz-Varianten).
- Die Ellenbogen werden körpernah gebeugt und sollten nicht nach außen wandern.
- Gehen Sie immer so tief wie möglich, ohne sich auf dem Boden abzulegen.
- Führen Sie das Hochdrücken tendenziell schneller und dynamischer aus als das Absenken zum Boden.
- Nutzen Sie wenn möglich einen weichen Boden – Ihre Handgelenke werden es Ihnen danken.
- Wer die Kraft (noch) nicht hat, führt die Liegestütze auf Knien aus.

AUSFÜHRUNG

A • Hinknien und die Hände schulterbreit auf dem Boden platzieren, sodass die Fingerspitzen nach vorn zeigen. Körperspannung aufbauen, dann die Beine strecken und die Füße auf die Zehenspitzen stellen.

B • Die Arme beugen und den Körper absenken, bis sich die Brust knapp über dem Boden befindet. Diese Stellung kurz halten, dann kraftvoll in die Ausgangsposition hochdrücken.

Power-Variante Variieren Sie Bewegungstempo und -amplitude. Gehen Sie also beispielsweise sehr langsam in die tiefe Position oder in kleinen Schritten, wobei Sie alle paar Zentimeter 1 bis 2 Sekunden lang verharren. Auf dem Weg nach oben gilt das Gleiche.

KNIESTÖSSE AUS DEM LIEGESTÜTZ

Trainieren den ganzen Körper.

ÜBUNG 41

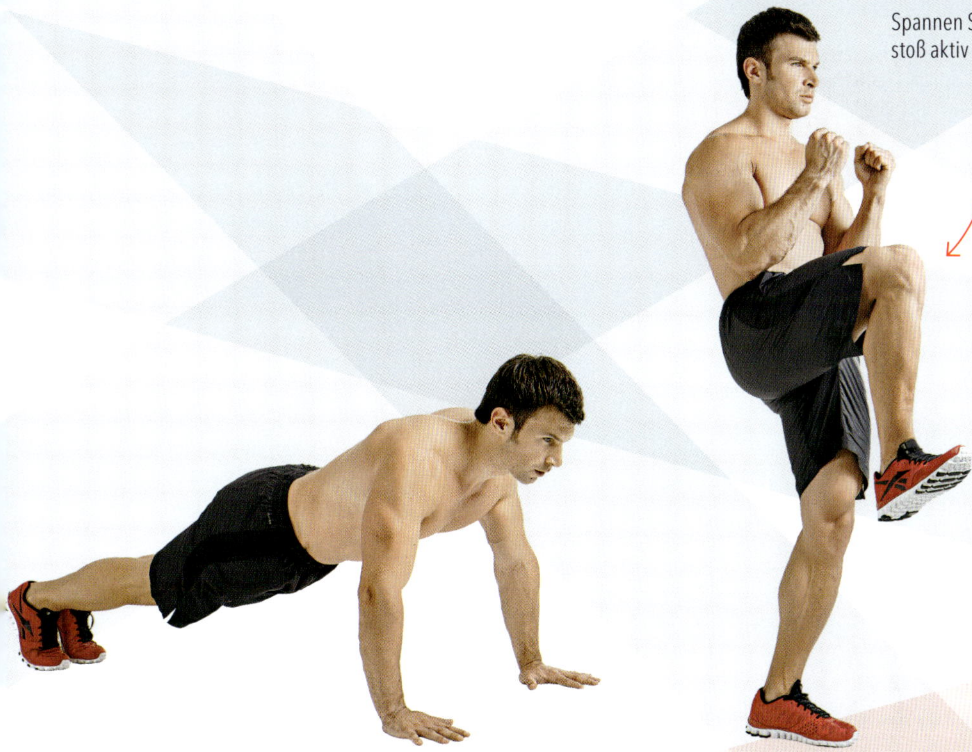

Spannen Sie beim Kniestoß aktiv den Bauch an.

AUSFÜHRUNG

A • In eine Liegestützposition gehen: Die Arme sind unterhalb der Schultern, der Körper bildet eine gerade Linie. Einen vollen Liegestütz ausführen (siehe links).

B • Beidbeinig abspringen, die Knie anziehen und die Füße unter der Hüfte aufsetzen. Aus dieser Hocke zügig in den aufrechten Stand drücken und das rechte Knie kräftig zur Brust ziehen. Dabei die Arme beugen und die Hände vor der Brust zu Fäusten ballen.

• Auf gleichem Weg zurück. Bei der nächsten Wiederholung das linke Knie anziehen, dann wechselseitig fortfahren.

Einstiegsvariante Bleiben Sie in der oberen Stützposition und lassen Sie den Liegestütz aus.

KLIMMZÜGE IM UNTERGRIFF

Trainieren Bizeps, oberen Rücken und Schultern.

ÜBUNG 42

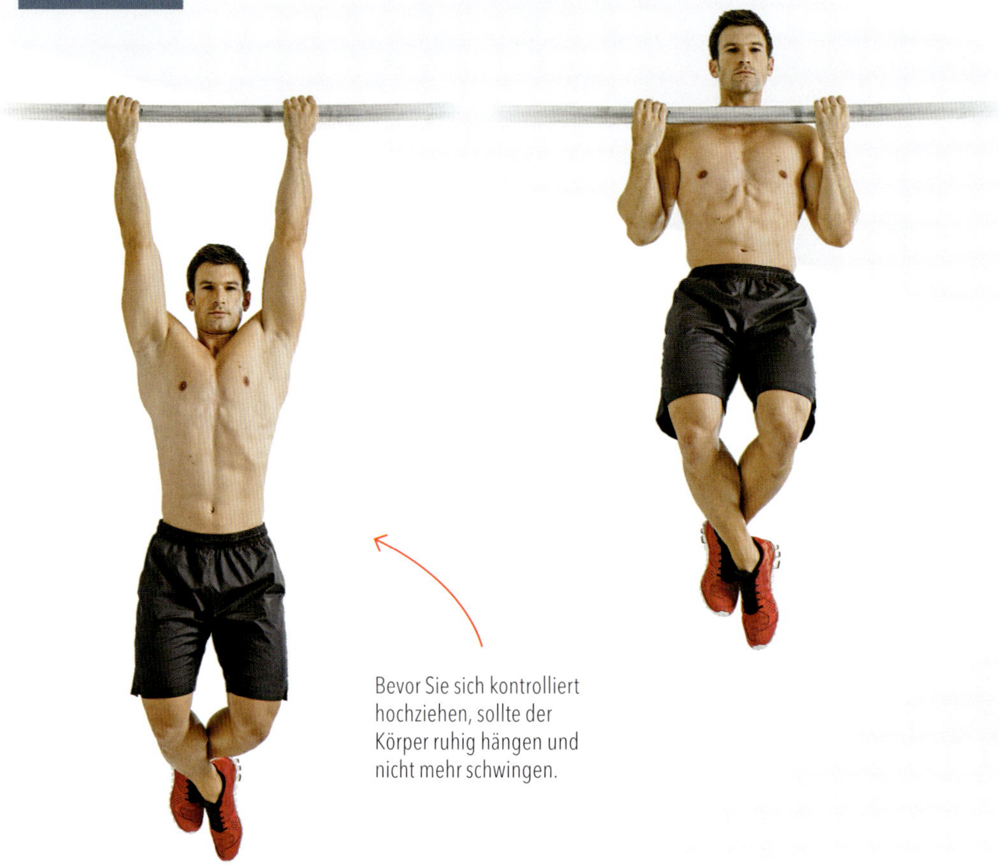

Bevor Sie sich kontrolliert hochziehen, sollte der Körper ruhig hängen und nicht mehr schwingen.

AUSFÜHRUNG

A • Von unten an eine geeignete, sichere Stange greifen. Die Daumen zeigen nach außen, die Hände sind schulterbreit auseinander. Die Arme anspannen, dann die Füße vom Boden lösen.

B • Die Ellenbogen beugen und den Körper hochziehen, bis das Kinn oberhalb der Hände ist. Die Position kurz halten, ohne den Kopf in den Nacken zu überstrecken oder vorzuschieben. Dann den Körper wieder absenken, ohne die Spannung in den Armen aufzulösen.

Alternative Führen Sie die Klimmzüge im Obergriff aus, bei dem die Daumen nach innen zeigen (das ist tendenziell etwas schwerer zu schaffen, auch weil der Bizeps entlastet wird und nicht mithelfen kann).

DIPS AN EINER ERHÖHUNG

Trainieren Trizeps und Schultern.

ÜBUNG 43

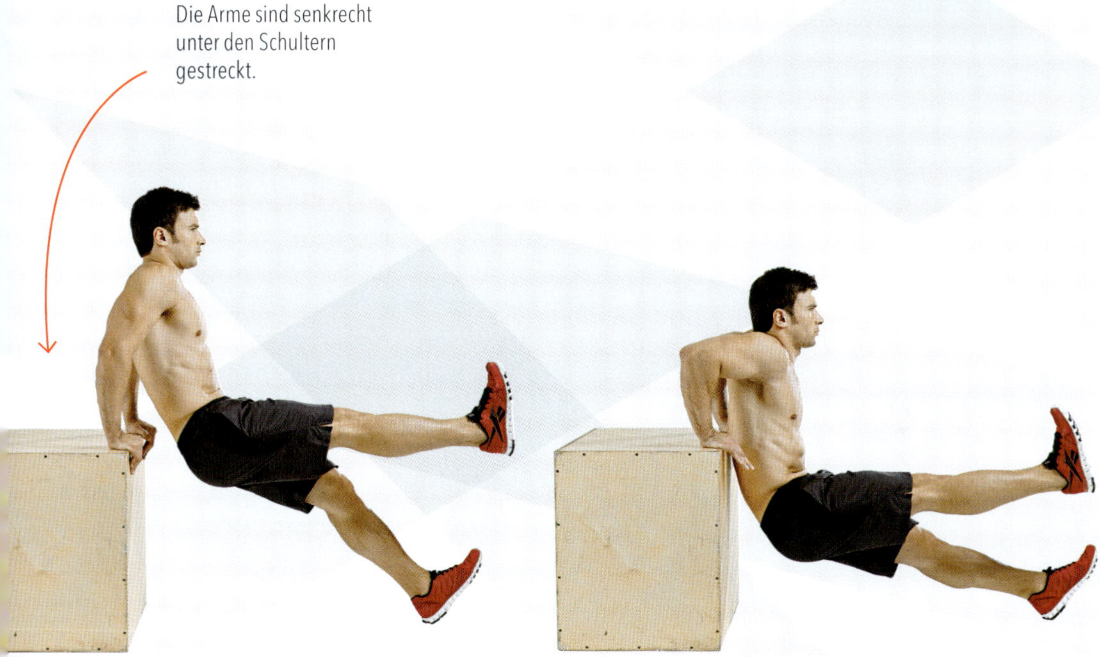

AUSFÜHRUNG

A • Rücklings auf einer Erhöhung (Stuhl, Parkbank oder Ähnlichem) mit gestreckten Armen abstützen. Die Füße auf die Fersen stellen, das rechte Bein gestreckt anheben.

B • Die Arme beugen und den Körper senkrecht absenken, bis die Oberarme waagerecht sind. Der Rücken bleibt gerade. Kurz halten, dann wieder hochdrücken.

• Im nächsten Satz Beinwechsel.

Einstiegsvariante Führen Sie die Übung mit beiden Beinen auf dem Boden aus oder stellen Sie die Füße näher zum Gesäß auf, sodass die Beine leicht gebeugt sind.

HANDTUCH-AUSSCHLAGEN

Trainiert Rumpf, Schultern und Arme.

ÜBUNG 44

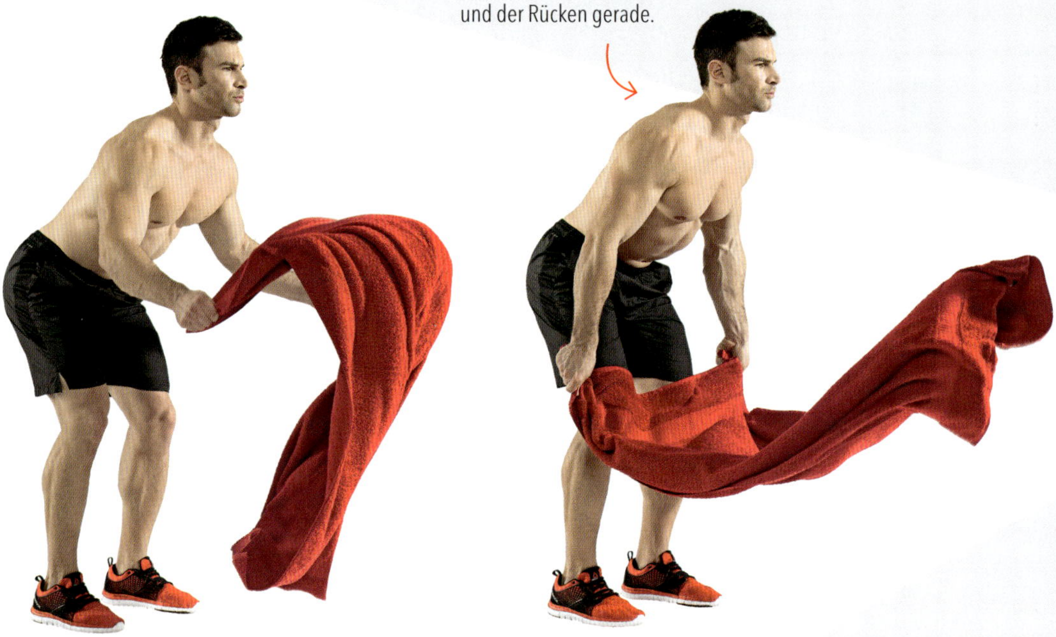
Ziehen Sie die Schulterblätter durchgehend nach hinten unten – so bleiben die Oberarme in Position und der Rücken gerade.

AUSFÜHRUNG

A • Hüftbreit hinstellen und mit beiden Händen an die Enden der kurzen Seite eines möglichst großen, schweren Handtuchs (etwa ein Saunalaken, alternativ auch Bettwäsche oder eine Decke) greifen, sodass die Unterarme ungefähr parallel zueinanderstehen.

- Das Gesäß nach hinten schieben und die Knie leicht beugen, dabei den Oberkörper um etwa 45 Grad vorbeugen.
- Den Rumpf anspannen, die Oberarme anlegen, die Unterarme vorstrecken und dann das Handtuch mit maximaler Power und im Höchsttempo ausschlagen. Dabei die Unterarme kraftvoll auf …

B • … und ab bewegen. Den übrigen Körper möglichst unbewegt lassen. Halten Sie das Gesäß unten, den Rücken stets gerade und stehen Sie mit beiden Füßen fest und sicher.

Einstiegsvariante Schlagen Sie weniger wild oder nehmen Sie ein leichteres Handtuch.

Workouts & Trainingseinheiten

In diesem Kapitel finden Sie eine spannende Auswahl an effektiven Workouts für jede der vier Trainingsformen der MEN'S HEALTH Diät, die in Kapitel 1 (ab Seite 20) vorgestellt worden sind und die Sie hier noch einmal im Überblick sehen.

	AUSDAUER 1 MODERATES AUSDAUERTRAINING	**AUSDAUER 2** INTENSIVES AUSDAUERTRAINING	**KRAFT 1** MODERATES KRAFTTRAINING	**KRAFT 2** INTENSIVES KRAFTTRAINING
Wie	Klassisches Ausdauertraining (Laufen, Radfahren, Schwimmen etc.)	Hochintensitäts-Intervalltraining (HIIT, Tabata)	Bodyweight-Übungen, Zirkeltraining und Sequenztraining	Bodyweight-Übungen, Stationstraining
Wofür	Ausdauer fördern, Stoffwechsel aktivieren, Fastenprozesse unterstützen	(Fett-)Stoffwechsel pushen, Kondition inklusive Ausdauer und Kraft verbessern, Kalorien verbrennen	Muskulatur aktivieren und schützen, Kraft entwickeln, Herz-Kreislauf-System aktivieren, Koordination fördern	Muskeln aufbauen, Kraft entwickeln, Stoffwechsel und Herz-Kreislauf-System aktivieren
Wie lange	30, 45 oder 60 Minuten (Beispiel: Laufen)	15 bis 25 Minuten	30 bis über 60 Minuten	30 bis über 60 Minuten
Wann	2 Stunden vor der Essensphase	Mitten in der Essensphase	1 Stunde nach der ersten Mahlzeit der, Essensphase	2 Stunden vor der letzten Mahlzeit der Essensphase
Workouts	Auf Seite 200	Ab Seite 200	Ab Seite 203	Ab Seite 205

HILFE, ICH SCHAFFE DIE WORKOUTS EINFACH NICHT. WAS KANN ICH TUN?

Prof. Geisler: Als Erstes: Ganz ruhig bleiben! Das ist vollkommen normal. Gerade wer noch nie wirklich mit Training in Berührung gekommen ist, tut sich anfangs schwer. Und ich meine es ernst: Bleiben Sie einfach ruhig. Trainieren Sie, soweit es geht, und notfalls hören Sie auf. Alle hier präsentierten Workouts sind maximal ausgestaltet, das heißt: Sie sind wirklich fordernd, ganz nach der Prämisse „Von nichts kommt nichts"! Und es soll sich ja auch kein Trainingserfahrener unterfordert fühlen. Um Ihnen aber zu zeigen, dass es keine Schande ist, vorher aufzuhören, wenn Sie nicht mehr können, habe ich mich dafür eingesetzt, dass Sie in solch einem Fall ganz offiziell aufhören dürfen: Bei fordernden Krafttrainingseinheiten ab Seite 203 lassen Sie dazu die grün markierten Übungen weg. Und wenn das noch nicht reicht, fliegen auch die orange markierten Übungen raus. So einfach ist das. Mit Blick in die Zukunft sollten Sie aber mittelfristig dahin kommen, die Workouts komplett durchzustehen. Und das werden Sie!

Ausdauer-1-Einheiten (moderates Ausdauertraining)

EINHEITEN FÜR EINSTEIGER	UMSETZUNG
A1-1 30 Minuten Laufen, Schwimmen, Rudern oder 60 Minuten Radfahren, Inline-Skaten, Skilanglauf	Ziel ist, die angegebene Zeit komplett durchzuhalten. Auf dem Weg dahin können Sie als Einsteiger nach Bedarf Pausen einlegen. Eine Möglichkeit für Einsteiger: abwechselnd 1 Minute laufen und 1 Minute gehen. In jedem Fall bleiben Sie bei den Pausen aktiv in Bewegung – in keinem Fall einfach stehen bleiben oder gar hinsetzen. Wenn Sie die angegebene Zeit komplett durchhalten, wechseln Sie zur nächstlängeren Einheit. Mit Ihrem Tempo können Sie die Intensität (und damit die Wirkung des Trainings auf Ihre Leistungsfähigkeiten und den Abnehmerfolg) selbst steuern. Dabei gilt logischerweise: Je mehr Gas Sie geben, desto intensiver ist die Einheit und die Wirkung auf Ihren Organismus.
A1-2 45 Minuten Laufen, Schwimmen, Rudern oder 90 Minuten Radfahren, Inline-Skaten, Skilanglauf	
A1-3 60 Minuten Laufen, Schwimmen, Rudern oder 120 Minuten Radfahren, Inline-Skaten, Skilanglauf	

EINHEITEN FÜR FORTGESCHRITTENE	UMSETZUNG
A1-4 30 Minuten Laufen, Schwimmen, Rudern oder 60 Minuten Radfahren, Inline-Skaten, Skilanglauf mit (Sprint-)Intervallen	Auch hier ist die Wirkung des Trainings abhängig von Ihrem Tempo. Trainingsziel: die angegebene Zeit durchzuhalten und dabei während des Trainings einen dieser Intervall-Pläne zu absolvieren (Angaben für die 30-Minuten-Laufeinheit – bei längeren Einheiten oder Training auf dem Rad entsprechend verlängern): ▷ 5 × 1 Minute spürbar schneller laufen, dazwischen immer 2 Minuten Pause ▷ 8 × 30 Sekunden immer schneller werden bis zur Höchstgeschwindigkeit, dazwischen immer 90 Sekunden Pause ▷ 3 × 3 Minuten schneller laufen, dazwischen immer 2 Minuten Pause ▷ 2 × 6 Minuten zügig laufen, dazwischen 4 Minuten Pause ▷ 1 × 12 Minuten zügig laufen Die Intervalle frühestens nach 5 Minuten Warmlaufen beginnen und spätestens 5 Minuten vor dem Ende der Einheit beenden.
A1-5 45 Minuten Laufen, Schwimmen, Rudern oder 90 Minuten Radfahren, Inline-Skaten, Skilanglauf mit (Sprint-)Intervallen	
A1-6 60 Minuten Laufen, Schwimmen, Rudern oder 120 Minuten Radfahren, Inline-Skaten, Skilanglauf mit (Sprint-)Intervallen	

Ausdauer-2-Einheiten (intensives Ausdauertraining)

A2-1 Tabata-Training „klassisch“ für Einsteiger

Absolvieren Sie von jeder Übung 8 Sätze à 20 Sekunden bei maximalem Tempo: erst 8 Sätze der ersten, dann 8 Sätze der zweiten Übung und so weiter. Zwischen den Sätzen immer nur 10 Sekunden Pause. Trainingszeit: 16 Minuten.

ÜBUNG	SEITE	ANMERKUNGEN
Holzhacken im Sprung	163	
Kletter-Crunches	185	
Tiefe Kniebeugen	175	
Liegestütze mit beidseitigem Aufdrehen	170	Abwechselnd aufdrehen

A2-2 Tabata-Zirkeltraining für Einsteiger

Geben Sie 20 Sekunden Vollgas (= maximal viele saubere Wiederholungen) erst bei Übung 1, dann bei der zweiten, dritten und vierten Übung; anschließend wiederholen Sie das Ganze noch 7-mal. Zwischen jeder 20-Sekunden-Einheit haben Sie 10 Sekunden zum Verschnaufen. Trainingszeit: 16 Minuten.

ÜBUNG	SEITE	ANMERKUNGEN
Schnelle Step-ups	160	
Beinschere	187	
Liegestütze	194	Falls die Kraft ausgeht, Knie absetzen und fortfahren
Tiefe rückwärtige Ausfallschritte	177	Beine abwechselnd setzen

A2-3 Tabata-Training mit Supersätzen für Einsteiger

Absolvieren Sie je 20 Sekunden der ersten und der zweiten Übung nacheinander im Supersatz ohne Pause (jeweils maximal viele saubere Wiederholungen); das Ganze führen Sie insgesamt 8-mal durch, dann verfahren Sie genauso mit der dritten und vierten Übung in Kombination. Zwischen jedem Supersatz aus 2 x 20 Sekunden haben Sie 20 Sekunden Pause. Trainingszeit: knapp 18 Minuten.

ÜBUNG	SEITE	ANMERKUNGEN
Sprinten auf der Stelle	155	
Chrunches im Stehen mit Knieheben und Rumpfdrehung	189	Knie abwechselnd heben
Vierfüßlergang	165	
Rückwärtiger Stützgang	166	

A2-4 HIIT-Training mit 2-1-Intervallen für Einsteiger

Von jeder Übung stehen jeweils 3 Sätze à 1 Minute an: Erst 3 Sätze der ersten Übung, dann 3 Sätze der zweiten Übung und so weiter. Gehen Sie immer möglichst ans Limit (= maximal viele saubere Wiederholungen in der Minute) – zwischen den Minuten-Einheiten haben Sie immerhin jeweils 30 Sekunden Pause. Trainingszeit: 22 Minuten.

ÜBUNG	SEITE	ANMERKUNGEN
Tiefe Kniebeugen	175	
Kletter-Crunches	185	
Tiefe rückwärtige Ausfallschritte	177	Beine abwechselnd setzen
Liegestütze	194	Falls die Kraft ausgeht, Knie absetzen und fortfahren
Handtuch-Ausschlagen	198	

A2-5 HIIT-Training in Stufen-Sets für Einsteiger

Alle 4 Übungen absolvieren Sie direkt nacheinander ohne Pause (jeweils maximal viele saubere Wiederholungen): Im ersten Durchgang jede Übung für 60 Sekunden, im zweiten Durchgang noch je 50 Sekunden, dann je 40 Sekunden (dritter Durchgang), je 30 Sekunden (vierter Durchgang) und 20 Sekunden (fünfter Durchgang). Zwischen den Durchgängen haben Sie 30 Sekunden Pause. Trainingszeit: gut 15 Minuten.

ÜBUNG	SEITE	ANMERKUNGEN
Handtuch-Ausschlagen	198	
Holzhacken im Sprung	163	
Rückwärtiger Stützgang	166	
Ausfallschritte zur Seite	178	Abwechselnd nach links und rechts ausführen

A2-6 Klassisches Tabata-Training für Fortgeschrittene

Von jeder Übung führen Sie 8 Sätze à 20 Sekunden bei maximalem Tempo (maximal viele saubere Wiederholungen pro Satz) durch: erst 8 Sätze der ersten, dann 8 Sätze der zweiten Übung und so weiter. Zwischen den Sätzen, auch bei Übungswechsel, haben Sie stets nur 10 Sekunden Pause. Trainingszeit: 16 Minuten.

ÜBUNG	SEITE	ANMERKUNGEN
Burpees	162	
Skater-Kniebeugen	179	
Käfer	188	
Liegestütze	194	Falls die Kraft ausgeht, Knie absetzen und fortfahren

A2-7 Tabata-Zirkel-Training für Fortgeschrittene

Wie immer bei Tabata gilt: 20 Sekunden Vollgas (= maximal viele saubere Wiederholungen) – hier im Zirkel der 4 angeführten Übungen: erst 20 Sekunden Übung 1, dann 20 Sekunden Übung 2, genauso Übung 3 und Übung 4. Diese Runde wiederholen Sie dann noch 7-mal. Zwischen jeder 20-Sekunden-Einheit gibt es 10 Sekunden Pause. Trainingszeit: 16 Minuten.

ÜBUNG	SEITE	ANMERKUNGEN
Kniestöße aus dem Liegestütz	195	Knie abwechselnd anziehen
Hüftheben	186	
Unterarmstütz-Liegestütz-Kombinationen	182	
Ausfallschritt-Wechselsprünge	161	

A2-8 Tabata-Training mit Supersätzen für Fortgeschrittene

Die Übungen 1 und 2 führen Sie ebenso im Supersatz gemeinsam ohne Pause aus wie die Übungen 3 und 4. Dabei gilt: Jede Übung bekommt 20 Sekunden vollen Einsatz von Ihnen (= maximal viele saubere Wiederholungen). Abfolge: Führen Sie 8-mal das Übungspaar 1 + 2 aus, dann 8-mal das Übungspaar 3 + 4. Zwischen jedem Supersatz aus 2 × 20 Sekunden gibt es 20 Sekunden Pause. Trainingszeit: knapp 18 Minuten.

ÜBUNG	SEITE	ANMERKUNGEN
Hampelmann aus der Hocke	157	
Tiefe Kniebeugen mit Handtuch über dem Kopf	176	Falls der Einsatz des Handtuchs zu lange dauert, die Übung einfach mit hochgestreckten Armen ausführen
Liegestütz-Wechselsprünge	169	
Kletter-Crunches	185	

A2-9 HIIT-Training mit 2-1-Intervallen für Fortgeschrittene

Von jeder Übung absolvieren Sie jeweils 5 Sätze à 40 Sekunden (jeweils maximal viele saubere Wiederholungen): Erst 5 Sätze von der ersten Übung, dann von der zweiten, dann von der dritten und der vierten sowie der fünften Übung. Zwischen jeder 40-Sekunden-Einheit dürfen Sie 20 Sekunden pausieren. Trainingszeit: knapp 25 Minuten.

ÜBUNG	SEITE	ANMERKUNGEN
Eselstritte aus dem Vierfüßlerstand	168	
Vorwärtsgehen in der Kniebeuge	174	
Unterarmstütz-Liegestütz-Kombinationen	182	
Käfer	188	
Rückwärtiges Schulterheben in Bauchlage	192	

A2-10 HIIT-Training in Stufen-Sets für Fortgeschrittene

4 knackige Übungen direkt nacheinander ohne Pause in wechselnden Zeiten: Absolvieren Sie die Übungen 1, 2, 3 und 4 zunächst für je 50 Sekunden, in der zweiten Runde dann je 40 Sekunden; Runde 3 je 30 Sekunden, Runde 4 je 20 Sekunden, dann Runde 5 wieder je 30 Sekunden, Runde 6 je 40 Sekunden und in Runde 7 wieder jeweils 50 Sekunden. Immer maximal viele saubere Wiederholungen! Zwischen den Runden gibt's 30 Sekunden Pause. Trainingszeit: gut 20 Minuten.

ÜBUNG	SEITE	ANMERKUNGEN
Liegestütze	194	Falls die Kraft ausgeht, Knie absetzen und fortfahren
Ausfallschritt-Wechselsprünge	161	
Raupengang	167	
Kniestöße aus dem Liegestütz	195	Knie abwechselnd anziehen

Kraft-1-Einheiten (moderates Krafttraining)

K1-1 Kraftausdauer-Zirkeltraining für Einsteiger

Hier absolvieren Sie eine Übung nach der anderen, das Ganze in 3 Durchgängen. Je Übung führen Sie 16 Wiederholungen aus oder trainieren wie angegeben. Zwischen den Übungen dürfen Sie 30 Sekunden Pause machen, zwischen den Durchgängen 90 Sekunden. Trainingszeit: etwa 40 Minuten.

ÜBUNG	SEITE	ANMERKUNGEN
Sprinten auf der Stelle	155	30 Sekunden Vollgas
Sprünge auf eine Erhöhung	159	
Liegestütze mit beidseitigem Aufdrehen	170	Abwechselnd nach links und rechts aufdrehen
Vorwärtsgehen in der Kniebeuge	174	60 Sekunden in diesem Gang zügig gehen
Rumpfbeugen mit Handtuchstrecken	193	
Ausfallschritte zur Seite	178	Abwechselnd nach links und rechts ausführen
Dips an einer Erhöhung	197	Nach der Hälfte (8 Wiederholungen) Bein wechseln
Tiefe rückwärtige Ausfallschritte	177	Beine abwechselnd setzen

K1-2 Sequenztraining für Einsteiger

Eine flotte Kombination aus kurzen Bodyweight-Einheiten und kleinen Läufen: Das folgende Schema absolvieren Sie 3-mal nacheinander, wobei Sie die letzten 10 Minuten Laufen weglassen (wenn Sie voller Energie sind, dürfen Sie sie trotzdem durchziehen). Das Lauftempo bestimmen Sie, wobei Sie sich nicht zu sehr verausgaben sollten. Konzentrieren Sie sich lieber auf eine intensive Ausführung der Übungen: Von diesen absolvieren Sie in jeder der 3 Runden jeweils 3 Sätze à 15 Wiederholungen (oder wie angegeben). Zwischen den Sätzen gibt's 30 Sekunden Pause. Nach der letzten Übungswiederholung laufen Sie direkt los. Trainingszeit: ca. 60 Minuten.

ÜBUNG	SEITE	ANMERKUNGEN
Hampelmann	156	3 × 40 Sekunden maximal viele saubere Wiederholungen
Liegestütze	194	Falls die Kraft ausgeht, Knie absetzen und fortfahren
Kletter-Crunches	185	
10 Minuten Laufen	–	

K1-3 Kraftausdauer-Zirkeltraining für Fortgeschrittene

Eine intensive Ganzkörper-Einheit mit beeindruckender Wirksamkeit auf Leistung und Gesundheit: Auch hier führen Sie alle 8 Übungen mit je 16 Wiederholungen (oder wie angegeben) nacheinander in einem Durchgang aus. Von diesen Durchgängen absolvieren Sie insgesamt vier. Zwischen den Übungen dürfen Sie 30 Sekunden Pause machen, zwischen den Durchgängen 90 Sekunden. Trainingszeit: gut 50 Minuten.

ÜBUNG	SEITE	ANMERKUNGEN
Hampelmann aus der Hocke	157	
Liegestütze	194	Falls die Kraft ausgeht, Knie absetzen und fortfahren
Kniebeuge-Strecksprung-Kombinationen	164	
Klimmzüge im Untergriff	196	Ziel: die ersten beiden Durchgänge je 8, die letzten beiden je 6 Klimmzüge schaffen (notfalls von oben langsam runterlassen)
Unterarmstütz mit Crunch über Kreuz	181	Nach der Hälfte die Seiten wechseln
Standwaage mit Kniebeugen	171	Mit jedem Bein die Endposition 30 Sekunden halten und, wenn möglich, kleine Kniebeugen durchführen
Raupengang	167	
Krieger-Variante	172	Zu jeder Seite 60–80 Sekunden wie in der Übungsbeschreibung angegeben ausführen

K1-4 Sequenztraining für Fortgeschrittene

Die Sequenztrainingseinheit kombiniert Ausdauer mit Kraftausdauer-Komponenten und ist supereffektiv für Ihre Gesundheit: Führen Sie das folgende Schema 3-mal nacheinander aus. Die letzten 10 Minuten Laufen dürfen Sie weglassen, sodass die Einheit mit den Übungen endet. Wie schnell Sie laufen, bestimmen Sie. Von den Übungen absolvieren Sie in jeder der 3 Runden jeweils 3 Sätze à 16 Wiederholungen. Zwischen den Sätzen haben Sie 30 Sekunden Pause. Trainingszeit: gut 60 Minuten.

ÜBUNG	SEITE	ANMERKUNGEN
Burpees	162	
Seitlicher Unterarmstütz mit Rumpfrotation	184	Zu jeder Seite 16 Wiederholungen durchführen
Hohe Tritte aus dem Ausfallschritt	158	Nach der Hälfte (8 Wiederholungen) die Beine wechseln
10 Minuten Laufen	–	

Kraft-2-Einheiten (intensives Krafttraining)

K2-1 Krafttraining für Einsteiger

7 Übungen zum Erhalt und Aufbau wertvoller Muskulatur: Von jeder davon absolvieren Sie 3 Sätze, bevor Sie zur nächsten Übung übergehen. In jedem Satz sollten Sie 12 bis 15 Wiederholungen schaffen (oder die Übung wie angegeben ausführen, zum Beispiel die Halte-Übungen). Pausen zwischen den Sätzen und Übungen: 60 Sekunden. Trainingszeit: ca. 45 Minuten.

ÜBUNG	SEITE	ANMERKUNGEN
Tiefe Kniebeugen	175	Bewegungstempo: 3 Sekunden runter, 1 Sekunde rauf
Unterarmstütz	180	Pro Satz mindestens 45, besser 60–90 Sekunden halten
Seitlicher Unterarmstütz	183	Pro Satz jede Seite mindestens 45, besser 60 Sekunden halten
Vorwärtsgehen in der Kniebeuge	174	Je Satz 60 Sekunden schön tief schreiten
Liegestütze	194	Bewegungstempo: 2 Sekunden runter, 1 Sekunde rauf
Holzhacken im Sprung	163	Explosiv abspringen und maximal strecken
Rückwärtiger Stützgang	166	Je Satz 60 Sekunden ohne Absetzen krabbeln

K2-2 Krafttraining mit Ausbrennen für Einsteiger

Hier kommen „nur" 6 Übungen zum Einsatz, dafür ist die Idee, bestimmte Muskeln in ausgewählten Übungen gezielt durch „Ausbrennen" bis zur Erschöpfung zu fordern. Von jeder Übung führen Sie zunächst 3 Sätze mit 12 bis 15 Wiederholungen durch oder trainieren wie angegeben (Pausen dazwischen: 60 Sekunden), dann kommt die nächste Übung dran. Bei den mit „Ausbrennen" gekennzeichneten Übungen schließen Sie direkt an die 3 normalen Sätze maximal viele weitere Sätze an (mit sehr kurzen Pausen von etwa 10 bis 15 Sekunden), bis Sie im letzten „Satz" nur noch 1 bis 2 Wiederholungen schaffen. So könnte Ihr Ausbrenn-Beispiel bei Übung 5 „Liegestütz-Wechselsprünge" aussehen: normale Sätze 1 bis 3 mit 24 Wechselschritten, dann Ausbrenn-Sätze (ab hier kurze Pausen!) mit 20, 16, 10, 9, 8, 6, 3, 2 Wiederholungen. Trainingszeit: ca. 45 bis 55 Minuten.

ÜBUNG	SEITE	ANMERKUNGEN
Klimmzüge im Untergriff	196	Sie schaffen keine 12 bis 15 Klimmzüge? Dann so viele wie möglich machen, den Rest nur von oberer Position langsam runterlassen
Rückwärtiges Schulterheben in Bauchlage	192	ausbrennen
Beinschere	187	In jedem regulären Satz 24 bis 30 Scherenbewegungen; danach: ausbrennen
Schnelle Step-ups	160	3 Sätze à 60 Sekunden Vollgas
Liegestütz-Wechselsprünge	169	In jedem regulären Satz 24 Wechselschritte (12 links, 12 rechts); danach: ausbrennen
Handtuch-Ausschlagen	198	3 Sätze à 60 Sekunden Vollgas, im letzten Satz so lange wie möglich

K2-3 Krafttraining mit Supersätzen für Einsteiger

5 muskelkräftigende Supersätze mit jeweils 2 Übungen – diese absolvieren Sie ohne Pause direkt nacheinander. Die Übungspaare sind: die Übungen 1 + 2, Übungen 3 + 4, Übungen 5 + 6, Übungen 7 + 8, Übungen 9 + 10. Gehen Sie nach einem Supersatz zum nächsten Übungspaar über, bis Sie mit jeder Übung einen Supersatz absolviert haben. Dann das Ganze noch einmal. Vorgaben: In jedem Satz 16 Wiederholungen – oder wie angegeben trainieren. Pausen: zwischen den Supersätzen 90 Sekunden, zwischen den beiden Durchgängen 2 Minuten. Trainingszeit: ca. 35 Minuten.

ÜBUNG	SEITE	ANMERKUNGEN
Hampelmann	156	3 Sätze à 60 Sekunden Vollgas
Wandsitzen	173	Je Satz mindestens 60, besser 90 Sekunden sitzend verharren
Liegestütze mit beidseitigem Aufdrehen	170	Abwechselnd nach links und rechts aufdrehen, maximal viele Wiederholungen in 60 Sekunden/Satz
Unterarmstütz	180	In jedem Satz mindestens 60, besser 90–120 Sekunden halten
Handtuch-Ausschlagen	198	3 Sätze à 60 Sekunden Vollgas
Rumpfbeugen mit Handtuchstrecken	193	Bewegungstempo: 3 Sekunden runter, 1 Sekunde rauf
Beinschere	187	Maximal viele Wiederholungen in 60 Sekunden/Satz
Kletter-Crunches	185	Bewegungstempo: 1 Sekunde rauf, 2 Sekunden runter
Vierfüßlergang	165	Möglichst zügig sauber krabbeln in 60 Sekunden/Satz
Seitlicher Unterarmstütz	183	Je 1 Satz à 60 Sekunden lang mit links und mit rechts halten

K2-4 Krafttraining mit Supersätzen und Ausbrennen für Einsteiger

Die Königsdisziplin des Krafttrainings in der MEN'S HEALTH Diät: eine Kombination aus Supersätzen und ausbrennen! Absolvieren Sie 2 Sätze der Übungen 1 + 2 als Paar direkt nacheinander im Supersatz; danach dasselbe mit den Übungspaaren 3 + 4 und schließlich 5 + 6 ausführen. Letztere brennen Sie nun aus (siehe Workout K2-2), und zwar gemeinsam sozusagen in „Ausbrenn-Supersätzen". Teilen Sie sich die Kraft dabei etwa so ein, dass Sie beide Übungen in jedem Ausbrennsatz noch gleich lang schaffen. Danach noch 2 Sätze das Übungspaar 7 + 8 trainieren und die letzte Übung am Ende ausbrennen.

Für die normalen Sätze gilt: grundsätzlich von jeder Übung 16 Wiederholungen oder wie angegeben trainieren. Pausen: zwischen den Supersätzen 90 Sekunden, zwischen den Übungspaaren 2 Minuten und nach dem Ausbrenn-Supersatz 4 Minuten aktive Pause. Trainingszeit: ca. 40 Minuten.

ÜBUNG	SEITE	ANMERKUNGEN
Liegestütze	194	Falls die Kraft ausgeht, Knie absetzen und fortfahren
Dips an einer Erhöhung	197	Nach der Hälfte (8 Wiederholungen) Bein wechseln
Tiefe rückwärtige Ausfallschritte	177	Beine abwechselnd setzen
Ausfallschritte zur Seite	178	Abwechselnd nach links und rechts ausführen
Vierfüßlergang	165	Möglichst zügig sauber krabbeln in 60 Sekunden/Satz, danach ausbrennen (diese und folgende Übung immer abwechselnd)
Rückwärtiger Stützgang	166	Möglichst zügig sauber krabbeln in 60 Sekunden/Satz, danach ausbrennen (diese und vorherige Übung immer abwechselnd)
Rumpfaufdrehen im Vierfüßlerstand	191	2 Sätze mit jeder Seite
Tiefe Kniebeugen	175	2 volle Sätze normal, danach zum Abschluss des Workouts ausbrennen

K2-5 Krafttraining für Fortgeschrittene

8 Fitness-Köstlichkeiten für Ihre Muskeln: Führen Sie von den ersten 4 Übungen je 3 Sätze, von den letzten 4 Übungen je 2 Sätze mit jeweils 12 bis 15 Wiederholungen (oder wie beschrieben) von einer Übung aus, bevor die nächste Übung drankommt. Eine Ausnahme bei der ersten Übung ist ein kleines Präsent für Sie: Hier absolvieren Sie 3 × 21er-Sätze, die auch Arnold Schwarzenegger groß und stark gemacht haben: In einem 21er-Satz machen Sie – Sie ahnen es – 21 Wiederholungen. Die ersten 7 führen Sie die Übung (hier: Kniebeuge) nur zur Hälfte aus, sodass Ihre Oberschenkel noch nicht waagerecht stehen. Von da aus wieder hochdrücken und 7 solche Wiederholungen machen. Danach in die tiefste Position gehen und von da aus 7 Wiederholungen nur hoch bis in die vorherige Stoppposition ausführen. Zum Schluss ganz aufrichten und 7 vollwertige tiefe Kniebeugen ausführen. Vorher gut aufwärmen! Pausen zwischen den Sätzen und Übungen: 90 Sekunden. Trainingszeit: ca. 50 Minuten.

ÜBUNG	SEITE	ANMERKUNGEN
Tiefe Kniebeugen mit Handtuch über dem Kopf	176	Je Satz 3 × 7 Wiederholungen wie oben beschrieben
Eselstritte aus dem Vierfüßlerstand	168	
Skater-Kniebeugen	179	Abwechselnd nach links und rechts ausführen
Burpees	162	
Klimmzüge im Untergriff	196	Ab hier je 2 Sätze/Übung. Sie schaffen keine 12 bis 15 Klimmzüge? Dann so viele wie möglich machen, den Rest nur von oberer Position langsam runterlassen
Käfer	188	2 Sätze à 60 Sekunden Vollgas
Dips an einer Erhöhung	197	Nach der Hälfte (8 Wiederholungen) Bein wechseln
Hüftheben mit Beinstrecken	190	16 Wiederholungen/Satz = 8 mit jedem Bein

K2-6 Krafttraining mit Ausbrennen für Fortgeschrittene

Die Übungsmischung und das zusätzliche Ausbrennen machen diese Einheit sehr effektiv für Ihre Muskelaufbauarbeit. Muskelkater ist garantiert. Erfolge aber auch! Grundsätzlich gilt: von jeder Übung 3 Sätze mit 12 bis 15 Wiederholungen (oder wie angegeben) durchführen, dann zur nächsten Übung übergehen. Bei der dritten und sechsten Übung brennen sie die Muskeln nach den normalen Sätzen mit maximal vielen, schnell aufeinander folgenden Sätzen beziehungsweise Wiederholungen aus (zum Ausbrennen siehe K2-2 „Krafttraining mit Ausbrennen für Einsteiger" ab Seite 205). Pausen zwischen den Sätzen und Übungen: 90 Sekunden, nach dem Ausbrennen bei der dritten Übung 4 Minuten aktive Pause. Trainingszeit: knapp 50 Minuten.

ÜBUNG	SEITE	ANMERKUNGEN
Klimmzüge im Untergriff	196	Sie schaffen keine 12 bis 15 Klimmzüge? Dann so viele wie möglich machen, den Rest nur von oberer Position langsam runterlassen
Liegestütze	194	Bewegungstempo: 2 Sekunden runter, 1 Sekunde rauf
Unterarmstütz-Liegestütz-Kombinationen	182	3 Sätze à 60 Sekunden so schnell wie möglich sauber ausführen, danach: ausbrennen
Hohe Tritte aus dem Ausfallschritt	158	Hier 16 Wiederholungen pro Satz = 8 mit jedem Bein
Hüftheben	186	Bewegungstempo: 1 Sekunde rauf, 2–3 Sekunden runter
Seitlicher Unterarmstütz mit Rumpfrotation	184	Zu jeder Seite 3 normale Sätze ausführen, dann ausbrennen (weiter abwechselnd beide Seiten pro Ausbrennsatz berücksichtigen)

K2-7 Krafttraining mit Supersätzen für Fortgeschrittene

Diese Übungspaare der Supersätze sind so zusammengesetzt, dass sie gezielt einzelne Körperbereiche wie Beine/Gesäß, Brust/Schulter oder Rumpf gehörig unter Druck setzen. Das erhöht die Effektivität und fördert das Muskelwachstum. Die Übungspaare ergeben sich aus der Abfolge: Zusammen gehören die Übungen 1 + 2, Übungen 3 + 4, Übungen 5 + 6, Übungen 7 + 8, Übungen 9 + 10. Absolvieren Sie die Übungen eines Paares direkt nacheinander und von jeder Übung pro Satz 16 Wiederholungen (oder wie angegeben). Davon 3 Sätze, dann gehen Sie zum nächsten Übungspaar über. Zwischen den Supersätzen haben Sie jeweils 90 Sekunden Pause, auch wenn das nächste Übungspaar ansteht. Trainingszeit: 50–55 Minuten.

ÜBUNG	SEITE	ANMERKUNGEN
Kletter-Crunches	185	3 Sätze à 60 Sekunden so schnell wie möglich sauber ausführen
Käfer	188	3 Sätze à 60 Sekunden so schnell wie möglich sauber ausführen
Liegestütze	194	Falls die Kraft ausgeht, Knie absetzen und fortfahren

Unterarmstütz mit Crunch über Kreuz	181	3 Sätze à 60 Sekunden so viele saubere Wiederholungen wie möglich mit einer Seite, nach der halben Zeit die Seite wechseln
Hüftheben mit Beinstrecken	190	16 Wiederholungen pro Satz = 8 mit jedem Bein
Burpees	162	
Klimmzüge im Untergriff	196	Sie schaffen keine 16 Klimmzüge? Dann so viele wie möglich machen, den Rest nur von oberer Position langsam runterlassen
Rückwärtiges Schulterheben in Bauchlage	192	
Kniebeuge-Strecksprung-Kombinationen	164	
Skater-Kniebeugen	179	Abwechselnd nach links und rechts ausführen

K2-8 Krafttraining mit Supersätzen und Ausbrennen für Fortgeschrittene

Diese Kombination aus Supersätzen und Ausbrennen für Fortgeschrittene ist wahrscheinlich die intensivste Einheit von denen, die Sie in diesem Buch finden. Umsetzung: Sie absolvieren die Übungen 1 + 2 als Paar direkt nacheinander im Supersatz. Davon machen Sie 3 Durchgänge und von jeder Übung 16 Wiederholungen (es sei denn, es ist unten in der Tabelle etwas anderes angegeben). Dann fahren Sie mit den Übungspaaren 3 + 4, 5 + 6 und 7 + 8 ebenso fort. Wo angemerkt, steht zusätzliches Ausbrennen auf dem Programm (zum Ausbrennen siehe Workout K2-2 „Krafttraining mit Ausbrennen für Einsteiger" ab Seite 205). Die Pausen zwischen den Supersätzen betragen 90 Sekunden. Nach jedem Ausbrennen gibt's 4 Minuten aktive Pause. Trainingszeit: 55–65 Minuten.

ÜBUNG	SEITE	ANMERKUNGEN
Liegestütze	194	Falls die Kraft ausgeht, Knie absetzen und fortfahren
Rückwärtiger Stützgang	166	Möglichst zügig sauber krabbeln in 60 Sekunden/Satz
Hüftheben mit Beinstrecken	190	Pro Satz mit jeder Seite 12 Wiederholungen
Tiefe Kniebeugen mit Handtuch über dem Kopf	176	Bewegungstempo in normalen Sätzen: 3 Sekunden runter, 1 Sekunde rauf; danach: ausbrennen (zügige Ausführung 1 Sekunde runter, 1 Sekunde rauf)
Rückwärtiges Schulterheben in Bauchlage	192	
Hüftheben	186	Nach den normalen Sätzen à 16 Wiederholungen: ausbrennen
Wandsitzen	173	Je Satz mindestens 60, besser 90 Sekunden sitzend verharren
Ausfallschritt-Wechselsprünge	161	Nach den normalen Sätzen à 16 Wiederholungen: ausbrennen

Kapitel 5

Tages- & Wochenpläne

Als abrundenden Service finden Sie in diesem Kapitel Beispiel-Wochen der MEN'S HEALTH Diät, damit Sie wirklich sofort loslegen können. Wir starten mit Detail-Wochenplänen zum „Breakfast Cancelling" (Essen von 12 bis 20 Uhr) und zum „Dinner Cancelling" (Essen von 8 bis 16 Uhr), beide mit vier Trainingseinheiten pro Woche bestückt. Wie Sie alternativ mit drei oder fünf Trainingseinheiten pro Woche arbeiten, zeigen vereinfachte Rahmenpläne ab Seite 218 – entscheiden Sie selbst, wie intensiv Ihre Woche sein darf, und machen Sie es abhängig davon, ob Sie Erfolge feiern oder stagnieren.

Da es so viele andere Lebensmodelle gibt, packen wir weitere Rahmenpläne drauf – die Sie mit Ihren selbst gewählten Gerichten und Trainingseinheiten ausschmücken können:

▷ einen Rahmenplan für eine Woche mit der „Kompromiss"-Lösung, also einer Essensphase zum Beispiel zwischen 10 und 18 Uhr. Hier sehen Sie, dass Sie auch drei Mahlzeiten zu sich nehmen können (etwa Frühstück um 10 Uhr, Mittagessen um 13 Uhr, Abendessen um 17:30 Uhr) – mit denen Sie nur höchstwahrscheinlich etwas langsamer abnehmen;

▷ einen Rahmenplan für eine Woche nach der 5/2-Intervallfasten-Methode (siehe Seite 40);

▷ einen Rahmenplan für eine Woche nach der 1/1-Intervallfasten-Methode (siehe Seite 40).

Niemand soll sagen, er habe keinen für ihn passenden Weg gefunden, die MEN'S HEALTH Diät umzusetzen.

Wie Sie die Pläne anwenden

Wir machen Ihnen die Anwendung denkbar einfach – hier sind Ihre Freiheiten:

▷ Sie mögen ein Gericht nicht? Dann wählen Sie ein anderes Rezept aus dem Buch oder ersetzen es durch ein eigenes (das im Idealfall den in diesem Buch präsentierten Vorstellungen von gesunder Ernährung entspricht).

▷ Sie dürfen Gerichte aus anderen Rubriken nutzen: Als „Normal"-Esser beispielsweise aus den „Paläo"-Gerichten oder als Vegetarier aus den Veganer-Gerichten. Außerdem können Sie ab und an ein Abendessen-Gericht als Mittagsspeise einsetzen oder umgekehrt.

▷ Falls die Trainingszeiten nicht passen, führen Sie die Einheiten zu einem anderen Zeitpunkt durch. Halten Sie sich an die ab Seite 30 beschriebenen Idealzeiten für jede Trainingseinheit.

▷ Sie dürfen die Einheiten auch tauschen (zum Beispiel eine für Mittwoch vorgesehene Einheit mit einer Einheit, die sie für Samstag geplant hatten), wenn das besser in Ihren Tagesablauf oder Wochenplan passt.

EIN PERFEKTER TAG MIT DER MEN'S HEALTH DIÄT

So könnte er aussehen, ein Tag ohne Training für Breakfast Canceller. An Trainingstagen platzieren Sie einfach das Training plus dazugehörigen Snack in Ihren Tag (und lassen den hier angeführten Snack bei Bedarf weg).

▸ 8–9 Uhr: Aufstehen & fertig machen für die Arbeit, dabei zwei große Gläser stilles Wasser trinken

▸ 9:30 Uhr: Im Büro angekommen, einen schwarzen Kaffee zum Arbeitsstart

▸ 10–12 Uhr: Auf der Arbeit nochmals zwei große Gläser Wasser oder Schwarz- bzw. Kräutertee trinken

▸ 12 Uhr: Mittagessen – die Essensphase beginnt mit einer satt machenden großen Mahlzeit, zu der auch ausreichend Kohlenhydrate gehören

▸ 12:30 Uhr: Ein Espresso (erlaubt ist auch ein Cappuccino) nach dem Essen, und weiter geht's

▸ 13–15 Uhr: Zwei große Gläser Wasser oder Tee (auch Schwarztee)

▸ 15:30 Uhr: Der kleine Hunger zwischendurch? Zeit für einen (optionalen) Snack; aus den Rezepten oder etwas Obst oder eine Handvoll Nüsse

▸ 16–19 Uhr: Auch wenn Essensphase ist, sollten Sie möglichst wenig snacken; wenn es nicht anders geht, zu Obst oder Knabber-Gemüse greifen (zum Beispiel Gurke,

WIE KANN ICH MICH MIT DER ZEIT WEITERENTWICKELN?

Prof. Geisler: Die Anpassung ist ein wichtiges Kriterium, um Leistungsfähigkeit und Abnehmerfolge auszubauen. Tauschen Sie alle paar Wochen Übungen und Einheiten aus oder variieren Sie diese. Nicht jede Woche, aber auch nicht erst in einem halben Jahr – gut ist irgendwann nach vier bis acht Wochen. Der Austausch bewirkt zweierlei: neue Trainingsreize für die Muskulatur – und Abwechslung beim Training. Mit Blick auf die vier verschiedenen Trainingsformen der MEN'S HEALTH Diät empfehle ich folgendes Vorgehen:

Bei den moderaten Ausdauereinheiten (Ausdauer 1) steigern Sie sich sukzessive: Legen Sie von Woche zu Woche ein paar Minuten drauf. Oder erhöhen Sie das Grundtempo, wenn es Ihre Leistungsfähigkeit zulässt.

Die Wirkung der intensiven HIIT-Ausdauereinheiten (Ausdauer 2) hängt davon ab, wie viele Wiederholungen Sie absolvieren. Auch hier gilt also: Schaffen Sie einfach immer mehr. Der Einsatz von anstrengenderen Übungen steigert zusätzlich die Intensität. Die in diesem Buch vorgestellten insgesamt zehn Ausdauer-2-Einheiten reichen aus, Sie ein ganzes Jahr ohne Probleme zu bespaßen. Die perfekte Entwicklung: Workout A2-1 ▶ A2-2 ▶ A2-3 ▶ A2-4 ▶ A2-5 für Einsteiger, Workout A2-6 ▶ A2-7 ▶ A2-8 ▶ A2-9 ▶ A2-10 für Fortgeschrittene.

Bewegungstempo und Schwierigkeitsgrad der Übungen sind auch bei den moderaten Krafteinheiten (Kraft 1) Stellschrauben der Intensität. Die ab Seite 201 vorgestellten Grundschemata für Zirkel- und Sequenztraining sind geeignet für jede Übungsauswahl – für Studiogänger auch mit Gewichten.

Mein Tipp: Starten Sie Ihre MEN'S HEALTH Diät erst mal mit Zirkeltraining, bevor Sie sich (frühestens nach acht Wochen) ans Sequenztraining machen.

Bei meiner Lieblingsdisziplin, dem intensiven Krafttraining (Kraft 2), wird die Intensität häufig über Trainingsgewichte gesteuert. Die liegen bei Körpergewichtsübungen natürlich nicht vor. Doch Sie können auch sehr gut ohne Extra-Gewicht einen trainierten Muskel zur Verzweiflung bringen: über die Zeit, also wie lange Sie ihn anspannen, und mittels Intensivierungen, wie sie auch bei der MEN'S HEALTH Diät zum Einsatz kommen. Steigern Sie sich folgendermaßen: Workout K2-1 ▶ K2-2 ▶ K2-3 ▶ K2-4 für Einsteiger, Workout K2-5 ▶ K2-6 ▶ K2-7 ▶ K2-8 für Fortgeschrittene.

Abschließend gilt für alle Trainingseinheiten: Wann immer Sie sich befähigt fühlen, von Einsteiger- zu Fortgeschrittenen-Workouts zu wechseln, dann tun Sie es. Meine Empfehlung: Einsteiger sollten erst einmal regelmäßig wenigstens drei Monate Einsteiger-Workouts durchführen.

Karotte, Tomate, Paprika mit etwas Olivenöl) – Wasser oder zu vorgerückter Stunde Kräutertee geht immer

- 19:30 Uhr: Abendessen – die abschließende zweite große Mahlzeit des Tages, diesmal vielleicht nicht ganz so kohlenhydratlastig wie das Mittagessen
- Nach 20 Uhr: Wasser oder für einen „süßen" Geschmack vorm Zubettgehen zur Abwechslung auch Rooibos- oder Früchtetee trinken

Plan 1

1 WOCHE Breakfast Cancelling mit vier Trainingseinheiten

		NORMAL	PALÄO/LOW CARB	VEGETARISCH	VEGAN
MO	12 h	Rezept 15 ▶ S. 92 Putenschnitzel mit Paprika-Mais-Gemüse	Rezept 19 ▶ S. 96 Asiatisches Hühnerfrikassee mit Sprossen und Brokkoli	Rezept 26 ▶ S. 103 Gebratener Tofu mit Bohnen-Tomaten-Gemüse	Rezept 36 (Meal Prep) ▶ S. 113 Tempeh-Champignon-Curry
	13:30 h	**Kraft-1-Einheit (ab S. 203)** Tipp: Beginnen Sie einfach mit der erstgenannten Einheit (Einsteiger oder Fortgeschrittene). Wie Sie sich dann nach einigen Wochen steigern, beschreibt Prof. Geisler auf der Seite zuvor.			
	15 h	Rezept 61 ▶ S. 138 Wraps mit Schinken und Blattsalat	Rezept 66 ▶ S. 143 Avocado-Spinat-Smoothie	Rezept 67 ▶ S. 144 Himbeer-Kokos-Shake mit Leinsamen	Rezept 71 ▶ S. 148 Traubensalat mit Nussquark
	19:30 h	Rezept 38 ▶ S. 115 Avocado-Carpaccio mit Garnelen	Rezept 40 ▶ S. 117 Rumpsteak mit chiliwürziger Mango-Paprika-Salsa	Rezept 45 ▶ S. 122 Mediterraner Nudelsalat	Rezept 46 ▶ S. 123 Melonen-Weizen-Salat mit Alfalfasprossen
DI	12 h	Rezept 13 ▶ S. 90 Geschmortes Rindfleisch mit Kichererbsen und Möhren	Rezept 21 (Meal Prep) ▶ S. 98 Gebratenes Kotelett mit Kohl-Speck-Salat	Rezept 30 ▶ S. 107 Dinkelnudeln mit Spinat und Walnusspesto	Rezept 36 ▶ S. 113 Tempeh-Champignon-Curry (von Montag)
	15 h	Optional: Rezept 54 ▶ S. 131 Tropicsalat mit Orangenjoghurt	Optional: Rezept 59 ▶ S. 136 Kokospudding mit Mango	Optional: Rezept 67 ▶ S. 144 Himbeer-Kokos-Shake mit Leinsamen	Optional: Rezept 72 ▶ S. 149 Salat von zweierlei Bohnen mit Seitan
	19:30 h	Rezept 43 ▶ S. 120 Pilzomelett mit Rucola und Oliven	Rezept 42 ▶ S. 119 Zucchini-Spaghetti mit Tomaten-Basilikum-Sugo	Rezept 44 (Meal Prep) ▶ S. 121 Salatwraps mit Vollkornreis und Sprossen	Rezept 47 ▶ S. 124 Bulgur-Bowl mit Avocado
MI	12 h	Rezept 17 (Meal Prep) ▶ S. 94 Penne mit Tomaten-Paprika-Sauce	Rezept 21 ▶ S. 98 Gebratenes Kotelett mit Kohl-Speck-Salat (von Dienstag)	Rezept 28 ▶ S. 105 Safranrisotto mit Kräuterseitlingen	Rezept 35 ▶ S. 112 Auberginen-Dinkel-Gemüse mit Tofu
	15 h	Rezept 49 (Meal Prep) ▶ S. 126 Heidelbeermuffins (2 Stück)	Rezept 52 ▶ S. 129 Bananen-Schoko-Creme	Rezept 56 ▶ S. 133 Pancakes mit Apfel-Gojibeeren-Kompott	Rezept 58 ▶ S. 135 Müsli mit getrockneten Datteln und Erdnüssen
	15:30 h	**Ausdauer-2-Einheit (ab S. 200)** Dies ist stets die optimale Zeit fürs Training. Sollte das bei Ihnen mal nicht passen: Ab Seite 30 finden Sie die anderen möglichen Trainingszeiten aller Einheiten in Relation zur Essensphase.			
	19:30 h	Rezept 46 ▶ S. 123 Melonen-Weizen-Salat mit Alfalfasprossen	Rezept 37 ▶ S. 114 Gebackener Blumenkohl mit Granatapfelkernen	Rezept 44 ▶ S. 121 Salatwraps mit Vollkornreis und Sprossen (von Dienstag)	Rezept 48 (Meal Prep) ▶ S. 125 Kartoffelsalat mit Brokkoli und Chili-Tofu

Tipp
An trainingsfreien Tagen können Sie diese Snacks essen – aber auch weglassen, falls Ihnen Ihre Abnehmentwicklung zu langsam geht!

Tipp
Bereiten Sie Ihr Essen für zwei oder mehr Tage zu (siehe die Meal-Prep-Hinweise beim angegebenen Gericht).

DO	12 h	Rezept 17 ▶ S. 94 Penne mit Tomaten-Paprika-Sauce (von Mittwoch)	Rezept 23 ▶ S. 100 Spiegeleierpfanne mit Champignons und Paprika	Rezept 25 (Meal Prep) ▶ S. 102 Erbsen-Kohlrabi-Eintopf mit Croûtons	Rezept 31 ▶ S. 108 Gemüse-Soja-Curry mit Linsen
	15 h	Optional: Rezept 49 ▶ S. 126 Heidelbeermuffins (1 Stück) (von Mittwoch)	Optional: Rezept 53 (Meal Prep) ▶ S. 130 Hummus mit Tomate und Gemüsesticks	Optional: Rezept 71 ▶ S. 148 Traubensalat mit Nussquark	Optional: Rezept 70 ▶ S. 147 Bananen-Mandel-Shake
	19:30 h	Rezept 39 (Meal Prep) ▶ S. 116 Gefüllte Frikadellen mit Kartoffel-Bohnen-Salat	Rezept 19 ▶ S. 96 Asiatisches Hühnerfrikassee mit Sprossen und Brokkoli	Rezept 47 ▶ S. 124 Bulgur-Bowl mit Avocado	Rezept 48 ▶ S. 125 Kartoffelsalat mit Brokkoli und Chili-Tofu (von Mittwoch)
FR	12 h	Rezept 18 ▶ S. 95 Garnelencurry mit Sprossen	Rezept 24 ▶ S. 101 Thunfischsteak mit geschmorten Kirschtomaten	Rezept 25 ▶ S. 102 Erbsen-Kohlrabi-Eintopf mit Croûtons (von Donnerstag)	Rezept 32 ▶ S. 109 Orientalischer Blumenkohleintopf mit Quinoa
	17 h	Rezept 50 ▶ S. 127 Mini-Pfannkuchen mit Ahornsirup	Rezept 53 ▶ S. 130 Hummus mit Tomate und Gemüsesticks (von Donnerstag)	Rezept 57 ▶ S. 134 Vollkornbrötchen mit Gemüseaufstrich	Rezept 60 ▶ S. 137 Vanille-Erdbeer-Shake
	17:30 h	**Kraft-2-Einheit (ab S. 205)**			
	19:30 h	Rezept 39 ▶ S. 116 Gefüllte Frikadellen mit Kartoffel-Bohnen-Salat (von Donnerstag)	Rezept 23 ▶ S. 100 Spiegeleierpfanne mit Champignons und Paprika (siehe auch Tipp links)	Rezept 43 ▶ S. 120 Pilzomelett mit Rucola und Oliven	Rezept 48 ▶ S. 125 Kartoffelsalat mit Brokkoli und Chili-Tofu
SA	12 h	Rezept 14 ▶ S. 91 Safranwürzige Fischsuppe mit Kartoffeln und Bohnen	Rezept 20 ▶ S. 97 Entenbrustfilet mit Shiitakepilzen	Rezept 27 ▶ S. 104 Gnocchi mit Brokkoli und Mandelbutter	Rezept 35 ▶ S. 112 Auberginen-Dinkel-Gemüse mit Tofu
	15 h	Optional: Rezept 59 ▶ S. 136 Kokospudding mit Mango	Optional: Rezept 55 (Meal Prep) ▶ S. 132 Nuss-Rosinen-Brownies	Optional: Rezept 69 ▶ S. 146 Pfirsich-Vanille-Smoothie	Optional: Rezept 70 ▶ S. 147 Bananen-Mandel-Shake
	19:30 h	Rezept 42 ▶ S. 119 Zucchini-Spaghetti mit Tomaten-Basilikum-Sugo	Rezept 41 (Meal Prep) ▶ S. 118 Matjes-Speck-Salat mit Rote Bete und Gurke	Rezept 26 ▶ S. 103 Gebratener Tofu mit Bohnen-Tomaten-Gemüse	Rezept 47 ▶ S. 124 Bulgur-Bowl mit Avocado
SO	10 h	**Ausdauer-1-Einheit (ab S. 200)**			
	12 h	Rezept 16 ▶ S. 93 Pellkartoffeln mit Avocadocreme	Rezept 22 ▶ S. 99 Kokos-Knusperfisch mit Avocado-Rucola-Salat	Rezept 29 ▶ S. 106 Kartoffelpuffer mit Zwetschgenkompott	Rezept 33 ▶ S. 110 Bowl mit Kürbis-Kartoffel-Gemüse und Seitan
	15 h	Rezept 52 ▶ S. 129 Bananen-Schoko-Creme	Rezept 55 ▶ S. 132 Nuss-Rosinen-Brownies (von Samstag)	Rezept 68 ▶ S. 145 Gemüsetörtchen	Rezept 59 ▶ S. 136 Kokospudding mit Mango
	19:30 h	Rezept 37 ▶ S. 114 Gebackener Blumenkohl mit Granatapfelkernen	Rezept 41 ▶ S. 118 Matjes-Speck-Salat mit Rote Bete und Gurke (von Samstag)	Rezept 31 ▶ S. 108 Gemüse-Soja-Curry mit Linsen	Rezept 34 ▶ S. 111 Kichererbsenbratlinge mit Tomatensauce (siehe auch Tipp links)

Tipp
Rezept 23
…n Sie sich gerne pas-
…zepte aus den anderen
…en, hier eine Mahlzeit
…us der „normalen"
Rezepte-Gruppe.

Tipp
Rezept 34
…Sie auch Mittags-
…te für abends und
…ehrt – dabei aber auf
…nwerte ein wenig
achtgeben.

Kapitel 5

Plan 2

1 WOCHE Dinner Cancelling mit vier Trainingseinheiten

		NORMAL	PALÄO/LOW CARB	VEGETARISCH	VEGAN
MO	8 h	Rezept 3 ▸ S. 80 Vollkornsandwich mit geräucherter Forelle	Rezept 5 ▸ S. 82 Fenchel-Orangen-Salat	Rezept 9 ▸ S. 86 Müsli mit Beerenquark	Rezept 12 ▸ S. 89 Papaya-Kiwi-Salat mit Hirseflocken
	12 h	Optional: Rezept 62 ▸ S. 139 Eiersalat mit Krabben und Sprossen	Optional: Rezept 66 ▸ S. 143 Avocado-Spinat-Smoothie	Optional: Rezept 69 (Meal Prep) ▸ S. 146 Pfirsich-Vanille-Smoothie	Optional: Rezept 72 (Meal Prep) ▸ S. 149 Salat von zweierlei Bohnen mit Seitan
	15:30 h	Rezept 13 ▸ S. 90 Geschmortes Rindfleisch mit Kichererbsen und Möhren	Rezept 42 ▸ S. 119 Zucchini-Spaghetti mit Tomaten-Basilikum-Sugo	Rezept 25 ▸ S. 102 Erbsen-Kohlrabi-Eintopf mit Croûtons	Rezept 35 ▸ S. 112 Auberginen-Dinkel-Gemüse mit Tofu
DI	8 h	Rezept 2 ▸ S. 79 Mehrkornbrötchen mit Roastbeef und Mango	Rezept 4 ▸ S. 81 Ananas-Grapefruit-Bowl	Rezept 8 ▸ S. 85 Obstsalat mit Knuspermüsli	Rezept 10 ▸ S. 87 Bananen-Bowl mit Kokos
	9:30 h	**Kraft-1-Einheit (ab S. 203)**			
	11 h	Rezept 63 ▸ S. 140 Lachssalat mit Gurke und Sesam	Rezept 64 ▸ S. 141 Walnuss-Proteinshake	Rezept 69 ▸ S. 146 Pfirsich-Vanille-Smoothie (von Montag)	Rezept 72 ▸ S. 149 Salat von zweierlei Bohnen mit Seitan (von Montag)
	15:30 h	Rezept 15 ▸ S. 92 Putenschnitzel mit Paprika-Mais-Gemüse	Rezept 19 ▸ S. 96 Asiatisches Hühnerfrikassee mit Sprossen und Brokkoli	Rezept 28 ▸ S. 105 Safranrisotto mit Kräuterseitlingen	Rezept 46 ▸ S. 123 Melonen-Weizen-Salat mit Alfalfasprossen
MI	8 h	Rezept 4 ▸ S. 81 Ananas-Grapefruit-Bowl	Rezept 54 ▸ S. 131 Tropicsalat mit Orangenjoghurt	Rezept 12 ▸ S. 89 Papaya-Kiwi-Salat mit Hirseflocken	Rezept 11 (Meal Prep) ▸ S. 88 Dinkelporridge mit Kirschen
	12 h	Optional: Rezept 51 ▸ S. 128 Puten-Sandwich mit Ei	Optional: Rezept 65 ▸ S. 142 Paprika mit Hackfleisch-Pilz-Füllung	Optional: Rezept 57 ▸ S. 134 Vollkornbrötchen mit Gemüseaufstrich	Optional: Rezept 70 ▸ S. 147 Bananen-Mandel-Shake
	15:30 h	Rezept 24 ▸ S. 101 Thunfischsteak mit geschmorten Kirschtomaten	Rezept 20 ▸ S. 97 Entenbrustfilet mit Shiitakepilzen	Rezept 31 ▸ S. 108 Gemüse-Soja-Curry mit Linsen	Rezept 47 ▸ S. 214 Bulgur-Bowl mit Avocado
DO	8 h	Rezept 1 ▸ S. 78 Vollkornbrot mit Schinken-Melonen-Carpaccio	Rezept 5 ▸ S. 82 Fenchel-Orangen-Salat	Rezept 7 (Meal Prep) ▸ S. 84 Quinoa-Zimtcreme mit Erdbeeren	Rezept 11 ▸ S. 88 Dinkelporridge mit Kirschen (von Mittwoch)
	13:15 h	Rezept 50 ▸ S. 127 Mini-Pfannkuchen mit Ahornsirup	Rezept 52 ▸ S. 129 Bananen-Schoko-Creme	Rezept 55 (Meal Prep) ▸ S. 132 Nuss-Rosinen-Brownies (3–4 Stück)	Rezept 58 ▸ S. 135 Müsli mit getrockneten Datteln und Erdnüssen
	13:30 h	**Kraft-2-Einheit (ab S. 205)**			
	15:30 h	Rezept 18 ▸ S. 95 Garnelencurry mit Sprossen	Rezept 21 ▸ S. 98 Gebratenes Kotelett mit Kohl-Speck-Salat	Rezept 26 ▸ S. 103 Gebratener Tofu mit Bohnen-Tomaten-Gemüse	Rezept 48 ▸ S. 125 Kartoffelsalat mit Brokkoli und Chili-Tofu

FR	8 h	Rezept 3 ▶ S. 80 Vollkornsandwich mit geräucherter Forelle	Rezept 6 ▶ S. 83 Lachs-Avocado-Salat mit Apfel	Rezept 7 ▶ S. 84 Quinoa-Zimtcreme mit Erdbeeren (von Donnerstag)	Rezept 11 ▶ S. 88 Dinkelporridge mit Kirschen (von Mittwoch)
	12 h	Optional: Rezept 62 ▶ S. 139 Eiersalat mit Krabben und Sprossen	Optional: Rezept 68 (Meal Prep) ▶ S. 145 Gemüsetörtchen	Optional: Rezept 55 ▶ S. 132 Nuss-Rosinen-Brownies (2–3 Stück) (von Donnerstag)	Optional: Rezept 60 (Meal Prep) ▶ S. 137 Vanille-Erdbeer-Shake
	15:30 h	Rezept 33 ▶ S. 110 Bowl mit Kürbis-Kartoffel-Gemüse und Seitan	Rezept 40 ▶ S. 117 Rumpsteak mit chiliwürziger Mango-Paprika-Salsa	Rezept 44 ▶ S. 121 Salatwraps mit Vollkornreis und Sprossen	Rezept 34 ▶ S. 111 Kichererbsenbratlinge mit Tomatensauce
SA	6 h	**Ausdauer-1-Einheit (ab S. 200)**			
	8 h	Rezept 7 ▶ S. 84 Quinoa-Zimtcreme mit Erdbeeren	Rezept 10 ▶ S. 87 Bananen-Bowl mit Kokos	Rezept 9 ▶ S. 86 Müsli mit Beerenquark	Rezept 58 ▶ S. 135 Müsli mit getrockneten Datteln und Erdnüssen
	12 h	Rezept 61 ▶ S. 138 Wraps mit Schinken und Blattsalat	Rezept 68 ▶ S. 145 Gemüsetörtchen (von Freitag)	Rezept 67 ▶ S. 144 Himbeer-Kokos-Shake mit Leinsamen	Rezept 60 ▶ S. 137 Vanille-Erdbeer-Shake (von Freitag)
	15:30 h	Rezept 16 ▶ S. 93 Pellkartoffeln mit Avocadocreme	Rezept 24 ▶ S. 101 Thunfischsteak mit geschmorten Kirschtomaten	Rezept 45 ▶ S. 122 Mediterraner Nudelsalat	Rezept 32 ▶ S. 109 Orientalischer Blumenkohleintopf mit Quinoa
SO	8 h	Rezept 2 ▶ S. 79 Mehrkornbrötchen mit Roastbeef und Mango	Rezept 6 ▶ S. 83 Lachs-Avocado-Salat mit Apfel	Rezept 8 ▶ S. 85 Obstsalat mit Knuspermüsli	Rezept 12 ▶ S. 89 Papaya-Kiwi-Salat mit Hirseflocken
	11:30 h	Rezept 49 ▶ S. 126 Heidelbeermuffins (2 Stück)	Rezept 54 ▶ S. 131 Tropicsalat mit Orangenjoghurt	Rezept 56 ▶ S. 133 Pancakes mit Apfel-Gojibeeren-Kompott	Rezept 59 ▶ S. 136 Kokospudding mit Mango
	12 h	**Ausdauer-2-Einheit (ab S. 200)**			
	15:30 h	Rezept 17 ▶ S. 94 Penne mit Tomaten-Paprika-Sauce	Rezept 22 ▶ S. 99 Kokos-Knusperfisch mit Avocado-Rucola-Salat	Rezept 43 ▶ S. 120 Pilzomelett mit Rucola und Oliven	Rezept 36 ▶ S. 113 Tempeh-Champignon-Curry

Plan 3

1 WOCHE Breakfast Cancelling mit drei Trainingseinheiten

		NORMAL	PALÄO/LOW CARB	VEGETARISCH	VEGAN
MO	12 h	Mittagessen	Mittagessen	Mittagessen	Mittagessen
	15 h	Optional: Snack	Optional: Snack	Optional: Snack	Optional: Snack
	19:30 h	Abendessen	Abendessen	Abendessen	Abendessen
DI	12 h	Mittagessen	Mittagessen	Mittagessen	Mittagessen
	13:30 h	**Kraft-1-Einheit (ab S. 203)**			
	15 h	Snack nachher	Snack nachher	Snack nachher	Snack nachher
	19:30 h	Abendessen	Abendessen	Abendessen	Abendessen
MI	12 h	Mittagessen	Mittagessen	Mittagessen	Mittagessen
	15 h	Optional: Snack	Optional: Snack	Optional: Snack	Optional: Snack
	19:30 h	Abendessen	Abendessen	Abendessen	Abendessen
DO	12 h	Mittagessen	Mittagessen	Mittagessen	Mittagessen
	15 h	Optional: Snack	Optional: Snack	Optional: Snack	Optional: Snack
	19:30 h	Abendessen	Abendessen	Abendessen	Abendessen
FR	12 h	Mittagessen	Mittagessen	Mittagessen	Mittagessen
	17 h	Snack vorher	Snack vorher	Snack vorher	Snack vorher
	17:30 h	**Kraft-2-Einheit (ab S. 205)**			
	19:30 h	Abendessen	Abendessen	Abendessen	Abendessen
SA	12 h	Mittagessen	Mittagessen	Mittagessen	Mittagessen
	15 h	Optional: Snack	Optional: Snack	Optional: Snack	Optional: Snack
	19:30 h	Abendessen	Abendessen	Abendessen	Abendessen
SO	10 h	**Ausdauer-1-Einheit (ab S. 200)**			
	12 h	Mittagessen	Mittagessen	Mittagessen	Mittagessen
	15 h	Snack	Snack	Snack	Snack
	19:30 h	Abendessen	Abendessen	Abendessen	Abendessen

Plan 4

1 WOCHE Breakfast Cancelling mit fünf Trainingseinheiten

		NORMAL	PALÄO/LOW CARB	VEGETARISCH	VEGAN
MO	12 h	Mittagessen	Mittagessen	Mittagessen	Mittagessen
	13:30 h	**Kraft-1-Einheit (ab S. 203)**			
	15 h	Snack nachher	Snack nachher	Snack nachher	Snack nachher
	19:30 h	Abendessen	Abendessen	Abendessen	Abendessen
DI	12 h	Mittagessen	Mittagessen	Mittagessen	Mittagessen
	17 h	Snack vorher	Snack vorher	Snack vorher	Snack vorher
	17:30 h	**Kraft-2-Einheit (ab S. 205)**			
	19:30 h	Abendessen	Abendessen	Abendessen	Abendessen
MI	12 h	Mittagessen	Mittagessen	Mittagessen	Mittagessen
	15 h	Optional: Snack	Optional: Snack	Optional: Snack	Optional: Snack
	19:30 h	Abendessen	Abendessen	Abendessen	Abendessen
DO	10 h	**Ausdauer-1-Einheit (ab S. 200)**			
	12 h	Mittagessen	Mittagessen	Mittagessen	Mittagessen
	15 h	Snack	Snack	Snack	Snack
	19:30 h	Abendessen	Abendessen	Abendessen	Abendessen
FR	12 h	Mittagessen	Mittagessen	Mittagessen	Mittagessen
	15 h	Snack vorher	Snack vorher	Snack vorher	Snack vorher
	15:30 h	**Ausdauer-2-Einheit (ab S. 200)**			
	19:30 h	Abendessen	Abendessen	Abendessen	Abendessen
SA	12 h	Mittagessen	Mittagessen	Mittagessen	Mittagessen
	17 h	Snack vorher	Snack vorher	Snack vorher	Snack vorher
	17:30 h	**Kraft-2-Einheit (ab S. 205)**			
	19:30 h	Abendessen	Abendessen	Abendessen	Abendessen
SO	12 h	Mittagessen	Mittagessen	Mittagessen	Mittagessen
	15 h	Optional: Snack	Optional: Snack	Optional: Snack	Optional: Snack
	19:30 h	Abendessen	Abendessen	Abendessen	Abendessen

Plan 5

1 WOCHE Dinner Cancelling mit drei Trainingseinheiten

		NORMAL	PALÄO/LOW CARB	VEGETARISCH	VEGAN
MO	8 h	Frühstück	Frühstück	Frühstück	Frühstück
	12 h	Optional: Snack	Optional: Snack	Optional: Snack	Optional: Snack
	15:30 h	Mittagessen	Mittagessen	Mittagessen	Mittagessen
DI	8 h	Frühstück	Frühstück	Frühstück	Frühstück
	12 h	Optional: Snack	Optional: Snack	Optional: Snack	Optional: Snack
	15:30 h	Mittagessen	Mittagessen	Mittagessen	Mittagessen
MI	8 h	Frühstück	Frühstück	Frühstück	Frühstück
	13:15 h	Snack vorher	Snack vorher	Snack vorher	Snack vorher
	13:30 h	**Kraft-2-Einheit (ab S. 205)**			
	15:30 h	Mittagessen	Mittagessen	Mittagessen	Mittagessen
DO	8 h	Frühstück	Frühstück	Frühstück	Frühstück
	12 h	Optional: Snack	Optional: Snack	Optional: Snack	Optional: Snack
	15:30 h	Mittagessen	Mittagessen	Mittagessen	Mittagessen
FR	8 h	Frühstück	Frühstück	Frühstück	Frühstück
	12 h	Optional: Snack	Optional: Snack	Optional: Snack	Optional: Snack
	15:30 h	Mittagessen	Mittagessen	Mittagessen	Mittagessen
SA	6 h	**Ausdauer-1-Einheit (ab S. 200)**			
	8 h	Frühstück	Frühstück	Frühstück	Frühstück
	12 h	Snack	Snack	Snack	Snack
	15:30 h	Mittagessen	Mittagessen	Mittagessen	Mittagessen
SO	8 h	Frühstück	Frühstück	Frühstück	Frühstück
	9:30 h	**Kraft-1-Einheit (ab S. 203)**			
	11 h	Snack nachher	Snack nachher	Snack nachher	Snack nachher
	15:30 h	Mittagessen	Mittagessen	Mittagessen	Mittagessen

Plan 6

1 WOCHE Dinner Cancelling mit fünf Trainingseinheiten

		NORMAL	PALÄO/LOW CARB	VEGETARISCH	VEGAN
MO	6 h	**Ausdauer-1-Einheit (ab S. 200)**			
	8 h	Frühstück	Frühstück	Frühstück	Frühstück
	12 h	Snack	Snack	Snack	Snack
	15:30 h	Mittagessen	Mittagessen	Mittagessen	Mittagessen
DI	8 h	Frühstück	Frühstück	Frühstück	Frühstück
	13:15 h	Snack vorher	Snack vorher	Snack vorher	Snack vorher
	13:30 h	**Kraft-2-Einheit (ab S. 205)**			
	15:30 h	Mittagessen	Mittagessen	Mittagessen	Mittagessen
MI	8 h	Frühstück	Frühstück	Frühstück	Frühstück
	12 h	Optional: Snack	Optional: Snack	Optional: Snack	Optional: Snack
	15:30 h	Mittagessen	Mittagessen	Mittagessen	Mittagessen
DO	8 h	Frühstück	Frühstück	Frühstück	Frühstück
	9:30 h	**Kraft-1-Einheit (ab S. 203)**			
	11 h	Snack nachher	Snack nachher	Snack nachher	Snack nachher
	15:30 h	Mittagessen	Mittagessen	Mittagessen	Mittagessen
FR	8 h	Frühstück	Frühstück	Frühstück	Frühstück
	11:30 h	Snack vorher	Snack vorher	Snack vorher	Snack vorher
	12 h	**Ausdauer-2-Einheit (ab S. 200)**			
	15:30 h	Mittagessen	Mittagessen	Mittagessen	Mittagessen
SA	8 h	Frühstück	Frühstück	Frühstück	Frühstück
	13:15 h	Snack vorher	Snack vorher	Snack vorher	Snack vorher
	13:30 h	**Kraft-2-Einheit (ab S. 205)**			
	15:30 h	Mittagessen	Mittagessen	Mittagessen	Mittagessen
SO	8 h	Frühstück	Frühstück	Frühstück	Frühstück
	12 h	Optional: Snack	Optional: Snack	Optional: Snack	Optional: Snack
	15:30 h	Mittagessen	Mittagessen	Mittagessen	Mittagessen

Plan 7

1 WOCHE Kompromisslösung mit vier Trainingseinheiten

MO	10 h	Frühstück
	13:30 h	Mittagessen oder Snack
	17:30 h	Abendessen
DI	10 h	Frühstück
	14 h	Mittagessen
	15:30 h	**Kraft-2-Einheit (ab S. 205)**
	17:30 h	Abendessen
MI	10 h	Frühstück
	14 h	Mittagessen oder Snack
	17:30 h	Abendessen
DO	10 h	Frühstück
	11:30 h	**Kraft-1-Einheit (ab S. 203)**
	13 h	Mittagessen
	17:30 h	Abendessen
FR	10 h	Frühstück
	14 h	Mittagessen oder Snack
	17:30 h	Abendessen
SA	8 h	**Ausdauer-1-Einheit (ab S. 200)**
	10 h	Frühstück
	14 h	Mittagessen
	17:30 h	Abendessen
SO	10 h	Frühstück
	13:30 h	Snack vorher
	14 h	**Ausdauer-2-Einheit (ab S. 200)**
	17:30 h	Abendessen

Plan 8

1 WOCHE nach der 5/2-Methode mit fünf Trainingseinheiten

MO NORMAL	8 h	Frühstück
	13 h	Mittagessen
	16:30 h	Snack
	17 h	**Kraft-2-Einheit (ab S. 205)**
	18:30 h	Abendessen
DI FASTENTAG, MAXIMAL 500 BIS 600 KALORIEN IN EIN BIS ZWEI MAHLZEITEN	10 h	Kleines Frühstück oder Snack
	18:30 h	Kleines Abendessen oder Snack
MI NORMAL	7 h	**Ausdauer-1-Einheit (ab S. 200)**
	9 h	Frühstück
	13:30 h	Mittagessen
	18:30 h	Abendessen
DO NORMAL	8 h	Frühstück
	13 h	Mittagessen
	16:30 h	Snack
	17 h	**Kraft-2-Einheit (ab S. 205)**
	18:30 h	Abendessen
FR NORMAL	8 h	Frühstück
	13 h	Snack vorher
	13:30 h	**Ausdauer-2-Einheit (ab S. 200)**
	18 h	Abendessen
SA FASTENTAG, MAXIMAL 500 BIS 600 KALORIEN IN EIN BIS ZWEI MAHLZEITEN	10 h	Kleines Frühstück oder Snack
	18:30 h	Kleines Abendessen oder Snack
SO NORMAL	10 h	Frühstück
	11:30 h	**Kraft-1-Einheit (ab S. 203)**
	13:30 h	Mittagessen
	18 h	Abendessen

Plan 9

1 WOCHE (8 TAGE) nach der 1/1-Methode mit vier bis sechs Trainingseinheiten

TAG 1 FASTENTAG, MAXIMAL 500 BIS 600 KALORIEN IN EIN BIS ZWEI MAHLZEITEN	10 h	Kleines Frühstück oder Snack
	18:30 h	Kleines Abendessen oder Snack
TAG 2 NORMAL	7 h	**Ausdauer-1-Einheit (ab S. 200)**
	9 h	Frühstück
	13:30 h	Mittagessen
	18:30 h	Abendessen
TAG 3 FASTENTAG, MAXIMAL 500 BIS 600 KALORIEN IN EIN BIS ZWEI MAHLZEITEN	10 h	Kleines Frühstück oder Snack
	13:30 h	**Optional: Ausdauer-2-Einheit (ab S. 200)**
	18:30 h	Kleines Abendessen oder Snack
TAG 4 NORMAL	8 h	Frühstück
	13 h	Mittagessen
	16:30 h	Snack
	17 h	**Kraft-2-Einheit (ab S. 205)**
	18:30 h	Abendessen
TAG 5 FASTENTAG, MAXIMAL 500 BIS 600 KALORIEN IN EIN BIS ZWEI MAHLZEITEN	10 h	Kleines Frühstück oder Snack
	18:30 h	Kleines Abendessen oder Snack
TAG 6 NORMAL	10 h	Frühstück
	11:30 h	**Kraft-1-Einheit (ab S. 203)**
	13:30 h	Mittagessen
	18 h	Abendessen
TAG 7 FASTENTAG, MAXIMAL 500 BIS 600 KALORIEN IN EIN BIS ZWEI MAHLZEITEN	10 h	Kleines Frühstück oder Snack
	13:30 h	**Optional: Ausdauer-2-Einheit (ab S. 200)**
	18:30 h	Kleines Abendessen oder Snack
TAG 8 NORMAL DIESE 8 TAGE-FOLGE WIEDERHOLEN SIE ZUKÜNFTIG IMMER WIEDER.	8 h	Frühstück
	13 h	Mittagessen
	16:30 h	Snack
	17 h	**Kraft-2-Einheit (ab S. 205)**
	18:30 h	Abendessen